人间值得

在苦难中寻找生命的意义

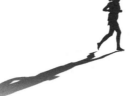

BUILDING
A LIFE WORTH LIVING

A Memoir

[美] 玛莎·M. 莱恩汉（Marsha M. Linehan） 著

邓竹箐 [美] 薛燕峰 [美] 邬海皓 译 / [美] 童慧琦 审校

机械工业出版社

CHINA MACHINE PRESS

图书在版编目（CIP）数据

人间值得：在苦难中寻找生命的意义 /（美）玛莎·M. 莱恩汉（Marsha M. Linehan）著；邓竹箐，（美）薛燕峰，（美）邬海皓译 . —北京：机械工业出版社，2023.4

书名原文：Building a Life Worth Living: A Memoir

ISBN 978-7-111-72719-4

I. ①人…　II. ①玛…②邓…③薛…④邬…　III. ①精神疗法　IV. ① R749.055

中国国家版本馆 CIP 数据核字（2023）第 037294 号

机械工业出版社（北京市百万庄大街 22 号　邮政编码 100037）

策划编辑：刘利英　　　　　　责任编辑：刘利英　欧阳智
责任校对：龚思文　李　婷　责任印制：邰　敏
三河市宏达印刷有限公司印刷
2023 年 10 月第 1 版第 1 次印刷
170mm×230mm·20.75 印张·283 千字
标准书号：ISBN 978-7-111-72719-4
定价：79.00 元

电话服务　　　　　　　　网络服务
客服电话：010-88361066　机　工　官　网：www.cmpbook.com
　　　　　010-88379833　机　工　官　博：weibo.com/cmp1952
　　　　　010-68326294　金　书　网：www.golden-book.com
封底无防伪标均为盗版　机工教育服务网：www.cmpedu.com

献给我的哥哥厄尔、妹妹艾琳和女儿杰拉尔丁

也献给我的所有患者

我将你们放在心中，愿你们都拥有巧妙的技能

如果我能做到，你也能做到！

推荐序一

　　玛莎·M.莱恩汉亲自治疗过上百位治疗难度极大的患者，但她迄今为止遇到的最棘手的却是她的第一位患者。那是一个本就麻烦缠身的少女，而且经常给身边人惹麻烦。她在精神病院住了两年多，其中大部分时间都是独自在禁闭室度过的。当时，她的生活已经沦落到反复自伤的境地，她会不断地烧伤或割伤自己、猛烈撞击头部并企图自杀。只要是当时能用的药物，医生都会安排她单独服用或是联合用药，而且通常都是按照最高剂量服用。同时，她也接受过多次电击治疗，但这一切对她来说都无济于事，心理治疗也爱莫能助，因为这个女孩总是非常愤怒，她根本不信任他人。住院记录显示，医务人员几乎都曾因为她而陷入深深的无助、绝望、沮丧和愤怒的情绪。院方形容这个女孩是他们见过的最不可救药的患者，并且草率地让她在尚未治愈的情况下出院了。

　　但是，事态的发展最终出乎所有人的意料。这个混乱的小女孩逐渐成长为一位非常成功的女性，她成了一名心理治疗师和心理疗法的研究者，而且还开创了一种卓有成效的行为治疗，造福了全世界数十万人。是的，她就是玛莎·M.莱恩汉。玛莎开创了一条帮助自己从"地狱"中脱身的道路，进而又引领他人纷纷"越狱"。她开创的方法能够成功帮助她自己控制自我破坏和激惹他人的行为，而且这种方法还具备简单易学和便于推广的优势。

我们当中只有极少数人了解玛莎的往事，直到她数年前在《纽约时报》的封面文章中向世人坦承自己的过去。她"公开"这一切需要极大的勇气，毕竟，她分享的是那些最痛苦和私密的时刻，是那些每个人都自然想要忘却和隐藏的瞬间。我原本就对玛莎十分敬重，在听闻了她的故事之后，我对她更是尊崇有加。玛莎行事从不畏首畏尾，她那些敢于冒险的行动不仅解救了她自己，而且更重要的是，她为所有遭受类似苦难的人（过去的、现在的和未来的）捎去了关于解脱的讯息。人生永存希望——之前那些"无望治愈"的患者如今经过常规治疗就有可能痊愈。玛莎本人亲身经历过这一切，她绝不是纸上谈兵，而是亲自证明了自己开创的这条道路前途光明。她的事迹必将激励精神疾病患者[⊖]和治疗师永不言弃，即便是在那些看似希望渺茫和只能放弃的情况下，我们亦当永不言弃。

玛莎开创的疗法是辩证行为治疗（dialectical behavior therapy，DBT）。DBT是针对高自杀倾向和实施自我破坏行为人群的最佳疗法，这些人通常被诊断为"边缘型人格障碍"（这个术语很糟糕，但我们似乎沿用至今）。这些人遭受了巨大的痛苦，也给他们身边的亲朋好友和治疗师带来了巨大的痛苦。该人群自杀成功和企图自杀的发生率是最高的。而且，由于他们的行为表现十分复杂、难以预测，有时还会出现情绪攻击和身体暴力等行为，所以他们经常会令治疗师深陷困境。

在玛莎开发DBT之前，治疗师们一般会选择放弃那些难以取得成效

⊖ 此处的"患者"，英文是patient，本书多次出现patient和client，鉴于玛莎开创和实践DBT一开始主要针对的是有严重精神疾病的人士，为了方便和一致，针对上述两个单词本书会统一译为"患者"，以很好地对应"治疗师"这一角色。事实上，在文中某些语境下，特别是当原文是client时，译为"来访者"也非常合适，因为这种译法似乎更具人文关怀，特此说明。——译者注

的治疗，而患者的结局通常是被送进医院或死亡。毕竟我们之前很难真正找到那位隐藏在恐怖巨龙身形下饱受摧残的少女[⊖]。如今，这种情况已然改变，在过去 20 年间，世界范围内约有一万名治疗师接受 DBT 培训，他们为成千上万名极为严重的精神疾病患者带来了情绪上的解脱。2011年，《时代》杂志的编辑将 DBT 评为当代 100 个最重要的新科学理念之一。

在过去的半个世纪里，心理健康领域只出现过两位真正具有影响力的临床创新心理学家：一位是阿伦·特姆金·贝克（Aaron Temkin Beck），他在 20 世纪 60 年代开创了认知疗法；另一位就是玛莎，她在心理学这一之前由男性主导的领域取得了卓越的成就，这不仅证明了她在智识层面的创造力，也彰显了她排除万难的坚定决心。

玛莎一路走来遇到的艰难险阻可谓不胜枚举。我第一次见到玛莎是在 20 世纪 80 年代初，我当时是美国国立精神卫生研究所评审委员会的成员，该委员会有权决定针对哪些心理治疗研究项目提供资助。有关边缘型人格障碍的研究项目在当时很难获得资助，因为这类研究存在很多潜在的致命缺陷，为批评者提供了充分的反对理由。玛莎最先开始申请的项目就曾遭到拒绝，但她坚持自己的立场，不断提交越来越完善的申请报告，她甚至最终说服了最激烈的反对者。

许多人都能想出好点子，但他们不能将其付诸实践，而玛莎就具备那种"让梦想照进现实"的感召力、精力、决心和组织能力。

在世界各地流传的神话故事中，英雄们必须首先沉潜于传说中的"恐怖地狱"，在那里遭逢并攻克一系列史诗般的挑战，然后才能继续披荆斩棘于英雄之旅。待大获全胜之时，她们[⊜]就将怀揣一些关于生活的独特而

⊖　弗朗西斯博士在这里使用了西方文化传统中一个耳熟能详的典故，其原型是：少女被巨龙掳走，勇士打败巨龙并救出少女。此处意指玛莎通过开发 DBT 成功帮助那些最难治愈的患者，也帮助治疗师们踏上"勇士解救少女"之旅。——译者注

⊜　为表达对玛莎本人及其主张的性别平等、尊重女性的精神内核的敬意，此处的 they 译为"她们"，符合本书的叙事风格，其实有关玛莎为女性权益斗争的思想和故事贯穿全书，具体示例详见本书第 22 章。——译者注

新鲜的秘密荣归故里。玛莎也曾突然陷入一场充满巨大挑战的自我发现之旅，那时的她没有来自家人的支持，如今她带着珍贵的洞见重返家园，想要帮助世人将悲惨的生活转变为值得过的生活。

感谢你玛莎，感谢你是你，感谢你勇敢地分享你的故事，也感谢你向我们传授你从苦难、探寻和爱中收获的智慧。

艾伦·弗朗西斯博士

杜克大学精神病学和行为科学荣誉退休教授

推荐序二

第一次听玛莎·M.莱恩汉的讲座是 2010 年 9 月，中德班的巴贝特·伦内贝格（Babette Renneberg）老师在讲边缘型人格障碍的治疗时，给我们放了玛莎介绍辩证行为治疗（DBT）的录像。视频中的玛莎简洁干练又不失关怀，她所达成的理性与精神性（spirituality）的智慧平衡深深地吸引了我，从此我便与 DBT 结缘。我在后来讲课的时候多次提到过那个录像，玛莎 PPT 的第一页就是我们中国的太极图，她甚至把太极图做成一个转动的动图放到后面每一页 PPT 的右上角，对于这个画面，我一直记忆犹新。每次讲到这里，我就会说，这就是玛莎根据东方思想理解的辩证。伦内贝格老师后来把那张光盘留给了我，至今还存放在我的柜子里。

2015 年，我到费城的贝克认知行为治疗研究所学习，我想去西雅图拜访玛莎，给她发了几次邮件都没有收到回复。有人告诉我，她身体不好，你估计见不到她。

2016 年，我回国担任中德班的中方教师，在培训过程中再次听到简·格拉森纳普（Jan Glasenapp）老师给大家讲 DBT，又一次深深吸引了我。在现任中德班中方主席张宁教授的推动下，我牵头了中德班的 DBT 项目，终于在 2018 年的最后几天，举办了中国首届中德班 DBT 培训。在此前后，四川的黄国平院长、北京的方新主任、上海的陈珏主任，也先后在国内开展了 DBT 培训。但其实 DBT 的引入，在认知行为治疗（CBT）第三浪潮的几个代表里，是比较晚的。

2019 年，是迄今中国 DBT 发展最重要的一年，我们做了几件大事。5 月，我牵头了以首届 DBT 中德班优秀学员为主的 15 家精神卫生团队，开启了全国首个多中心大型 DBT 干预研究。7 月，在德国第九届世界认知行为治疗大会结束后，我们去曼海姆精神卫生中心拜访了现任世界 DBT 学会主席马丁·博胡斯（Martin Bohus）教授，参观了他的 DBT 中心，了解了 DBT 在全球范围内的新近发展，并与他建立了后续联系。11 月，我们在第六届中国认知行为治疗大会上，成立了全国 DBT 学组，我担任组长，方新主任、陈珏主任、黄国平院长担任副组长，我们这个学组是国际 DBT 中心认可的在中国的分支。

至此，我们将具有传奇人生、永不言弃的玛莎一生的卓越贡献——DBT 正式引入国内，以安抚那些情绪调节困难的国人的情绪，和他们一起理解、认可和改变冲动、危险的行为，学习如何善待自己，重建一种值得过的生活。在读这本书的时候，每每读到玛莎的挣扎与执着，我常会联想到每天涌入我们门诊和病房的大量患者等待被疗愈时的状态；每每读到 DBT 的智慧，也会欣慰于我们推动了 DBT 在中国的发展，在帮助这些患者上做出的努力。

可惜我一直没能见到玛莎本人，只能从照片和录像里感受她的智慧与坚毅、倔强与执着。太极图的画面让我印象深刻，每次提到，我都会说，西方现代的心理学家已经开始从东方的传统文化里汲取思想，DBT 里不仅有道家的平衡，还有儒家的中庸和释家的正念等多种理念，我们中华儿女更应潜心挖掘自己的文化瑰宝，从传统文化和哲学里提炼出东方文化的心理学精髓，滋养人间。

王纯
2023 年 4 月于南京

译者序

　　本书的翻译出版历经四载春秋，其间诸般况味一言难尽，如果就用一个词形容，那会是：万分值得。

　　作为一名心理咨询师、培训师，我的系统受训背景是在接纳承诺疗法（ACT）和正念领域，刚接触这本书时，我并没有DBT的学习背景，本以为这是短板，但在学习过程中我才逐渐体会到这种"无知"的天然优势，使得我更能从普通人的视角投入玛莎·M.莱恩汉的传奇人生，陪伴她从青少年时代突然被关进精神病院饱受折磨的苍凉苦痛，行至她成年后百般挣扎进取并获得心理学博士学位的骄傲自证，直到她求索于漫漫长路并汲取东西方的心灵智慧，最终通过开创DBT成功兑现了她毕生的誓言：我要帮助自己从"地狱"中逃脱——只要我做到了，我就要开辟一条道路，帮助他人也成功"越狱"！

　　据说，孔雀会吃一种有毒的植物，利用其中的毒素增进羽毛的光鲜亮丽。玛莎就得益于她自身重重苦难的锻造，从中淬炼出非凡的智慧以奉献世人，而我则有幸每每全然忘我地沉浸于她的心灵世界，与她同悲喜、共命运，时而欢欣鼓舞，时而潸然泪下，颇有"不疯魔不成活"之感，这是我在翻译以往七八本心理学著作时从未有过的深刻体验。玛莎原来的文字真切朴实、横冲直撞、不加修饰，甚至可用"全无文采"来形容，但透过她的独特文风，我们却能触及并震撼于她那世间罕见的真挚、高贵和丰盛的灵魂，它本身就最能助人疗愈疾苦、绽放新生！鉴于原书的写作风格，我斟酌再三，在翻译时既没有完全直译，以避免让读者感到晦涩无味，也没有随心所欲跳脱原文，而是以一种忠诚、审慎和善巧的方式尽可能传递她的思想和情感，然后反复打磨译文直到我能力的极限。这项极具难度和挑战的工作本身也需要熔炼"辩证"之智！

译罢搁笔，玛莎在我心目中是怎样的一个人？我想简要谈谈她的天性、个性、精神性和女性特质。她的天性中有精神疾病的易感基因，之后又受到"创伤性缺乏认可"的成长环境的影响，同时她的天性中也有着深沉忧郁与活泼明快、彻底失控与坚强自主、全然投入又善于抽离等诸多方面的"辩证"元素。她的个性属于愈挫愈勇的类型，她身上有一种突破桎梏、永不服输的坚韧和顽强，还有一种殒身不恤、拯救苍生的英雄气概，这使她宛若一位了不起的女侠。她的精神性特质也很突出，在真诚而热烈的追寻过程中，她不仅承受着自我否定的痛苦，也将其间的证悟作为她个人一路突围的真正依恃，作为 DBT 全然接纳理念和技能的智慧之源。最后，作为女性，她不断突破自身所处的时代文化和社会环境对这一性别群体的钳制。她也以一种全然忠于自身真实体验的勇气投入了几段恋情，虽然欢愉短暂、悲伤绵长，但这些波折起伏于她而言却是一种自我超越的助缘，她并没有沉溺于私人情感，而是始终以承担利益世人的 DBT 事业为重。

接下来，我想谈谈我个人对 DBT 的一些理解。首先，DBT 的一个特点是把东方的禅修传统和西方的行为科学相结合，它强调接纳与改变之间的动态之舞，其技能训练包括四个模块：正念技能、痛苦耐受技能、情绪调节技能和人际效能技能，这些技能适用于多种精神障碍与非临床人群，效果历经长期临床科学研究确证，能够提升人们的生活效能，尤其在情绪调节方面颇有独到之处。其次，玛莎很善于从自身逃脱"地狱"的真实体验中提炼一些虽未见于前人研究但对她自己行之有效的理念和方法，将其纳入DBT，比如"创伤性缺乏认可的环境"和"适应性否认"等；她也主张DBT的治疗关系是平等、尊重、接纳和透明的，类似卡尔·罗杰斯所言的"一个人与另一个人的关系"，而不是居高临下的治疗关系，这些都充分体现了DBT相对普通行为治疗而言更具有"人本"特质。再次，"辩证"是在矛盾中寻求统一，是将"……，但是……"这种分裂现实的矛盾叙事转变为"……，而且……"这种整合现实的统一叙事，这种视角涌现出的解脱性力量是极其强大的。放下对立，直指实相，言语道断，一默如雷。人类对宇宙、自然、生命、人性、时空、真理和现实本质的深刻洞见必然会带来最有效的治疗智慧。就DBT而言，"辩证"的哲学体现在，用接纳与改变、理智与情绪、前进与后退等"成对的矛盾"因素，针对永续流转的当下现实做出有效回应的动态平衡过程之中。法无定法，不离中道。而这一切"辩证"之智，终究指向让人们拥有值得过的生活这一价值，不辜负"生"之机遇，不抗拒"死"之必然，于人世间充分地体验、创造和分享爱，正如玛莎所言：全部都关乎爱，生命的一切都是关于爱，爱与被爱！

本书的翻译工作分工如下：推荐序一、第1～29章由邓竹箐完成；第30～35章、后记、致谢和附录由薛燕峰和邬海皓共同完成；最终由邓竹箐进行全书的统稿工作。译者邬海皓老师身患抑郁症、焦虑症二十余年，他的人生因为接触DBT和阅读本书而发生了根本性的转变，他很希望有类似心理痛苦的读者因此受到鼓舞，并为能和他的太太薛燕峰教授联手翻译感到心满意足。就我个人而言，我首先特别想感谢我的老师梁耀坚教授和祝卓宏教授，梁老师曾教导我要"普渡众生"，祝老师则对我说过"爱是唯一能够摆脱苦海的法门"，这些都与玛莎的理念和行动完全一致；特别想感谢本书的编辑，她对这份事业的忠诚、热爱和坚守是对译者最有力的支持；我还想深深感谢我的父母、爱人和一双儿女，感谢我的挚友左艳秋和张昕，感谢无数与我有缘相遇的读者、师友、来访者、学员和陌生人，我每天都在这因缘之网中感受着我们的联结与爱。万物有情，人间有爱，这正是我最"值得过的生活"。

如果说玛莎的写作源于她从自身血泪交织的生命历程中淬炼的深层智慧，那作为译者的我也将从自身饱经磨砺的人生际遇中陶铸的慈心爱意蕴于译文的字里行间。我在翻译时会经常凝望玛莎本人的照片，凝望她美丽而沧桑的面容，凝望她深邃而清澈的眼神，我从中汲取了无限的力量，余生必将勇敢成为自己。衷心感谢您已经融入我的生命，敬爱的玛莎·M.莱恩汉女士。

译者不算才疏学浅，译作依旧难免错失。诚挚欢迎各位专家学者、同行和读者朋友多多给予反馈和指正！期待你们赶快踏上这一趟激荡人心的阅读之旅，期待我们可以共同交流践行 DBT 智慧的心得体会，共同推动 DBT 在中国的传播和发展。播撒智慧之种，造福更多世人，离苦得乐在望，今生不虚此行！愿我们每个人都能真正——创建值得过的生活！（Building a life worth living!）

深深祝福亲爱的读者朋友。

玛莎·M.莱恩汉作为辩证行为治疗（DBT）的创始人，她开发的这种新疗法帮助成千上万具有自杀倾向和严重精神障碍的患者摆脱了困境；她因临床心理学方面的卓越贡献，获得了众多奖项；2018 年，她被《时代》杂志列入 100 位影响世界的科学家，与霍金、牛顿、伽利略、爱因斯坦等人一起名列其中。

现在我们引进和翻译本书，正是希望能把玛莎从苦难、探寻和爱中收获的智慧分享给国内的心理咨询师和大众读者，也希望有更多的人能够了解 DBT，学会情绪调节的方法和技术，过上值得过的生活。玛莎提出的很多行之有效的治疗理念和方法，都是受她个人逃脱严重的心理困境和学习成长为心理学家的经历启发而来。她把从个人经历中提炼的智慧与西方行为科学相结合，经过长期的临床科学研究，锤炼出了 DBT 这套科学有效的心理技能。我们引进本书的初衷是为心理健康从业者提供专业参考，但鉴于中外文化背景的差异，经由编辑和版权方商议确认，我们在翻译和审稿过程中，对原英文书中第 10 章以及其他章节中的个别内容进行了删改，特此说明。

邓竹箐

2023 年初夏

于竹临心舍

Building a Life
Worth Living

目　录

01

Building a Life
Worth Living

第 一 部 分

Building a Life
Worth Living

第 1 章

创建一种值得过的生活

  2011 年 6 月末的一个美丽夏日，在康涅狄格州哈特福德的著名精神病院"生命学院"(Institute of Living)[⊖]，我站在大礼堂里，面对着两百多名观众。

  我对这次演讲深感焦虑，这可不是我的性格。我站在那里，是为讲述自己如何在二十多年前开始为高自杀倾向人群开发一种行为疗法的故事，这种疗法即辩证行为治疗。这是针对该人群的首个成功的治疗方法，这些人经历着地狱般的悲惨生活，以至于死亡似乎成了他们最合理的选择。

  6 月的那天，很多人都赶来生命学院听我的演讲。有来自世界各地

⊖ "生命学院"（Institute of Living）是当时一家相比普通精神病院更加舒适且昂贵的创新
  型精神病治疗机构，作者在下文会有所介绍。——译者注

接受过这种疗法训练的人士，有认识我本人或是了解我的研究的人士，有我以前的学生和同事，还有我的家人。在此之前，我做过很多次关于DBT的演讲，通常用的题目是"DBT：从何而来，现在何处，去往何方"。我会讲述我经过数年探索性研究最终开发出这一疗法的过程，这个过程包括很多次尝试和失败。我会描述该疗法对自杀人群的效果，以及实证研究表明它还会对哪些精神疾病有帮助，等等。

但是，我在 6 月那天做的演讲和以往的不同，我将首次提及我是如何真正开始开发 DBT 的。它的诞生不仅得益于我前些年的研究和尝试，而且源于我的个人经历。"准备这次演讲是我人生中做过的最艰难的事情之一。"我用这句话作为我的开场白。

我不想一直都是懦夫

我的生活历尽艰难困苦，最突出的一次是我被迫经受完全出乎意料的彻底崩溃，即关于"我自己"和"我究竟是谁"的毁灭性打击。你很快就会对此稍有了解。这段经历最终致使我必须奋力重新接受高中教育，我只有一边读夜校，一边在白天工作，才能养活自己。之后，在我努力为读大学做准备时，还是继续过着日间工作、晚间读书的日子。在这个过程的大部分时间里，我辗转居住于不同城市的基督教女青年会（YWCA）的狭小房间。大多数时候，我都是孤身奋战。在这条路上，几乎每前进一步，我都会接连受挫，这很容易让我偏离轨道。后来，在我的职业生涯中，我必须努力让我的激进理念和治疗方法得到同行和世界精神病学界的广泛认可，同时，作为一名女性，如果我想要在男性主导的学术界站稳脚跟，就必须奋力前进。

为了这次演讲，我足足准备了三个月。对于将自己置身于这种窘况，我多次感到后悔不迭。我遇到的困难来自两个方面：其一，我必须将我的人生故事压缩在 90 分钟内；其二，我很难回忆起 20 岁前后的那段生活经历，具体原因稍后会解释。我有的只是"灯泡记忆"（lightbulb memory），能够清晰回忆往事的明亮时刻只是稀疏点缀于漆黑之幕，这就好比你在仰望城市夜空时，能看到的只有来自星系的点点辉光，而大部分是深不可破的暗夜。为此，我必须求助于家人、朋友和同事，请他们帮助我重建人生故事，他们的记忆力远胜于我，能帮我尽可能地忆起往昔。这个过程很艰难，而更艰难的是，我将首次公开生命中一些绝对隐私的细节，那些都是我数十年来小心翼翼守护的秘密，除了少数特别亲近的家人和朋友，并无人知晓。既然如此，我为何还要这样做？

原因就是，我不想一直都做个懦夫。对个人生活继续三缄其口，实乃懦夫所为。

我可以忍住不哭吗

生命学院曾经在我的生命中扮演了较为重要的角色，正因如此，我觉得那里是我进行演讲的绝佳场所。我和生命学院焦虑障碍中心的主任大卫·托林（David Tolin）进行了电话沟通，说我想要在美国东海岸发表这个重要的演讲，生命学院正是我的最佳选择。他听说后很激动，但还是恳请我说出理由，我说我很想在生命学院最宽敞的地方发表演讲，因为届时将会吸引大量观众。得知缘由后，他欣然同意。

于是，我最终伫立在那里，面对几百号人，不禁自问："我这是将自己置于何种境地？"我很担心在演讲时忍不住潸然泪下，那是我绝对不想看到的情形。

我在演讲开场时就告诉观众：我在过往发表关于如何开发DBT的主题演讲时，通常会说这项工作始于1980年，当时，我获得了美国国立精神卫生研究所（NIMH）的一项基金，专门资助我进行边缘型人格障碍患者行为治疗有效性的研究。我说："事实上，我早就有了想要把人们（高自杀倾向人群）救出'地狱'的热情。"

　　我盯着观众席看了几秒钟，目光四处游移，眼见我生命中这么多美好的人儿欢聚一堂——朋友、同事，还有我过去和现在的学生。我知道我的妹妹艾琳在场，之前也很希望我的兄弟们（约翰、厄尔、马斯顿和麦克）都能来，但我不确定艾琳能否把他们都叫来。结果，他们真的悉数到场了，就坐在前排。在他们后排坐着的是我的秘鲁女儿杰拉尔丁和她的丈夫内特，从他们结婚开始我们就住在一起。杰拉尔丁的哥哥和同伴也来了。我很感激他们和其他人的到来。在这个激动人心的时刻，我早已热泪盈眶。还好，我没有任泪水肆意洒落。

DBT 的真正起点

　　"事实上，DBT 的种子是在 1961 年播下的，"我接着说，"那时我 18 岁，我住进了这里，住进了生命学院。"

　　我曾经是一个无忧无虑、充满自信的女高中生，颇受同学们的欢迎，经常是校园活动的发起者，比如组织音乐会，或者召集同伴跑到杂货店买冰激凌。我总是小心翼翼地确保每个伙伴的需求都得到满足，每个人都能有参与感。高中三年级时，我被提名为班级的"狂欢节皇后"。那时的我人缘很好，不仅赢得一众好友，而且还在三四年级[⊖]时被推选为班委。可以说，我就是那种大家公认的"最受欢迎"或"最有前途"的女孩。

　　但是，在我高中的最后一年，那个自信的女孩消失了。

　　我并不清楚在我身上究竟发生了什么，也无人真正知晓。我在精神病院的经历如堕"地狱"，在失控的情绪风暴和彻底的心酸苦痛中饱受折磨，无处可逃。"我还可以依靠谁呢？"我每天都暗自低语，答案却求而不得。我发现，痛苦和混乱是难以形容的。你如何才能充分描述深陷"地狱"是何种感觉？你无能为力。你能做的只是感受和体验这种感觉，而我正是那么做的。我去感受自己内在的这份痛苦，它最终的外在表现

　　⊖　美国高中一般是四年制。——译者注

就是自杀行为。

幸运的是，我还是活了下来。即将出院时，我发誓：我要帮助自己逃离"地狱"——只要我做到了，我就要开辟一条道路，帮助他人也成功"越狱"。

开发DBT曾经是、现在也是我为信守这份誓言所付出的最大努力。这份誓言主导了我的大半个人生。我下定决心要开发一种心理疗法，帮助那些通常看似注定无法获得拯救的人。我确实做到了。我一直都能对他们的痛苦感同身受，感受他们在与情绪魔鬼搏斗时灵魂深处喷涌而出的泪水。我也能够深刻理解遭受可怕至极的情绪痛苦是何种滋味，那会令人万般绝望，任何深陷其中的人都想不惜一切代价把自己解救出来。

惊奇之旅

当我踏上兑现誓言的旅程时，完全没料到它最终会如此纷繁复杂、令人惊奇，也完全没料到我的目标（针对有高自杀倾向人群的有效疗法）将会迥异于现存的所有疗法。旅程伊始，我所拥有的全部就只是一份毫不动摇的信念，我坚信自己一定能开发出一种行为治疗，得以帮助有高自杀倾向的人群过上有意义的生活，别无其他。我发现，我着实天真。

比如，我完全没有料到，有一天我会走进系主任办公室，说我想去一间禅寺待上一段时间，学习有关"接纳"的实操方法。这听起来很有禅意！不过我确实去学习了相关方法。还有，我完全没有想到，经过充分开发后，这项治疗计划需要花费整整一年时间，而不是最初所设想的三个月。我甚至从来没听过"辩证"（dialectical）这个词。

DBT有两个独到之处。第一，它是接纳与改变之间的动态平衡，接纳自己和自己在生活中的处境，并且拥抱朝向更好生活的改变。（这正是"辩证"的含义：在对立面之间寻求平衡，共同达成一种和谐状态。）而传统的心理治疗主要聚焦于帮助人们改变行为，即用积极行为替代消极行为。

在开发 DBT 的过程中，我很早就发现，如果聚焦于帮助患者改变行为（这也是行为治疗的主要目标），患者就会提出反对意见，大致会说："什么意思？你是在说我这个人本身有问题吗？"相反，假如我致力于教患者如何耐受[○]生活中的痛苦，即接纳生活，他们还是会反对："什么意思？你都不准备帮助我吗？"

于是，我最终找到的解决方案，是在接纳与改变之间寻求平衡之道，是一曲二者之间的动感之舞：不断来来回回，挪动舞步。在寻求改变的策略和寻求接纳的策略这二者之间取得平衡，既是 DBT 的根基，也是其独到之处。用"接纳"来平衡"改变"，该理念源自我亲身体验过的东方（禅宗）修习和西方心理学实践这二者的整合。

DBT 的第二个独到之处是，它首次将"正念"作为治疗技术纳入心理治疗。这同样源于我的禅修体验。在 20 世纪 80 年代中期，正念还是一个晦涩难懂的议题，经常由于被认为过于偏向"新时代"[○]而不受重视，特别是在学术界。时至今日，相信你会发现，正念已繁花盛开，不仅在心理治疗领域，而且在医疗保健、商业、教育、运动甚至军事领域都得到了广泛应用。

谁是 DBT 的受益者

所有行为治疗都旨在帮助个体改变行为，特别是那些显著扰乱家庭生活和职场表现的行为模式，并且会用更为有效的行为模式来代替原有模式。DBT 的确属于行为治疗的阵营，但正如我刚解释过的，它与传统

○ 耐受（tolerate），是目前国内 DBT 领域的通用译法。在 DBT 中，"痛苦耐受"是指有能力感知周遭环境却不强求立即改变，有能力体验自身当下的情绪状态却不试图改变，能够观察自己的想法与行为模式，而不尝试阻止或控制。耐受现实并不等同于赞同现实。——译者注

○ "新时代"是"新时代运动"（New Age Movement）的简称，起源于西方 20 世纪六七十年代，是促进人类意识转变、心灵回归和飞跃的一种运动。——译者注

的行为治疗非常不同。

我设计 DBT 是想帮助高自杀倾向个体，这部分患者的治疗难度极大，通常伴有其他多种严重的心理和行为问题，他们的名字经常出现在许多医院的"拒收"名单上。在这些问题中，最主要的是边缘型人格障碍（borderline personality disorder，BPD），众所周知，这种疾病处理起来非常棘手。边缘型人格障碍的诊断标准包括极端的情绪波动、暴怒、冲动和导致自我破坏的人际关系、对被抛弃的恐惧、自我憎恶，以及其他一些表现。边缘型人格障碍患者会感到极度痛苦，生活不堪忍受，对患者本人及其亲朋好友来说都是如此。这对治疗师来说也是一个巨大的挑战，他们常常发现自己成了患者发泄愤怒的靶子。因此，很多治疗师会直接拒收边缘型人格障碍患者。

DBT 技能可以作为生活技能

与其说 DBT 是一种个体心理治疗，不如说它是一种行为治疗计划。它结合了个体心理治疗会谈、团体训练、电话辅导、治疗师咨询团队以及帮助患者改变其社会和家庭状况的各种良机（例如家庭干预）。其他的行为治疗模式也会涉及这些部分，但不会面面俱到。这也是 DBT 的一个独到之处。

DBT 起效的核心在于学习相关技能：这些技能可以帮助患者找到一种方式，将真正悲惨的生活转变为值得过的生活，而且，在这种值得过的生活中，患者会表现出很高的效能。一直以来，我都很荣幸能够不断见证这种转变。

不过，同样的这些技能对我们每个人的日常生活也非常重要。是的，你可以称之为生活技能。它们能够帮助我们更加擅长处理和所爱的人、朋友、同事以及整个世界的关系，帮助我们管理情绪并克服恐惧，也会帮助我们在现实生活的各个领域如鱼得水，比如在工作中表现良好。

　　所有这些技能强调的都是让一个人能够在生活、社交和实践中更有效能。某些人或许比其他人更擅长应用这些技能，有些人则能够更加从容地应对日常生活的挑战和起起落落。

　　一位大师曾经说过，每个人都渴望幸福。我相信此言不虚。我所有的患者都渴望幸福，所以，我的工作就是帮助他们弄清楚如何才能如愿以偿，或者至少能够发现一种值得过的生活。我指的是，当你在清晨醒来时，你会预期今天有足够多积极的事情在等待着你——喜欢的活动、想要陪伴的人、遛狗，所以你很想从床上爬起来，赶快投入其中。这并不是说生活里没有消极的事情，毕竟对大多数人来说，很多事情依然会发生，我们也并不总是心情愉快。对我的那些患者来说更是如此，我会教给他们有用的生活技能：首先，接纳自己生活中的问题；然后，改变自己的行为方式。我们在寻求积极方面的同时，也要学会耐受消极的方面。

　　作为行为主义者，我们从不相信一个人会主动选择过悲惨的生活。我们认为，在悲惨状态的背后必有缘由，可能源于他们的经历和所处的环境。我们也并不认为会有人不想改变，而是假定每个人都渴望过上幸福的生活。在心理动力学疗法中，治疗师从来不会告诉患者要何去何从，这是一种深度的治疗方法，意在尝试打开个体的潜意识之窗。而我总会直截了当地告诉患者需要做些什么。这是 DBT 的另一个独到之处。

　　我对每一位患者都持有相同的立场："你很清楚自己在生活中需要什么，但并不清楚如何满足这些需要。你的问题就在于，你的动机或许很棒，但缺乏相应的技能。让我来教授你一些很棒的技能吧。"

这是一个关于坚持和爱之力量的故事

　　正如我在 6 月那天在生命学院所做的演讲，这本书会谈到我在这家精神病院度过的时光，也包括我如何一步一步最终兑现誓言，靠自己从

"地狱"中逃出生天，以及我如何找到帮助他人成功"越狱"的方法。

我的生活是一个谜，因为时至今日，我都不清楚自己是如何在 18 岁时如此快速和彻底地堕入"地狱"的。我希望自己逃脱"地狱"并且没有再次堕入的经历，能够给那些仍然在"地狱"中苦苦挣扎的人带来希望。我的基本信念就是："如果我能做到，你也能做到！"

我的故事有四条紧密交织的主线。

第一条线是关于我在堕入"地狱"期间的所见所闻，以及它们是如何最终致使我立誓逃脱"地狱"，并且帮助别人也"越狱"的故事。

第二条线是我的心灵之旅——自我救赎的旅程。这趟心灵探索之旅深刻地影响了我对 DBT 的开发，尤其是促使我将正念引入心理治疗。

第三条线是我的专业研究生涯——关于我如何练就实现目标的能力，我在攻克错误的过程中所面临的困难，以及我遭到的各种拒绝。

第四条线是关于爱在我生命中的巨大力量的故事：爱如何使我登上世界之巅，随即又引发了我生命中最悲伤的事情之一。关于善意和爱给我的力量，它来自那么多随时准备对我施以援手的人；反过来，爱护他人的力量又以某种方式把我从"堕落"中拉了出来。这个故事还有一部分是关于我和我妹妹是如何重归于好的，我们是如何在那么多年的疏离和痛苦之后达成谅解的。这个故事也会提及我是如何成为一位母亲，直到现在为人外祖母的。

我的故事同时也在讲述：信念和运气都很重要；我们当永不言弃；即便屡战屡败，也要屡败屡战（一次又一次，我总是独自爬起，或是被人拉起，继续前行）；要坚持不懈，善于接纳——DBT 很重要的一部分就是：对生命说 YES！[⊖]

⊖ 你或许会好奇，为什么我在讲述我的生活和工作时不会涉及任何关于患者的生命故事，是这样的，我所信任的人都认为讲述这些故事有违伦理，对此我深表赞同。

Building a Life
Worth Living

第 2 章

堕入"地狱"

玛莎以积极参加各种活动著称，并且非常乐于助人。每当她表演一个又一个善意的恶作剧时，可以听到她的笑声在大厅里回荡。大家都很尊重她，因而推选她在高中三年级时担任"狂欢节皇后"的候选人，在高中四年级时出任班委会秘书。她心怀远大理想，充满活力，而且富有幽默感，大家会一直记得她。

——摘自俄克拉何马州，塔尔萨，
蒙特卡西诺中学毕业纪念册（1961）

在我高中毕业纪念册上有一段这样的描述，旁边附有一张我的黑白照片：我的金发梳成了那个时代特有的风格，面带微笑，看起来活力四射、十分乐观。这张照片简直就是那段文字活生生的写照，其下还附有我的一句"名言"："如果某件事是对的，就大胆去做！"

那时候，我生活在塔尔萨一个颇受尊敬的中产阶级家庭，我有 5 个兄弟姐妹，无论从哪个角度看，这都是一个近乎完美的家庭。我的爸爸约翰·马斯顿·莱恩汉（John Marston Linehan）是一家石油公司的副总裁，在当地算是社会中坚，他以诚实守信著称。爸爸每天晚上都会回家和全家人共进晚餐。他也经常在回家的路上顺道去教堂祈祷，或是去看望我的祖父母。晚饭后，他有时会回办公室加班，有时也会和我一起散步、买份报纸和冰激凌。

我的妈妈是艾拉·玛丽（Ella Marie），大家都叫她蒂塔，她是路易斯安那州的卡津人（Louisiana Cajun），她常常以此为荣。她在任何情况下都很外向、无拘无束，也很热衷参加志愿活动。为了照顾 6 个年幼的孩子，她和大约 20 位母亲成立了"妈妈互助俱乐部"，每周开展一次活动（大家一起做缝缝补补之类的家务）。后来，这家俱乐部逐渐发展成为一个社交俱乐部，最终成为附近所有孩子生活的一部分。俱乐部的妈妈们会互相帮助，比如，她们会在有人需要时送来一些食物，在谁家来了很多客人时一起帮忙招待，每逢婚丧嫁娶、祝寿或是有人生病，大家也会齐心协力、伸出援手。（我仍然无法理解妈妈是如何一个人带着 6 个孩子参与这一切的！）我的妈妈不仅人长得漂亮，而且还很风趣，她无论走到哪里都是社交达人。

妈妈也很虔诚，每天早上都会去教堂祈祷，那个时候别人通常还都没有起床。她也很有艺术造诣，去旧货店随手买块布料，就能做出类似迪奥那种大品牌感觉的服装。她去世后，我们才发现原来那些貌似出自专业艺术家之手的画作居然都是她自己完成且亲自装裱的，这真的很令人吃惊。她的确称得上是一位艺术家。塔尔萨当地的报纸曾经把我妈妈的照片登在头版，并称她为塔尔萨最美丽的女人之一！

我有两个哥哥：约翰和厄尔，还有两个弟弟：马斯顿和麦克。他们一表人才，成绩优异，非常招人喜欢。妹妹艾琳比我小一岁半，一直都是既苗条又美丽。所以，在我看来，艾琳简直不费吹灰之力就成了妈妈心目中的理想女儿。据艾琳说，我和她在小时候可算不上是什么好朋友。

爸爸事业成功，我们家自然比较宽裕。我们住在第 26 大街 1300 号的一幢漂亮的白色西班牙风格的大房子里。这个街区有很多孩子（这里一度是塔尔萨所有街区中孩子人数最多的地方），而且离我们的学校很近，步行即可到达。我的妈妈很喜欢精心装饰庭院，院子里常年都有美丽的花坛和盛开的花丛，还有她每年春天都要精心修剪的木兰树。她不仅把房子的外面装饰得很漂亮，她也十分重视室内的美观。直到现在，我也丝毫没有忘记她的信念和教导：为追求美丽而付出努力是值得的。她还教会我们一点：美丽比财富更需要天赋和努力。遗憾的是，尽管我也很喜欢把自己家整理得很漂亮，但我确实花了很长时间才接近妈妈和艾琳的水准，她们真的很有天赋。

我从小就与众不同

接下来说说我自己。其实，我从来都不适合像其他女孩子那样老老实实地待在家里，坦率地讲，我觉得自己根本就无法安分地待在任何地方。小时候，我有个好朋友住在离我家不远的街区，她经常邀请我去她家过夜，每次去她家，我都玩得特别开心。而且，她的父母和我的父母也是朋友，他们一家人都很好，但我每次去她家过夜时总是特别想家，结果她爸妈不得不每次都给我爸爸打电话让他接我回去。所以，后来她爸妈告诉我爸爸，除非我真的不再吵闹着要回家，否则还是别去他家为好。我小时候就是那副做派。

全家人都去打高尔夫球，唯独我不愿去，因为我不喜欢。尽管爸爸坚持说我是因为不擅长才不愿去，但其实根本不是那个原因。我在长途自驾旅行时会晕车，乘坐爸爸公司的商务飞机旅行又会晕机，有一次我甚至不得不中途退出，被送到一个姑妈家里稍作休息。平时，我们一家人去朋友家度过周末，经常会到一个美丽的湖畔游玩。到那儿之后，又是唯独我一人不去湖上玩水上滑板。坐船时，我也不能和家人一同坐在甲板上欣赏风景，因为当船开动时，它会特别颠簸，我坐在甲板上会感觉屁股被颠得很痛。

按照塔尔萨当时的审美标准来看，我是家中仅有的一个体重始终超标的孩子。我没有妈妈和妹妹艾琳那么苗条，而且执拗地不愿按照妈妈的意愿打理自己的头发。在爸爸这边，我的身材比爷爷更强壮，但其实总的来说还可以。因为当我现在看当代青少年的照片时，我明显感觉我那时的体重并非糟糕透顶，但也于事无补。毕竟我的两个英俊的哥哥都有非常漂亮的女朋友，她们既苗条又精致。虽然，我和两个哥哥还算得上是朋友（我曾经给一个哥哥按摩，帮助他缓解由踢球受伤引起的背痛；我也曾经常在另一个哥哥高中约会时帮他把他的衬衫后延塞进裤子里），但是，我和哥哥们的关系仍然不够亲密，以致我不能在难过时靠在他们的肩膀上哭泣，也很难得到他们的安慰和积极的关注。我从来不记得他们对我说过："哇，玛莎，你太棒了！"当然，我也不记得他们说过什么伤害我的话，仅有的无非是一些发生在兄妹间的口角。我和妹妹艾琳曾同时申请做男足啦啦队队长，结果显而易见：她当选，我落选，我的外表的确没有什么优势。

妹妹艾琳后来告诉我，重点在于：无论你做什么，都不会真正得到妈妈的认可。妈妈一心想把我塑造成一个可爱、漂亮又善于社交（能够适应当时塔尔萨的社会）的女孩，可惜却总是事与愿违。

都是我的错

在所有这些童年经历中，最让我受不了的就是我的哥哥们很喜欢拿我开玩笑，每次听到他们那么说我都很难受："玛莎，玛莎，小心你那百万吨级马达一样的大嘴巴！"问题恰恰在于，我不仅没有其他女孩那样的魅力，而且还天生有一张管不住的大嘴巴（不善于适时闭嘴），这是我一生都在努力解决的问题，而且这个问题在像我家这样的家庭是不能接受的，我们家鼓励的是进行复杂微妙的社交互动。

从我十几岁开始，妈妈就不断努力试图提升我的外在形象，这在某种程度上一定损害了我的自我认同感和自尊。如果有人用刻薄的话语伤害我，妈妈的第一反应就是让我为了取悦他人而改变自己，却从来不会去质问那些人。我甚至从来都没想过，很多事情根本就不是我的错！直到很久以后，我有一次去看望我的弟媳特蕾西（我弟马斯顿的太太），才发现如果有人对她的女儿出言不逊，她可绝对不会像我妈妈那样做，而是会坚决地挺身而出，保护女儿免受人身攻击。我不禁会想，如果我妈妈能像特蕾西那样该有多好，假如真是那样，我的人生又将如何？不过，在父母看来，他们对我已经尽心尽力了。

备受欢迎的女孩

虽然我一张嘴就滔滔不绝，在家里也坐不住，但我的这种做派却让我在学校里颇受欢迎。表妹南希这样形容说："表姐在上小学四年级时就是派对的生命和灵魂，身上总有一种感染力，总是主动发起一些活动，常常搞出一些恶作剧，一直都是班上的灵魂人物。"其实，我已经不太记得那时候的"我"了，不过，我觉得或许那才是真正的"我"，那种状态一直持续到我上高中三年级！最近，南希也和我说起这些事："在小学五六年级时，我就发现玛莎成了我认识的最深刻的思想家，随时准备解决各种难题。而且，她总是能够以一种特别有趣的视角来看待事物。"

在高中三年级时，我被提名为班级的"狂欢节皇后"。我最终没能当选，因为高中四年级的同学比我们收集了更多可以回收的废报纸。皇后的皇冠都是用钱堆出来的，学长们通过卖报纸赚到了这笔费用。每次都是高中四年级的候选人戴上皇冠。但事实上，我作为来自高中三年级的候选人，是学生们投票选出来的，这足以证明我在同学中有多受欢迎。

而且，从高中四年级开始，我就被推选为班委会秘书，正如本章开头提到的毕业纪念册中记载的那样。

尽管我在班上颇受欢迎，并且和所有比我大的女孩都成了好朋友，但无论是在高中四年级还是在那以前，我认识的每个女孩都有一个稳定的男朋友，而我却没有。我只是偶尔谈过恋爱，但从来没有一段很认真的、长期的关系。眼看高中即将结束，我的朋友们全都和男孩子出双入对，最后，我却只能沮丧地待在自己家里，拒绝外出。

迅速堕入"地狱"

1961 年 5 月，当这本高中毕业纪念册还在同学们的手中传阅时，毕业纪念册中那位"心怀远大理想和崇高精神，而且富有幽默感"的女孩却已经被位于康涅狄格州哈特福德的生命学院收容。我立即成了其中的汤普森 2 号"监狱"的"囚犯"，这是一间戒备森严、有着双重门锁的病区，是这个学院里精神最错乱的患者的家。当时，我完全被淹没在自我憎恨和羞耻的海洋里，感觉到不被爱和不可爱，还有难以言说的情绪痛苦，这种痛苦太强烈了，所以我很想自杀。

我的故事最让人困惑的一点就是：我是一个能力很强、很讨人喜欢又很随和的女孩，为什么这样的悲剧会发生在我身上？而且，既已如此，我又是如何让自己设法逃脱这个"地狱"的，随着时间的推移，我又是如何努力创造出一种值得过的生活的？

入住生命学院：开始"自我割伤"

1961 年 4 月 30 日，我还有几周就要高中毕业了，却在那时被送进生命学院，根据病历，我的主诉是"逐渐加剧的紧张感和社会退缩"。在入住生命学院之前，我也一直都被越发严重的头痛所折磨，有时痛得特别厉害，我不得不用学校的公用电话打给妈妈，恳求她带我回家。我不确定她是否每次都相信我说的话，不过她每次都真的会接我回家。我先是在家看的病，我的家庭医生搞不清我得的是什么病，他根本不知道我为什么会头痛。于是，我开始去当地精神科医生弗兰克·诺克斯（Frank Knox）那里看病，他最终建议我去哈特福德的生命学院接受为期两周的评估诊断。

关于我在生命学院度过的第一天，我现在能回忆起来的只有很少一部分。我还记得自己坐在某个开放式病区后门的台阶上，眺望着不远处的草坪和树木。我基本就只记得这些，已经想不起来是谁把我带到那里的，也不记得入院过程中发生的所有事情。我甚至都不知道自己对住院到底有何感想。

我确实很清楚的就是我在入院几天之内就被发现有"自我割伤"（cutting）行为，但我不记得具体过程和原因。近些年来，大多数人可能都听说过"自我割伤"，但在我的青少年时期，"自我割伤"还没有出现在公众视野中，而且我很肯定我在入住这家精神病院之前对"自我割伤"一无所知。

我的病历是这样描述的："她打碎了自己的眼镜片，并用碎片割伤了左手手腕，导致皮肤表面有伤口。"尽管病历显示我是故意打碎眼镜片的，以便用它来割伤手腕，但我觉得很可能我只是偶然间打碎了镜片，真实情况究竟如何，我始终不得而知。现在，有关"自我割伤"的研究文献表明，这种行为在精神病院具有很高的"传染性"，自伤者经常会发现这种行为几乎不会令人感到疼痛，反倒能够安抚情绪。自伤者的家人通常会将自伤行为视为一种很严重的问题，但自伤者自己却会将其作为缓解情绪痛苦的一剂良药。从现代医学的视角来看，我们已经了解到，当一个人像我这样割伤自己时，血液中就会释放内啡肽，它被视为人体自然产生的麻醉剂，能够减轻压力并让人感觉良好。

无论我那次自我割伤的动机是什么，都得承担这样的后果：我才刚在开放式病区住了几天，就被转移到了生命学院戒备最森严的汤普森2号病区。而且，我当时很可能被要求服用了各种精神药物，药物剂量似乎也在与日俱增。（从我今天的视角来看，他们没把我送回家真是太糟糕了，因为我现在已经很清楚：精神病院的住院治疗有时是弊大于利的。）这里的工作人员都不是坏人，只是当时他们都很年轻，并且不了解后来才被发现的有关"自我割伤"的知识，他们并不清楚应该如何应对像我这样的患者。

我在生命学院结交了一位好友，她的名字是塞伯恩·费希尔（Sebern Fisher）。据她回忆，我当时很可能是在穿过一连串味道很刺鼻而且很可怕的地下隧道之后，才被两位护士抬到了汤普森大厦二楼的病区的，我整个人被装进了一个帆布捆绑袋中，那情景就好像她们是在拖着一袋鹿肉。塞伯恩曾是我的"室友"，我们后来失散多年，终于又取得了联系，这份友谊延续至今。

汤普森2号病区的生活

塞伯恩形容当时的汤普森2号病区是"生命学院里的精神病院"，那里的空气中弥漫着尿臊味，到处都是粪便涂抹的污迹，精神疾病患者不断尖叫、赤身裸体、打架斗殴。我很难回忆起这些细节，但我确实记得有一位瘦削的老妇人，她整日坐在自己的椅子上，如果你走近她，她就会用她那双又大又黑又沉的靴子踢你。还有南希，白发苍苍，精神错乱，一直在哼唱歌曲《美人鱼明妮》（*Minnie the Mermaid*）中的一段：

啊，我和美人鱼明妮在一起，
这是多么美妙的时光，
在那大海的最深处，
在那海水的泡沫里，

我把烦恼通通忘光。

啊，她对我真是太好了，
每当夜幕下的海星出现时，
我就想拥抱和亲吻她，
夜晚海星闪闪发光，
我曾是那般地深爱她。

啊，我和美人鱼明妮在一起，
这是多么美妙的时光。

　　我很肯定她没有把所有歌词都唱对，但那些歌曲片段时至今日却还萦绕在我耳边！

　　我刚住进汤普森 2 号病区时会继续自我割伤，而且比刚开始时的那些尝试要严重得多：我打破窗户，用刀片般锋利的玻璃碎片割伤手臂和大腿；我还会用点燃的香烟烫伤自己（那阵子院方还允许我们抽烟）。我变得彻底失控了，除了窗户，有时也会打碎其他东西，因此我会经常接受"冷裹法治疗"（cold pack therapy）以让我平静下来，有时我也会被"关禁闭"，基本上每隔三个月就会被关一次。

　　我很难说清楚我在生命学院时发生的那些事情。在我的印象中，那时候我一直都表现得好像真的发疯了一样。不知何故，我不仅失去了全部的情绪调节能力，而且也完全无法控制自己的行为。那个来自蒙特卡西诺高中无所不能的优秀女孩消失了，她变成了病历中描述的"精神病院里最疯狂的患者之一"。这不是俄克拉何马州塔尔萨那个备受欢迎的女孩。

　　这个堕入"地狱"的过程是如此快速和彻底，简直令人震惊。我彻底失控、全然迷失。在过去数十年的临床工作中，我都从来没有见过像我这样迅速而残酷地进入失控状态的患者。我说不出造成这种情况的原因，或者当时的医护人员本可以做些什么来阻止这一切。我很难理解自己早期在生命学院度过的那些时光。

回首望去，似乎当年的那些事情都不是我做的，而是有人想要伤害我。我只是安静地坐在那里，不一定会出现阴暗的想法，但不知何故，我突然觉得自己需要做点什么。我可能想要割伤和烫伤自己，试图打碎一些东西。我很清楚自己就要干出这些事情，所以经常会恳求护士及时阻止我，但我的动作总是比她们更快，所以她们根本无能为力。我觉得自己好像在被另一个威胁我的人无情地追赶，仿佛始终都有一个偷袭者沿着小巷对我穷追不舍，而我很清楚那个人一定会抓住我。我不停地跑，但我跑得总是不够快。那个人会让我接连打破很多扇窗户，让我在护士阻止之前就残忍地割伤自己的大腿。

即便是在禁闭室里（那里只有一张固定在地板上的床、一把椅子和一扇带铁栏杆的窗户，还有一位护士目不转睛地盯着我），我依然能够站在椅子上或床上表演"天鹅跳水"，在护士阻止我之前，把头径直朝下撞到地板上。我会反复这么做，彼时冲动占了上风，我根本无法自控。我确信这种行为损害了我的大脑，它是导致我记忆力极为糟糕的部分原因，其他原因可能归结为我在住院期间接受了两个长程的"电击治疗"，那时使用的"电击治疗"在今天来看是很野蛮的。当时有一位著名的精神分析学派的精神科医生，名叫杰林斯基（Dr. Zielinski），我在从生命学院出院后的几年里，有时会去找他做心理治疗，他认为我有多重人格障碍，但不知何故，我确信我没有。

我会长时间地站在汤普森 2 号病区的中央位置，那副模样就像是一个铁皮人，完全动弹不得。我的内心空荡荡的，无法与人交流，无法诉说心声，我觉得没有人能够真正帮助我。我在生命学院时的精神科医生是约翰·奥布莱恩（John O'Brien），他一直都竭尽全力地帮助我。我们的会谈应该是为达成当时标准的精神疾病治疗目标，即试图揭示在我异常行为背后的"潜意识"（unconscious）基础。作为病情很严重的患者，我应该可以随时要求和医生面谈，我还记得一次站在他办公室外等待和他面谈时的情形。

　　下文会提到我给他写的很多信，从中可以看出我显然知道他很关心我。在我离开生命学院多年之后，他才告诉我他在那个时候有多爱我，他说这甚至给他的生活带来了一些困扰。在治疗期间，我前前后后给他写了很多封信，想要和他解释我的情况，有时也会发泄愤怒和沮丧的情绪，但因为那个时候还缺乏相关研究，他实际上并没有真正帮助到我。

　　我深陷"地狱"，孤身一人。

深陷"地狱"如同被困在一间无处可逃的小屋里

　　我深知"地狱"的滋味，时至今日那种感觉都难以言说。我脑海中浮现的每个字都不可能完全描摹"地狱"究竟有多可怕，用"可怕"二字也丝毫无法形容那段经历之一二。回首往事，我常感到，这世间再多的幸福恐怕都难以抵消我多年前遭受的那种灼热、剧烈的情绪痛苦。

　　为了消磨在生命学院度日如年的时光，我画了很多幅素描，也写了一些诗。几年前，在华盛顿的公寓发生的一场火灾，让大部分日记葬身火海，相关的记忆也随之灰飞烟灭了。

　　下面这首诗是我在关禁闭时写的，当你读到它时，多少能够瞥见我在那时的心境。

> 他们把我关进一间小屋里，
> 　其实却是将我拒之门外，
> 　我的灵魂被抛到角落里，
> 我的四肢在那里飘来荡去。
>
> 　他们把一个可爱的人儿，
> 　把她就那么扔在房门口，
> 　但即便是她自己也不能，
> 拾起我散落一地的灵魂。

> 房间里只有三件玩意儿，
>
> 一张床、一面墙和一把椅，
>
> 我轮流陪伴它们中的每一个，
>
> 那房间是如此空荡、荒芜。
>
> 他们把我关进一间小屋里，
>
> 其实却是将我拒之门外。

我经常会给我妈妈写信，妹妹艾琳告诉我，妈妈每次收到我的信都会整夜哭泣。我的信一定承载了心中不堪承受的痛苦，也记录了我的那些自伤行为。我在信中写道：我很想回家，也很想结束自己的生命。难怪我妈妈看到那些信之后会那么难过。

很久之后，我会给临床医生们上课，教授他们如何理解有自杀倾向的人，我经常给他们讲下面的故事。这个故事能够让人们或多或少地了解有自杀倾向的人的内心世界，以及我经历过的"地狱"。

那些有自杀倾向的人就像一个被困在一间狭小的房间里的人，房间四面都是纯白色的高墙。这里没有灯，也没有窗户，潮热难忍，如同身处热气蒸腾的"地狱"，令人极度痛苦。在那种痛苦的煎熬下，他们渴望找到一扇通向值得过的生活的大门，但没有找到。无论他们怎么抓挠墙壁都无法脱身，尖叫和撞击也无济于事。有自杀倾向的人可能会从高处直接跌落到地板上，以试图让自己冷静下来，但这样做同样没用。待在那个房间里实在痛苦万分，片刻也不能忍受，即便慌不择路，也渴望离开。现在，唯一能够找到的出口就是自杀之门，有自杀倾向的人想要打开这扇门的冲动确实会强烈至极。

尊敬的奥布莱恩医生，

我觉得好孤单，请帮帮我。我知道你在很努力地帮我，我觉得我就像在划一条小船，试图划着它离开这个禁闭岛，但是这条船就是原地不动。我该怎么办？真是一团糟！我太讨厌这个地方了，但更痛恨自己。我真希望自己死掉。

真诚的

玛莎

风景优美的路线

在生命学院度过的两年多时光里，发生的大部分事情我都想不起来了，因为我基本上没有关于那个时期的事情的记忆，而且我的日记也被烧毁了。我顶多能够提供一些"灯泡记忆"，在此要感谢好友塞伯恩有关那段时光的回忆给我带来的帮助。

在那些反复自伤的过程中，我一直都有一种冲动，渴望从那间没有窗户的白色房间里逃出去，想要逃离汤普森 2 号"监狱"，逃离那个四面高墙、不见天日、不闻鸟鸣的阴暗之所，即使选择死亡这条出路，也在所不惜！我会跑到公用电话前，绝望地给家里打电话："妈妈，请带我回家吧，"我恳求道，"拜托了！"可她总是给我同一个答复："就算你离开那里，你爸爸也会把你送回去。"

其实，从 1961 年 4 月算起，就在我要进精神病院的那个时候，我就已经不复存在于父亲生活的世界了。作为在俄亥俄州赖辛森长大并且非常保守的天主教徒，他在美国大萧条期间险些因为挖沟而丧命，然后自力更生成为 DX 石油公司的总裁和太阳石油公司的副总裁，我爸爸完全无法理解发生在我身上的事。我怀疑他认为如果我真有志气，就应该能够重新振作，所以真的不必为我感到难过。他无法忍受我的痛苦，让妈妈也不要再为我担心。我真的不知道他怎么能和我妈妈即他的太太说那种话。难怪妈妈总是打电话给她的姑妈，也就是她的养母坦特·艾琳（Tante Aline），外婆艾琳会更加让她坚信我患有生理性的障碍，妈妈完全无须为此自责。（我的外祖母在我妈妈很小的时候就离开了人世，所以我们就叫坦特·艾琳"外婆"，她很喜欢我们那样称呼她。）

在那些孤独凄凉的时刻，我有时候也会努力尝试逃离医院。院方有时会允许我们进入汤普森大楼附属的一个封闭小院活动，机不可失，我会翻墙出去为自己争取自由，至少在我的印象里是这样的。但是，我最近在参观生命学院时，发现这些墙看起来足有 12 英尺高，我觉得自己根本就翻不过去。而我在当时确实翻墙出去了，尽管最后总被抓住并被拖了回来。

有一次，我成功地逃出了医院，步行一段路之后进了城，还溜进了一间酒吧。我要了一杯水喝，一饮而尽，然后冲进卫生间，打碎玻璃杯，开始割伤自己的胳膊，情况大致如此。我的伤口并不算大，但是场面很血腥。酒吧老板发现我的所作所为之后立刻报了警。警察很快赶了过来，用绷带帮我包扎好伤口。我恳求其中一位警察说："请不要把我送回去！"但我知道无论我怎么说，他们都会把我送回去。不过，那个警察说："嗯，你是想要走直达路线回去，还是想走一条风景优美的路线？"我很开心地回答说："当然是风景优美的路线！"于是，他们开车带我转了好一阵子才把我送回精神病院。

对于一个看起来那么疯狂且深陷绝望的女孩来说，这个贴心的善举是那么简单而友好。时至今日，每当想起它时，我都还会深受感动。

尊敬的奥布莱恩医生，

我觉得我无法向你或者别的什么人表达我的感受，但我可以告诉你一件事——我不属于这里。如果还待在这里，我就会和他们一样真正发疯。

我很沮丧、很失望、很泄气、很不开心。我甚至希望自己从未出生。我非常讨厌这个地方。你永远不会明白我有多么悲惨。我希望我已经死掉，死掉，死掉，死掉。我觉得好孤单，那条小船就是划不动。我真的好孤单。即使是想到我会见到艾琳，也不能让我振作起来。你为什么不能帮帮我？在家里时，我还可以通过让自己忙碌来掩饰所有这些感受，

---

 1 英尺 ≈ 0.305 米。——译者注

但在这里却没有什么可以帮我掩盖，所有的一切都暴露无遗，这真的很恐怖。

真诚的

玛莎

冷裹法治疗和关禁闭

我们大约有 20 个人待在汤普森 2 号病区。大多数女人都有自己的卧室。她们有着各式各样的行为障碍，这里的每个人都有，但幸运的是，她们还不至于威胁到自身的生命安全，也不太可能尝试自伤。那些有潜在自伤或自杀倾向的患者会有护士严密监视。我们晚上睡在并排的四张床上，感觉就像是睡在走廊里，毫无隐私可言，连去卫生间都必须有人陪同，而且卫生间的门必须敞开。（想想便秘的情况会有多尴尬。）在汤普森 2 号"监狱"的大部分时间里，我就是这些饱受折磨的灵魂之一。我们常常制造麻烦，但护士们总有"法宝"维持秩序，那就是令人胆战心惊的"冷裹法治疗"。

冷裹法治疗就是让你脱光衣服，再用储存在冰箱里的湿冷床单把你紧紧包裹起来，然后用束带将你绑在床上。你会一动不动躺在那里长达 4 个小时。这种疗法的效果就是可以让焦躁不安的人平静下来，有生理数据表明这确实有效，因为它会引发一种主要由心率和血压降低带来的放松反应。最初的寒冷可能会让人非常不适和痛苦，但随着体温慢慢让床单变暖，这种感觉就会消失。大多数人觉得这种不适和身体收缩令人难以忍受，所以仅仅是威胁说要用冷裹法治疗就足以阻止一些问题行为的发生。护士们会用一个很简单但很有效的方法来威慑患者。例如，如果我们光顾着聊天而不好好睡觉，护士们就会摇晃几下金属容器里的冰块，这通常瞬间就能让我们闭嘴。（冷裹法治疗在现代精神疾病治疗中已经很少被使用了。）

　　然而，冷裹法治疗对我来说往往是一种安慰，它能帮助我控制困扰我的"恶魔"。有时，当我感到失控时，或者当我觉得那个威胁我的人正在跟踪我而我很想阻止她时，我甚至会主动提出接受冷裹法治疗。

　　禁闭室是唯一能够令我感到有些安全的场所。那个一直在威胁我的人无法跟进来伤害我。通常，将有问题的患者隔离起来有两个理由：第一，这样是为了保护患者的安全，通常是为了防止他们自伤；第二，人们假定，被关禁闭会让人获得消极体验，从而抑制问题行为。然而，第二个理由对我不起作用，因为我喜欢禁闭室内的安全感。在我的病历中曾提到了这样一个事实，即他们越是试图控制我，我的情况就越糟糕。关禁闭并没有减少我的问题行为，而是起到了相反的作用。

　　后来，作为一名治疗师，我也落入了同样的陷阱：当你害怕患者自杀时，你就会变得很焦虑，随着焦虑情绪的增加，你试图控制患者的冲动也会增加。因此，在一段时间内，我和患者沟通的方式与生命学院工作人员对待我的方式是一样的。我最终才明白，试图控制一个有自杀倾向的人往往会让他们的情况更加恶化，而不是有所改善。因为这种控制的方式可能会强化或促进他们的功能失调行为，而不是减少那些功能失调行为。作为治疗师，这种洞见对于我来说至关重要。

尊敬的奥布莱恩医生，

　　情况是这样的，我现在难过的原因有两个：

　　第一，我超重了，而且变丑了。我曾经认为，如果我像妹妹艾琳或其他朋友一样苗条，我就会非常快乐。现在，我并不确定那是不是真的。

　　第二，我从来没有很受男孩子们的欢迎，特别是在我高中四年级的时候。从去年5月到现在，没有一个男孩约我出去。我想这是因为我太胖了，但恐怕又并不是那么回事。

真诚的

玛莎

看到自己在那个特殊的人生阶段写的信，我真的很震惊，我在生命学院时竟然变得那么冲动、幼稚，这简直和在塔尔萨时那个高功能（high-functioning）的女孩判若两人。后来，我在我治疗的很多有自杀倾向的青春期女孩身上都看到了自己的影子。

我立下誓言

汤普森 2 号病区一端的尽头摆放着一架立式钢琴，我曾经会花很多时间来弹奏钢琴。要知道，我在学校时可是很有成就的"钢琴家"，在我刚刚堕入"地狱"时，我还没有失去钢琴演奏的天赋。但是之后，在接受了多轮电击治疗后，在那些惶恐不安的日子里，我几乎失去了对一切人和事的记忆。不幸的是，我也失去了阅读、记忆音符和弹奏钢琴的能力。以前，弹钢琴一直是我抒发情感的方式，所以我至今仍抱有希望，期待有朝一日能再次弹钢琴。就是在那架钢琴前，我立下了誓言。

在生命学院的两年多时间里，我大多数时候都是被持续监视的对象，但在那一小段时期内，对我的监管却有所放松，很可能是因为我的行为确实有所改善。有一天，我再次来到那架钢琴前，就像我经常做的那样，我会坐在那里扪心自问，我近乎绝望地恳求道："有没有人能够帮助我？"

我也清楚地记得，我站在禁闭室的铁窗前，如同失去至亲一般地重复那句话："为什么所有人都抛弃我？"

那一天，我独坐在琴房里，如同一个孤独的灵魂被这个病区其他孤独的灵魂所围绕，我曾不确定是什么让我立下影响我一生的誓言。无论如何，我曾在那一刻发誓，我要把自己从"地狱"中拯救出来，一旦我成功自救，我将再次返回"地狱"，帮助其他人"越狱"！从那时起，这个誓言主导了我的大半个人生。

那时，我并不知道怎样做才能兑现誓言，但我心意已决，这一点至关重要。

第 3 章

我将证明他们全都大错特错

我在生命学院住院期间，哥哥厄尔和妹妹艾琳偶尔会来探望我（但我现在完全不记得他们来过）。他们对那个时候的我印象十分一致：我胖了很多，动作迟缓，好像僵尸一般。那都是拜药物和电休克治疗所赐。妈妈也来看望过我，但我对她的来访几乎没有印象，只有一次格外令我印象深刻。那一次，她来探望我时，提议我们开车去兜兜风，并且获得了院方的许可。那让我开心至极，对我来说，能够出门可是件大事，毕竟我被关了那么久，一直无法呼吸新鲜空气，也很久没能仰望蓝天。所以，出去兜风对我来说是一件天大的美事。

我和妈妈开车离开生命学院后不久，驶入了一家加油站，突然下起雨来，我就从车里跳出来，伫立雨中，欢呼雀跃，很可能还曾飞速转圈儿，放声大笑。很多细节我都想不起来了，但我记得我那天穿了一件泡泡纱小裙子，还有就是我真的开心到了极点！

但是，此情此景却把我妈妈吓呆了。"你在干什么？"她立刻冲我大喊，"快给我回车里去！"

我上车之后，她就说要立刻返回医院。简直令人难以置信，我问她："你说什么？我这都多长时间没有出来玩了，外面的世界太精彩了！"在我看来，我是发自内心地享受自由，所以表现得欢呼雀跃，但这在我妈妈看来却是一个疯子又犯病了。她赶快把我送回学院，她自己很可能也饱受惊吓，感觉我的病情好像突然间加重了。可怜的妈妈总是努力想做"对"的事，却总是徒劳无功。

乐趣无穷，受罚也值

像我这种常年被关起来的住院患者，那种百无聊赖之感实在难以言表。看似矛盾的是：一方面，这里有很多我之前描述过的那类"内心戏"；另一方面，这里却又如此沉闷无聊。塞伯恩形容这里是"一片火山遍布的冰封大地，你会发现一会儿这里有火山喷发，一会儿那里有火山喷发，但总的来说，这片土地贫瘠不堪"。此间最有趣的项目就是到"团体治疗室"看电视。但是，全体患者必须就看哪个频道达成一致，对于像汤普森 2 号病区里不同年龄段的一群患者来说，这是很困难的。无论如何，我们需要经常变着花样找些新鲜的消遣方式。

我们病区里有个十几岁的孩子曾经学过开锁，她很擅长此道，尽管我也不知道她是从哪里学到的这项特殊技能。就在我快要出院时，有一天夜里，在我们病区的看守熟睡之后，我们四个小伙伴："开锁匠"、塞伯恩、另一个孩子和我，决定尝试一下"越狱"，心想那种滋味一定很有趣。我们商定好那一天晚上都不吃安眠药。晚上 11 点钟左右，"开锁匠"娴熟地把门打开，然后，我们四个紧张兴奋地跑到了一间阁楼上，那边堆着很多医用的旧假肢。最终，我们在那里发现了出口，便下定决心逃窜出去，就那么堂而皇之地站在精神病院蔚为壮观的中央大楼前面。我们当时一定都在大笑，庆祝我们所做的一切。

接下来，问题就变成："现在，我们干点什么？"毕竟，我们并不是真的打算逃出医院，这只是一个恶作剧罢了。于是，在那一刻，我们突然开始担心要如何收场，我们四个身着睡衣、脚踩拖鞋，不得不在半夜三更溜过大楼的门卫室，心中祈祷可千万不要碰到什么倒霉事。最终，我们很可能受到了院方的责罚，具体情形我已经想不起来了。但什么惩罚都无所谓，为了那个疯狂的荣耀时刻，受什么责罚都值得！

尊敬的奥布莱恩医生，

我害怕的是什么？我怕我永远都不会结婚，所以待在这里也算是给自己找了一个好理由；我怕以后我会变成社会上的怪人，所以打破窗户也算是更像怪人的一个好理由；我怕变瘦也不能解决问题，所以就这么胖着吧，以避免发现这个真相：即便我变瘦，我也远远不如艾琳那么受欢迎，所以我干脆接着胖下去好了。即便我很瘦，恐怕我妈妈也还是不会爱我，所以还是接着胖下去就好。

在写作此书时，我发现了一封像上面这样令人尴尬至极的信。我把它收入本书，为此必须赞赏自己的勇气。我之前给你们看的那首小诗，恰如其分地反映了我那时的感受。我很疯狂。为什么我会那么反复地颠三倒四？我也不清楚。我清楚的是自己不想待在生命学院，但不清楚自己当时到底是怎样的精神状态，只是对那首小诗描绘的痛苦和伤感还依稀有些印象。我觉得自己现在终于可以为那个女孩而哭泣了，或许正是因为那些经历，我才能成为一位很棒的心理治疗师：因为我能理解我的患者的感受。

塞伯恩的故事

每当我们做出院方严禁的行为，比如自我伤害或是反复自杀时，就会被关进禁闭室。那里通常是四面围墙，为的是从外部为患者提供安全包容的环境，因为那些患者往往无法从自身内部感到安全和被包容。同时，那个地方会对患者构成威慑，能够减少他们的违禁行为。我是禁闭室的常客，最后一次被关了长达 3 个月，从 1962 年 11 月一直被关到 1963 年 2 月。即便是在那个年代，能关那么久也很不可思议。我在关禁闭时被禁止吸烟，也不能和其他患者接触，但实际情况并不像规定的那么严格。

正是在那一次关禁闭期间，我遇到了长我几岁的塞伯恩。我们立刻成了好友，建立起了坚不可摧的亲密友情，我们仿佛是并肩战斗的战友。很久以后，我才逐渐了解她早年的生活。

就像我的很多患者一样，塞伯恩过往遭受创伤的程度比我要严重得多。她最早被收治入住汤普森 1 号病区，那是生命学院相对开放的病区，但在半年之后，就被转到汤普森 2 号病区。

在关禁闭期间，尽管按照规定我不能接触其他患者，但实际上我可以和塞伯恩保持交流。每当护士不留神时，她就会偷偷溜到我这里，我坐在床边，她站在门口，然后我们开始聊天，还会一起抽烟。我们逐渐成为最亲密的朋友，部分是因为我们都很能惹是生非，经常一起"荣登"住院患者晨间报告的显眼位置，那里通常列举着患者的种种"罪行"。

那个时候，我抽烟抽得很频繁，大约每天抽 3 包，但其实，关禁闭是禁止吸烟的。有时，护士会大发善心，允许塞伯恩站得离我近一些，这样我就能在她吞云吐雾时跟着沾点光，也吸上两口。那可真是正宗而浓烈的二手烟！

所谓惩罚于我却是一种安慰

"关禁闭"这种威吓方式能够有效震慑那些院方认定的混乱失常行

为，对这个病区里的大多数患者来说确实十分奏效。但是，我常常比较喜欢关禁闭带来的安全感，出于同样的理由，我有时也乐于接受冷裹法治疗。

作为行为治疗师，回望早年在生命学院度过的时光，我常常觉得"关禁闭"一直都在强化最初导致我被关的那些行为。原理大致是这样的：我表现得很糟糕（破坏财物、引发冲突），然后我被关禁闭，按理说，关禁闭应该让我感觉痛苦和受到惩罚，但实际却适得其反，我喜欢关禁闭带给我的安全感，于是，我会表现得更坏，以便更多地被关禁闭。工作人员处理我糟糕行为的方式（关我禁闭）反而是在强化我的问题行为。我并不认为他们是有意为之，这更像是一种无意识的处理方式，但是，没有人发现这个"反应方程式"。（今天，我的很多患者也会出现类似情况，他们的自杀行为一直都会因为去医院而受到强化，因为在那里可以得到重视和关心，其中的逻辑和我当年的情况很类似，但同样没有人意识到这一点。）

尊敬的奥布莱恩医生，

我就是想大哭，大哭，大哭，麻烦就在于我不能哭。我连一扇窗户都不能打破，因为我是这里的常客，他们把我盯得死死的。我感觉自己就像是一个随时要爆炸的炸弹，却找不到引爆之法。我被层层包裹着，完全没有自由。坦白说，我真不知道该怎么办。

奥布莱恩医生，我不能再这样活着。我必须想办法出去。我想把面前的所有东西都撕得粉碎，把它们扔得越远越好。我只是不敢相信，如果我能从这里出去，我会有同样的感觉。

我好像非常恨你，但似乎又不是真的恨你。我确定我想回家，然后去找诺克斯医生看病。请你快点放我出去吧！

真诚的
玛莎

在我失控时，她的牺牲温暖了我

就在我出院前的那几个月，我和塞伯恩都被安排入住布里格姆病区，那里相对汤普森 1 号和 2 号病区来说更加开放。院方认为我们的行为已经有了足够的改善。那时，我深感振奋，因为这意味着我可以出去看看外面的天空了。我还记得我有一次站在椅子上，随着我最喜欢的柴可夫斯基的音乐挥舞双臂，我一度很擅长演奏那些曲子。

我在汤普森 2 号病区时，偶尔会用闪着微弱火焰的香烟烟蒂烫伤自己。对于那种注视自己的皮肤先是逐渐变红，然后因为二度烧伤而破裂起泡的感觉，我曾有一种病态的迷恋。每次那么做都相当于让自己遭受一次二度烧伤，真的很疼，但我并没有因此而罢手。每当护士发现后，通常都会给我下达数周的禁烟令。

在搬到布里格姆病区时，我已经没有了自我烫伤的冲动，或者至少我自己是这么认为的。有一天，我又有意识地烫伤了自己，然后有条不紊地在手腕上做了一个完整的烧伤环，看起来就像一个手镯。我完全是有意这么做的，但同时，我又好像是一个旁观者，看着自己被这样对待，仿佛是别人正在烫伤我的手腕。

我很清楚，如果被护士看到这些烫伤的部位，我的麻烦就大了。我将会被遣送回汤普森 2 号病区。我的解决办法是在上金属制品课时给自己制作一个铜手镯，用它把烫伤的部位遮掩起来。这样确实能帮我打掩护，但也自然引发了伤口感染，烫伤部位逐渐化脓溃烂，看起来是红绿相间的颜色，还有积液渗出。我迫切需要涂抹抗生素药膏，同时还必须对此保密。

塞伯恩真是个好心肠的家伙，她偷偷溜进城里，在一家药店买到了抗生素药膏，然后又偷偷溜回我们的住处。在我的印象里，她为了不被逮住，是从窗户爬进爬出的。但是，塞伯恩现在和我说她那时没必要那么做，因为她有权自由进出。但无论如何，院方都不可能允许她进城，一旦被发现跑出了学院的范围，她一定会被遣送回汤普森 2 号病区。不管实际情况如何，塞伯恩当时冒了极大的风险对我施以援手。如果说我在生命学院的日子尚有片刻温情，那么她给予我的正是那样充满关心和爱的温馨时刻。抗生素药膏很管用，我的伤口逐渐愈合了，而且这件事始终都没露馅。

我的手腕上至今留有手镯模样的一圈疤痕。这些疤痕无法消除（除非是做大手术），曾经的自伤行为让我遍体鳞伤，留下的疤痕也会终身相伴。我或许可以尝试隐藏，但在很多情况下是不可能掩藏疤痕的，比如，在游泳、试穿新衣服和看病等时候。时至今日，很多人看到这些疤痕都会问我发生了什么（即便是在电梯中，我也碰到过不止一次）。我一律简要回应："嗜，那都是年轻时候的事了。"

判断失误

就在这个小插曲过后不久，大约是我出院前一个月，我和塞伯恩都卷入了一场在我的治疗记录上被院方标记为"判断失误"的行动。那是4月的一天，天气十分炎热，我和塞伯恩以及其他几个女孩决定一起到河边野餐，距离目的地步行大约不到1英里[⊖]。尽管这次出行并没有特别获得院方批准，但在那个时候，院方的确允许我自由外出。我们的目的地是河对岸的沙滩，我们可以从这边的河岸清晰地看到那里，那里看上去很吸引人。我们买了一些三明治和啤酒，开始向查特奥克桥出发。到达对岸之后，我们才发现想要抵达那边的沙滩，还必须穿过一片臭气熏天的污泥。无论如何，我们最终到达了目的地。

三明治也吃完了，啤酒也喝光了，我们着实很享受地晒了一会儿太阳，很可能还在河水中泡了一阵子。当时，天气应该还是挺冷的。到了该返程的时候，塞伯恩提议说："我可不想再从污泥中穿过去，我想要游到对岸。"我很赞同这个主意，估计我们两个都把自己当成游泳健将了，

⊖ 1英里≈1.609千米。——译者注

而且觉得这样一定很好玩。倒也不是因为别的什么，主要是我们都被"圈"起来那么久了，反正我们当时横竖就觉得游泳过去是最佳选择。另外两位更加理性的同伴不同意这么做，她们冒着被弄脏的风险，带着我们野餐用的一大堆东西，走回了桥上。

　　康涅狄格河流经此处时变得十分开阔，我们也注意到了这点，但这并没能阻止我们冒险。而且，我们也的确不知道该流域的水流到底有多"凶险"。塞伯恩一马当先跳进河里，干得漂亮，她距离大桥越来越近。游到第一个桥墩时，她停在那里转身寻觅我的踪影。我也跟着她纵身跳进河里，然后瞬间就感觉自己被水流卷走了，而且几乎彻底失控了。我能听到塞伯恩大声呼喊："跟着水流走，玛莎，顺势而为！"我当时能做的也只有随波逐流。我决定侧身游泳，似乎这样能让自己获得一些掌控感。我能看见河对岸，也知道自己应该努力靠岸。"游吧！游吧！游吧！"我一直这么自我激励，也确实有所进展，但我的力量还远远不够。我开始感觉自己就要沉下去了，我万分惊恐地对塞伯恩尖叫道："我快要淹死了！我就要沉底了！"

　　我就那样一直被拖着沉到水下，但我每次都能挣扎着重返水面。我不能放弃，因为如果顺着水流方向漂流，我就会撞到河对岸的一堵墙，而且那堵墙很高，我根本翻不过去。我只能选择对抗暗流的力量，就在我发疯似地开足马力游泳时，我发现有两个人站在岸边看着我挣扎。最后，我安全渡过了河，尽管离我预期的下游很远。我爬到遍地草丛的岸上，栽倒在地，筋疲力尽。我抬起头，发现刚才那两个人还站在原处盯着我看，我就质问她们："你们为什么见死不救？"其中一个人笑着说："哦，因为你每次刚刚沉下水面，就突然又冒出头来了。"

　　谢天谢地，我心中暗想。

　　塞伯恩回忆说当时一定有人报了警。于是，我们的这次"判断失误"就演变成了一个大麻烦。当我和塞伯恩返回学院时，我们的短裤和 T 恤衫还在不断往下滴着康涅狄格河的臭水。警察已经将所发生的事通知了医院。我们很清楚这回惹上了大麻烦。工作人员冲我们大喊大叫，不停地说些"你们怎么这么愚蠢""你们很可能已经感染了,搞不好会因为细菌感染丢掉小命"之类的话。

我们两个都必须接受大剂量的破伤风、斑疹伤寒和其他几种疫苗的注射,因为这条河的污染十分严重。院方对我的惩戒方式就是不准我按原计划出院,针对塞伯恩的惩罚则是禁止她和我说话。其实,他们一直都要求塞伯恩不要搭理我,因为他们早就认定我总会对她有不良影响。

在我们纷纷离开生命学院后,我和塞伯恩就失去了联系。不过,她在几年之后又找到了我。我当时是西雅图华盛顿大学的助理教授,她是一个社会工作项目的学生,她的老师要求她阅读一篇论文,碰巧那篇文章是我写的。于是,她写信询问我是否就是她认识的那个玛莎·莱恩汉。我们终于在西雅图相见了,我还清晰记得她从口袋里掏出了一些药,那是我们之前在生命学院时服用的处方药。我们开怀大笑,决定各自保留一颗,用以纪念往日时光。我们一直都是挚友,每年夏天都会在距离她家不远的波士顿会面。我们俩后来都是心理治疗师,而且也都著书立说,提出了自己认为非常重要的心理治疗方法。[⊖]

尊敬的奥布莱恩医生,

我此刻伪装得很好,但听到你和我父母说我还要在这里待那么久,我就真的感到万分沮丧。我和我父母交谈过,因而直接得知了这个结果。我现在五味杂陈。内心深处感到如此抑郁、低落、胆怯、绝望和不幸,但是,在大家眼里,我却是笑容满面。我感到自己好像被撕裂、揉碎并用力碾压挤进到了什么东西里。再一次堕落让我深感罪恶,因为我根本无法消除那种罪恶感,即认为这一切都是我咎由自取。我真是故意这么做的吗?我感觉很糟糕,很糟糕,很糟糕,但我无能为力。

玛莎

⊖ 塞伯恩的书请参见:*Neurofeedback in the Treatment of Developmental Trauma* (New York: W.W. Norton, 2014)。我的书请参见:*Cognitive-Behavioral Treatment of Borderline Personality Disorder* (New York: Guilford Press, 1993)。

奥布莱恩医生的爱能让我活命，但还远远不够

我被关禁闭长达"一年"之久，这简直闻所未闻，而且足以表明我在那一时期的行为表现一定十分混乱失常。不过，我还是在两个月后出院了。我是被奇迹般地治愈了吗？其实并不是这么回事。我当时出院主要基于两个现实问题。

首先，因为我的精神科医生奥布莱恩即将离开生命学院，在这个关头，让其他医生接手我这个病例的确颇有挑战。可怜的奥布莱恩医生，他当时不过是一个年近 30 岁的年轻住院医生。根据病历，我在住院期间是"整个医院最麻烦的患者之一"，而且还是他的第一位患者。我很快就变得非常依恋他，后来才发现其实他对我同样很依恋。

在出院后的一两年里，我依然会继续写信给奥布莱恩医生。有时是表达一些无法当面言说的感觉，有时只是发泄情绪，有时则会告诉他我的近况。我最近找到了这样一些信件，我会将它们收入本书。现在，我在读这些信件时感到很紧张，而且非常羞愧，因为我对写这些信的那个人已经全无印象。不过即便如此，这些信件还是能够帮助我更好地理解我之后提出的一个概念："表面的胜任力"（apparent competence）。接下来，我还会详细说明这个概念，简而言之就是：一个人单从外在来看能够掌控生活，但她的内心却处于彻底的情绪混乱和痛苦之中。

我的内心经常会体验到强烈的痛苦和折磨，但同时外在又表现出一个"佯装完整"（put-together）的自我。在写给奥布莱恩医生的信中，我曾经将自己的这两个方面称为"外衣"（top coat）和"内衣"（bottom coat）。有时，我能清楚意识到自己正在隐藏痛苦。在其他时候，或者大多数时候，我可能认为我在表达痛苦，但我并没有真正表达到位。人们似乎看不到那个真正的我，那个深陷痛苦中的玛莎。多年以后，我去看望高中时代的校长，我问她："那时为什么没有人做些什么来帮助我？"她回答道："玛莎，我们当时根本就不知道你有什么问题。"

对于深陷绝境中的人来说，其实这种情况颇为常见。我的很多患者

都和那时的我有着相同的行为模式。对此，我曾这么形容：

有时，你倾向于表现得有能力应对日常生活，在其他时候，又表现得似乎那种别人所观察到的能力压根就不存在，这会让观察你的人颇感意外。[○]

有一位患者曾经告诉我，她在开始某次治疗会谈时深感恐惧。当我询问原因时，她提到是因为我在之前会谈时说的一些话。那些话让她非常难过，但她的难过在我看来并不明显。有时，她会在某次会谈结束时放声大哭，说我之前的一些话对她来说完全没用。

于是我告诉她，假如我的某些言行惹她不快但她却不如实相告，我就很难改正这些行为，她回应说，她以为她已经告诉过我了。所以，接下来治疗的关键就是：每当我的言行令她感到受伤时，她就需要练习对我如实相告。

同时，我们也会针对她和她父亲的相处方式开展工作，她的父亲常常对她说一些很不认可并且很冷漠无情的话，这正是她的痛苦之源。但现在的情况却变成她在用对待她父亲的方式来对待我——换言之，时至今日，她父亲对自己的所作所为会给女儿造成怎样的影响都还一无所知。

她对我说："我爸爸应该很清楚我过得有多么不开心。"但实际上，她的父亲对此一无所知，因为她从来没有和他把话说清楚。而且，相当肯定的是，在她和父亲挑明实情之后，她的父亲就改变了自己的行为。他确实不知道自己以前的做法给女儿造成的种种影响。

我和这位患者很像，内心翻滚着巨大的情绪混乱和不快，但并没有让身边人看到。我看起来总是一副"一切尽在掌握之中"的样子，其实根本就不是那么回事。

○ Marsha M. Linehan, *Cognitive-Behavioral Treatment of Borderline Personality Disorder* (New York: Guilford Press, 1993), p. 80.

单有慈悲是不够的

在我的印象中，奥布莱恩医生从来没有对我说过什么刻薄的话。我真的很难想象他是如何做到这一点的。作为一位年轻的治疗师，他当时还只是一位住院医生，在治疗像我这样的患者时一定很有压力。我知道他已经竭尽全力了，但他的做法还不足以真正帮助到我。那时，没有人能够真正帮到我。

我会向人们诉说我有多么悲惨，然后人们就会倾听我的诉说——深怀慈悲的奥布莱恩医生会倾听我诉说衷肠。法国小说家乔治·贝尔纳诺斯对此有很完美的描述："我很清楚，来自他人的慈悲在最开始时会令人深感解脱，我对这一点绝无轻视。但是，这种慈悲并不足以将痛苦连根拔起，它会像镂空的筛子一样穿过你的灵魂。"⊖也曾有人一语中的："光有慈悲是不够的，你必须采取行动。"缺乏行动的慈悲就仿佛落入了这样一种情境：你走进一间白色的狭小房间，那是某人的专属"地狱"，你感受他的痛苦，渴望帮他"越狱"，但你永远找不到让他逃脱出去的门。

奥布莱恩医生不知如何行动才能帮助我。或许没有人知道应该采取什么行动。现在看来，心理干预理应以审慎收集的生理证据作为研究对象，但是，这些数据根本就不会出现在那个时代医疗会议的投影屏幕上。那时的治疗思路十分简单，科学家根本不重视通过研究来收集患者的相关数据，也不会基于这些证据来开发心理疗法。

我遵照医嘱服用了大量精神药物，难怪会变成一具僵尸！或许药物治疗只会让我的情况恶化，而不是有所改善。当时的精神分析治疗对我也没有帮助，而且很可能加剧了我的病情。

离开生命学院后不久，我去拜访了奥布莱恩医生和他的太太，他们住在佛罗里达州。很久之后，当我成为华盛顿大学的终身教授时，我写信告诉了他这个好消息，因为我觉得他一定会为我感到高兴。之后，我

⊖　Georges Bernanos, *Journal d'un curé de campagne* (1936). English translation, *The Diary of a Country Priest* (New York: Doubleday, 1954), chap. 8.

们通过电话交谈。他向我诉说他在生活中经历的种种磨难，也告诉了我他之前有多么爱我（而且，看起来他现在也还爱着我）。不久之后，他就撒手人寰了。我一直都很遗憾没有机会再去看望他。那种感觉就仿佛是形势发生了反转，如果我能更多地关心他，他一定会万分感激，这和当年他照顾我时的情形如出一辙。

回到我当时的情况，既然奥布莱恩医生即将从生命学院离职，那么就需要给我安排其他医生，除了这第一个现实问题，第二个致使我提前出院的现实问题就是，学院认为我的治疗前景十分黯淡。

病历显示，在我开始为期三个月的关禁闭之际，我收到了最后通牒：要么改善行为，要么转往州立医院。显然，在尝试过一切能想到的办法后，他们已经准备放弃我了。有些工作人员可能认为我基本属于那种完全无望康复的病例。

我很清楚，如果我真的去了州立医院，我这辈子就出不来了，很可能将会在那里终老。我也通过塞伯恩找过她的治疗师，那位医生是生命学院的首席专家，可他对我也完全不抱希望，让我父母把我送进俄克拉何马州的一家州立医院。因此，当我还在学院时，妈妈就打电话嘱咐我必须赶快好转，否则爸爸就会把我送去州立医院，因为这里的费用实在太贵了（我还依稀记得在我爸爸去世后，他最好的朋友也就是我们的杰瑞叔叔还为我支付了很多住院费）。无论事实究竟如何，我最终确实从禁闭室解脱出来了，行为也确有改善，但肯定不是出于工作人员认定的那些原因。

"她治疗的转折点发生在这三个月中的某个时刻。"在我关禁闭期间，奥布莱恩医生在我的病历上写道。他这么写的意思是，这样一个延长的禁闭过程终于达到了预期的效果。但实际上我认为恰恰相反，我相信是别的什么在发挥作用。奥布莱恩医生对我做的真正有用的事情并不在治疗方案之内，我现在认为那个部分才真正应该被纳入治疗。当我自己作为治疗师开始治疗高自杀倾向人群时，我对当初的治疗过程也进行了很多更加深入的思考。在我看来，这个治疗过程应该包括：不去积极地奖励自杀行为，而是在自杀行为出现后以一种令人厌恶的方式做出回应。这么做的确需要极大的勇气，但如果做得到位，就会有明显效果。

切断与自杀行为的联系 & 一个意料之外的转折点

实际情况是这样的，奥布莱恩医生来看望我，他坐下来对我说："我们需要好好谈谈。"他的语气和我之前习以为常的迥然不同，他这次用的是一种更为坚定、严厉的语气："好吧，玛莎，我终于接受了你可能会自杀这件事，"他继续说，"如果你真的自杀，我会为你祈祷。"

我完全吓呆了。"什么？你的意思是你不会参加我的葬礼？""不会，"他说，"那时我应该还在出城的路上。两周之后我就要离开，希望等我回来时你还活着，好吗？"说完这些后，他就走了。

我立刻决定自杀。我彻底变得歇斯底里了起来。"我要自杀，"在他走后，我就开始对着护士们大哭，"你们要拦着我，我肯定会那么做。等他回来时，我已经死了。可我不想死，我不想在他回来之前就死掉。你们一定要拦住我。"我曾经考虑过死亡，以便从那间白色房间里垂死挣扎的状态中彻底解脱，但我同时又不想死。我完全失控了，号啕大哭，但同时我还得尽量自我克制。

奥布莱恩医生的低落情绪对我的影响很大。我一度陷入了这种无人能够真正再帮助我的境地，唯一能做的就是设法让他们更加投入地帮助我。我尝试自杀，屡教不改，正如之前提到的，我这么做能让工作人员更加卖力地帮助我。

我并不是刻意为之。（我也不认为威胁自杀是一种有意使用的策略。）但是，我现在怀疑，我的自杀行为很可能受到了那些工作人员行为的强化，他们的具体做法是选择更加卖力地帮助我。（正如我亲身经历的，医患双方多次重复的行为构成了这种互动模式，这一洞见十分重要。）问题就在于工作人员并没有实施有效的干预，所以我才会越来越失控，而不是稍微变得自控一点。生命学院的工作人员只是没有发现这个"行为强化"的循环会促使我出现更多失控行为。

这错了吗？显然，他们的努力帮助我活了下来，或许这已经是他们能力的极限了。相比药物、关禁闭、冷裹法治疗和持续监控，比起和充满慈悲的治疗师会谈，其实我真正更需要的是"技能"（skills）：那些能够帮助我调节情绪和行为的技能，帮助我耐受生活必然面临的痛苦的技能，以及能够帮助我有效提出要求并满足自身需求的技能。今天，在我开发出 DBT 及其包含的整套技能之后，我能够为有自杀倾向的人群提供对他们有帮助的行为技能。首先，他们需要接纳自身生活的本来面目，为接下来的改变奠定基础，将悲惨不堪的状态转变为尚可承受的状态。但是，在 1962 年和 1963 年，对于生命学院的那些工作人员来说，尽管初心可贵，但他们确实不具备真正有效帮助我的能力。

那一天，当奥布莱恩医生向我亮明立场时，我才开始真正意识到我并不是真的想死。那一刻成为我的转折点。我意识到自杀行为和发誓让自己逃脱"地狱"是相互矛盾的。我必须找到一种方法来停止自杀的念头，我也确实做到了。

尊敬的奥布莱恩医生，

我承认我会很想念你和你尝试为我做的一切。我也会很想念这里带给我的相对安全和被守护的感觉。但是，当你发现有些事情是不可能的时，停止尝试而去选择另一种能够绕过障碍的方法，难道不是更好吗？请不要以为我又在试图惹恼你，因为我真的不是那个意思。我只是无法理解被关起来还要花那么多钱却终无所获到底有什么意义。

我意识到自己可能永远不会幸福，而且永远会担心自己对他人产生影响，担心余生都会在一片毫无意义的混乱中度过。或许，我需要的是学习接纳这一切，而不是竭尽全力改变它。

奥布莱恩医生，我希望你多少能明白我想说的是什么。

真诚的

玛莎

　　当我听说医院准备放弃我，而我的父母或许真的会把我送去州立医院时，我就决心证明他们全都大错特错了，即便这是天底下我最没必要去做的一件事。而且，我还决定不让我的父母或任何人在我康复这件事上分享功劳。因此，我必须去读夜校，以弥补我在高中毕业后缺失的大学教育。我决定了，我要走出生命学院，而且是完全凭借自己的力量走出去。

　　这个"证明他们全都大错特错"的想法一直激励着我勇往直前。多年之后，我在芝加哥洛约拉大学读本科时，有一位教授告诉我，这种类型的愤怒能够有效帮助一个人决不放弃。

　　1963 年 5 月 30 日，在我 20 岁时，我走出了曾经住了两年零一个月的生命学院。我直接前往机场，飞到芝加哥，在那里和我的哥哥厄尔碰面，然后我们一道飞回塔尔萨。那次旅程令我永生难忘：我耳边一直响着可怕的噪声，厄尔一直安抚我，告诉我没事。一路上麻烦不断，幸好有厄尔保护。

第 4 章

创伤性缺乏认可的成长环境

高中毕业纪念册上描述的那个女孩是那么开朗外向和备受欢迎，那我究竟是怎么变成生命学院里那副模样的？这真是一个谜。对我来说，还有另外一个谜：我出院之后很快就恢复了能力，我又是如何立刻做到这一点的？

自从我在生命学院发表演讲，尤其是在 2011 年 6 月当我人生"故事"的某些片段被刊登在《纽约时报》上后，几乎所有人都认为我曾经患有边缘型人格障碍，我也不止一次被说成是边缘型人格障碍患者。但问题是，这是真的吗？我在入院之前以及住院期间是否真正患有边缘型人格障碍？我现在的情况又是如何？

我的家人，特别是我妹妹艾琳，坚持认为我在去生命学院之前并没有达到边缘型人格障碍的诊断标准。艾琳是"家庭联结"公益组织的志愿者，该组织会为确诊的边缘型人格障碍患者的家庭提供支持。艾琳给我写信说："我听了边缘型人格障碍患者的家人对边缘型行为的描述，以及他们与患病亲人之间的关系，我无法把他们谈论的内容和你联系起来，我从来没有见过你表现出那些行为，比如愤怒和不稳定的行为等。我认为你在去生命学院之前并没有边缘型人格障碍。"戴安·西格弗里德是我在学校时就认识的老朋友，她也认为我在去精神病院之前是一个和边缘型人格障碍完全不沾边的女孩。

确实，我在住院之前就有头痛的症状和严重的抑郁症，而且我可能对缺乏支持和认可的环境会特别敏感，这一点在边缘型人格障碍患者群体中很常见。而在我被送进医院后，我的大部分行为表现似乎都符合边缘型人格障碍的诊断标准：行为冲动；有自杀念头且故意自伤；剧烈的情绪波动；经常感到"空虚"；以及出现精神病学专业中所说的"严重解离症状"，比如我会感到有人在追赶我和迫害我。

"边缘型人格"的诊断有 5 项标准，我全部符合。但不解之谜在于：我是怎么变成一个有这些症状的女孩的？

十几岁时或大或小的恶作剧

表妹南希比我小两个月，她也十分机灵。我们两家人经常走动，她家住在伯明翰广场，距离我家的第一幢房子只有几个街区。10 岁左右那年，我家搬到了第 26 街一幢更宽敞的房子，我就很少和南希见面了，直到我们又在同一所学校上初中时才再次相聚。关于那些年的生活，南希有许多故事可以讲，其中有些会唤起我们深藏的情感。其实我对这段昔日的友情岁月已经淡忘了，所以我在这里讲的故事，严格来说都是"据南希说……"。

除了平时一起徒步旅行和打网球，我们显然还搞出了一些恶作剧。南希这样描述其中一个："在我们 15 岁那年，也就是拿到驾照之前的一个夏天，我们有时会计划到汽车电影院过夜。看电影那晚，玛莎会睡在楼下的小房间里，我会在半夜悄悄地把车子从我家车库推出来，然后开到玛莎家，从她给我留着的院门溜进去叫醒她。通宵开放的汽车电影院距离她家大约5英里。我们钻进车里，买一杯可乐，直到早晨才回家。我们从来没有被父母抓到过。"

南希还会和我一起弹奏钢琴二重奏消磨时间。我们两个都是学校女子三重奏乐队的成员：这支乐队包括三个女中音、三个第二女高音和三个女高音。我是乐队领队，据我忠实的朋友玛吉·皮尔斯蒂克回忆，我"演唱得非常优美"。

我的父母

在写这本回忆录时，我翻阅了全家的相册，希望借此唤起一些有关过往的记忆。我确实从这些照片中发现了一些令我惊讶的事情。比如，在很多照片中，我和爸爸都离得很近，我坐在他的腿上，他的胳膊搂着我的肩膀，这说明我们的感情很亲密。我过去周末经常去他的办公室，爸爸忙于工作，我则会帮助他公司里负责接听电话总机的工作人员干活。在我住进精神病院之前，我们父女之间的关系似乎很亲密。而且我也随了他的名字：玛莎（Marsha），这源自我爸爸的名字马斯顿（Marston）。或许，假如他能够站在我这边或者多给予我一些支持，这会比我之前认为的对我更加重要。爸爸的立场是全家人都不应该惹恼妈妈，这个立场对我和弟弟约翰很不利，因为我们两个最有可能做那些让妈妈不高兴的事情。

爸爸在他那个时代绝对称得上是一个保守的南方人。他完全不知道什么是精神疾病。就像很多人认为的那样，甚至直到今天也会有人这么认为：只要更加努力就能"克服它"。他不知道该拿我怎么办。我的爸妈和俄克拉何马州塔尔萨的绝大多数人一样，都认为年轻女人就应该漂漂亮亮的，最终嫁给一个好男人，成为一个好太太（"好"的标准就是顺从）

和好妈妈，而男人应该承担一些重要工作，赚钱养家。（我不确定妈妈是否真正认为男人就高人一等，但她表现出来的就是那种态度。）男孩们可以各抒己见，而女孩们必须温顺、可爱。

妈妈并不认为她自己比别人更高贵，她为穷人和有需要的人做了很多志愿者工作。在我的印象中，只要有需要，她会不惜穿着貂皮大衣帮别人打扫浴室。在我成长的过程中，时至今日，从很多方面来看，我都非常敬佩我的父母。爸爸以正直忠信而闻名，他朋友众多，他对朋友和员工也都很忠诚，这些人都是我们社区的顶梁柱。我也特别喜欢妈妈来我们学校，这样我就可以炫耀一番。我一直都很自豪能有这么一个妈妈，她那光彩照人的美丽，对穷人的同情，还有，她每天早上都坚持去做弥撒，为此我特别钦佩她。我有时会与她同去，我们在雾蒙蒙的清晨开车穿行于黑暗的路途。可怜的妈妈需要养育六个孩子，清晨的弥撒是她仅有的独处时光。

我很想像妈妈那样，但我在很多方面都不像她。直到她去世多年以后，我才意识到我们母女在很多方面都很相似。我像她一样爱美、爱花，喜欢在花园里干活，也喜欢在清晨参加弥撒，而且我也有妈妈的那种幽默感。我喜欢无拘无束，每次在家开派对时，我都乐于翩翩起舞，这点就很像我妈妈。

难以企及的严格标准

妈妈是一个典型的南方女性，因而很期待自己女儿的外表和性格都能随她。不幸的是，我完全不符合她的这些期待。或许有一点我做得还不错，那就是我变得很擅长为我的哥哥们准备午餐，以及星期天礼拜之后的早餐。南方女孩理应擅长烹饪、准备午餐和料理家务。到了夏天，我的哥哥们会到油田工作，女孩们不用外出工作。

我的爸妈都非常注重形象，比如家人在去教堂之前都必须精心装扮。

哥哥厄尔曾经讲了一个关于他儿子的故事，真是切中要害。

我的儿子布兰登在 10 岁那年去看望过他的爷爷奶奶。回来之后他告诉我："刚去塔尔萨时，我对爷爷奶奶的爱足足有这么一大桶。然后，他们告诉我，我的夹克衫看起来不太对劲儿，需要买件新的，于是我只好把头伸进桶里摇晃一下，然后告诉自己，'好吧，我爱你们，爷爷奶奶，我会去买一件新夹克衫。'"

有一次，布兰登正在和当地的一个小朋友玩耍，爷爷奶奶认为他不应该搭理这个小朋友，所以就阻止他们在一起玩。于是布兰登对自己说："好吧，我又把头伸进桶里摇晃一下，听你们的，爷爷奶奶。"

类似这种事接二连三地发生，布兰登告诉我："最后一天，我很想和一个朋友去滑雪，可爷爷却非要带我去买一件新外套。爸爸，当我把头伸进这个爱的桶里时，发现它已经空空如也了。"布兰登在以一种我从未见过的方式看待他和祖父母之间的关系，我的父母已经用光了布兰登对他们所有的爱，他们痴迷于让他看起来行为举止都很正确，而不是真正倾听孩子的心声，他们甚至完全不会注意到孩子有自己的想法。

唉，这很能反映我们成长的家庭环境。我们这些孩子里总有人因为达不到爸妈的标准而惹上麻烦。厄尔形容我们的爸妈"非常喜欢品头论足，从来不会给予孩子积极评价，也从来不会表扬我们"。

充满压力的家庭氛围

我家的气氛总是很紧张。即使是妈妈心目中的完美女儿艾琳，也感到压力重重。艾琳现在回忆说："我小时候真挺自命不凡的，但我也很害怕惹上麻烦，总是担心得不到妈妈的认可。"每逢节假日，尤其是圣诞节，如果爸爸送给妈妈的礼物令她不满意，妈妈就会一直哭泣。

每天晚上，我们一家人都会共进晚餐。我的哥哥妹妹记得当我们互相问候"你今天过得如何"时，彼此之间并没有表达真正的关心。每晚用餐时，我们只是交换一些我们听到的有关对方的"溢美之词"。游戏规则是这样的：如果你说些你听说的关于我的好话，我就会说些我听说的关于你的好话。

我毫不怀疑妈妈希望我们大家都幸福，但问题出在她的做事方式上。她在路易斯安那州的一个种植园长大。在大萧条期间，她的爸爸几乎要破产了（据说是被一个邻居给骗了）。妈妈去读了大学，以便能找到一份教师工作贴补家用。当她还在读书时，她的父母就双双去世了。于是，妈妈就用做教师的收入供养她的兄弟们，直到他们能够自力更生。然后，她就搬到达拉斯和"外婆"坦特·艾琳一起生活。

坦特·艾琳是一个久经世故的聪明女人，她的丈夫从事石油生意。那时，妈妈几乎没有学过如何施展个人魅力，如何穿着打扮会更吸引人，如何在社交场合举止得体，等等。她出现在坦特·艾琳面前时是一个超重的单身女人，而且已经 22 岁了，按照当时的标准应该早已结婚才对。

坦特·艾琳确信，如果妈妈减肥成功，更善于穿衣打扮，更熟练掌握社交技能，看起来更加可爱，那么她就会更容易觅得如意郎君。于是，坦特·艾琳开始对妈妈进行"改造"，而妈妈也很乐于接受她的帮助。接下来，妈妈被送到塔尔萨的另外一位阿姨那里相亲。妈妈就是在那里遇到了爸爸，爸爸从事石油行业，为人乐观、自信，而且也是一位天主教教徒，双方家庭都对这段姻缘很满意。整个计划就这么成功了！

正因如此，妈妈试图像艾琳外婆那样"改造"我，也就不足为奇了，她希望我能有一个类似的美好归宿。想想看，她几乎每天都会和外婆聊天，所以我很怀疑外婆也在背后支持她"改造"我。妈妈试图把我变成一个符合她们心中标准的大家闺秀，但问题在于我并不像妈妈那么言听计从，我就是做不到她们希望我做出的那些改变。

为此，我们母女之间的关系也就越发紧张，作为女儿，我的确做不到任由她摆布。除非是真心愿意，否则我不可能成为她们希望的那种社交达人。尽管如此，她还是铁石心肠，不断对我软磨硬泡，要求我穿着得体、打理头发和减肥，而且只有在合适的时机和场合才能开口讲话。遗憾的是，妈妈这种永无休止的"忠告"并没有让我感觉到是一种关心，更像是一种苛求和极度不认可。

正如艾琳所言，如果你要想感受到妈妈的爱，就必须符合某种特定的模式，而我显然"没戏"。我一直都能从她的眼神和语气中感觉到她对我的不认可，她的那种态度根本无法掩藏。艾琳告诉过我，我在妈妈眼里简直一无是处——我就是无法赢得她的认可。不管怎么努力，第二天总会有招她厌烦的事情发生。

我都数不过来有多少次妈妈会在派对结束后，兴高采烈地谈论某个和我年纪相仿的女孩，称赞她的体态、长相和有关她的一切。似乎妈妈一直以来真正想说的是，我们完全不具备那些值得称赞的品质。于是我会很自然地认为："一定是我有问题。"妈妈完全不知道她给我造成的负面影响，不知道一味努力"改造我"只会适得其反。

这就好比，妈妈明明知道我是一朵郁金香，却拼命想把我"改造"成一朵玫瑰花，因为她认为只有变成玫瑰花，我才会幸福快乐。但无论是过去还是现在，我都不具备成为一朵玫瑰花的潜质。后来我在用 DBT 和患者工作时，经常会用到这个"郁金香／玫瑰花冲突"的比喻。

我会这样告诉他们：

如果你是一朵郁金香，就不要努力成为一朵玫瑰花，请寻找一个种满郁金香的花园！

我所有的患者都是"郁金香"，但他们却都想成为"玫瑰花"，这根本行不通，所以才会把他们自己逼疯。我发现他们中的有些人虽然想要培植属于自己的花园，但缺乏相应的园艺技能，幸好，我们每个人都能通过学习来掌握这些技能。

缺乏认可的成长环境

这种持续的不认可，持续承受的要成为"别人"的压力——构成了我开发 DBT 时提出的"缺乏认可的环境"这个概念的典型例子。这种"缺乏认可的环境"，在极端情况下就会成为一种"创伤性缺乏认可的环境"（a traumatic invalidating environment）。

"创伤性缺乏认可"可能只发生过一次，比如当某位妈妈拒绝相信遭受性虐待的女儿所说的话时，或者当一位证人虚假地指证另一个人犯下莫须有的罪行时。"创伤性缺乏认可"也可能是一种持续被他人误读情绪的情况，比如某人错误地坚信你就是在生气、嫉妒、害怕或撒谎，或者固执地认为你就是怀有某种不良动机，但其实你根本没有。当这些做法让一个人感到深受排挤（像一个局外人）时，创伤最有可能发生。

在极端情况下，"创伤性缺乏认可"还可能导致一个人想要自杀，甚至真正实施自伤行为，从而让他们自己能够在"有毒"的环境中喘口气。自我割伤通常会帮助一个人缓解极度的情绪痛苦和折磨，主要是因为这么做会刺激身体释放一种麻醉剂进入血液。当人们不再对过上一种值得过的生活抱有希望，也看不到还有其他选择时，就会滋生自杀的念头。一想到自杀，死亡能够立即终结痛苦的信念就会占据人们的心智。这种信念会给人带来极大的安慰，于是自杀就成了解决痛苦的唯一答案。（当然，我会告诉患者并没有证据表明自杀能终结痛苦。）

隐形之爱

直到很久之后，我才意识到其实我爸爸也同样渴望得到妈妈的认可。他几乎从来没有得到过。和我相似，他在很多方面都不符合妈妈心中理想伴侣的标准。

作为一个十几岁的孩子，我在自己家中经常感到不被接纳。哥哥们都已经离家上大学了，妹妹为了保护自己不受妈妈伤害，也躲我远远的，弟弟们当时还懵懂无知。艾琳最近对我说："玛莎，那时候你找不到任何安慰你的人，甚至我这个亲妹妹也帮不到你。在一个八口之家，你竟是独自一人。"这并不是说如果我提出要求，兄弟们会置之不理，而是当时确实没人知道我出了问题。

我很肯定我的家人们都很爱我，但是没有人很好地把这份爱表达出来。可悲的是，我隐藏内心真实感受和痛苦的能力很强，这让他们无法了解我有多么渴望获得家人的认可。最近，哥哥约翰把我高中时代的照片通过电子邮件发给了全家人，并写道："这是全世界最漂亮的女人。"我看到后真想大声尖叫："你早干嘛去了，为什么当年你不这么夸我啊？"当然，或许他真的夸过我，但我没有听见。

我也很想用同样的语气来回应妈妈临终前说的最后一句话，我必须分享她的临别一语，那个时刻，她在我耳边轻声说道："玛莎，我想让你知道，我对你的爱和对艾琳的一样多。"

与众不同的思维方式

我在蒙特卡西诺有个名叫黛安的朋友，她比我大一岁。黛安最近和我说的一些事让一些了解当时情况的人颇有共鸣，那就是：我的思维方式十分与众不同，这一特质对我日后成为一名富有创造力的科研工作者很有助益。黛安是这么对我说的："玛莎，我那时总是去你家找你一起玩，因为你从来不像其他人那样思考，你总是能用有趣的新方式考虑问题。"

这是真的：我从来不会像其他人那样思考，现在仍然不会。很多朋友都告诉我，他们喜欢我的原因在于我善于跳出既有框架思考问题。另外，我认为我的思维也有十分循规蹈矩的一面，这也是为什么我经常为自己的观点辩护——有时这会对我不利。从一开始，我就是一个来自非常保守的地方的自由主义者。我身边围绕着很多有钱人，包括我在蒙特卡西诺中学的一些同学。

我从内心轻视财富，因为我发现一切不幸都和金钱有关。在我十一二岁时，每当我的父母离家出城时，我都会邀请穷人来家中吃饭，而且会在餐桌上摆放出妈妈珍藏的上好的银器。我现在能确定的就是，我当时是让我家女仆露露帮我一起操持这些事的，至于我是从哪里找到这些穷人的以及有关他们的情况，我完全想不起来了。我这糟糕的记忆力！

在蒙特卡西诺中学读高中四年级的时候，我开始感到很难再适应日常生活。当时究竟发生了什么？我能猜测的最多也就是这些：总的来说，我和修女们格格不入。我和其中一些修女相处得不错，比如保利娜，她教授我们英语和宗教教义。她鼓励我们以不同寻常的方式思考和提问，我很喜欢她。但对于其他的大多数修女，因为我不会将她们说的话奉为毋庸置疑的真理，所以她们并不重视我。她们不喜欢我这种挑战权威的做派，我总是因此给自己招致麻烦。

正如艾琳所说："玛莎，你有一个很大的问题，就是你走到哪里都格格不入！"

无法适应所在环境，看待事物的角度与众不同，而且经常不按常理出牌——这已经成为我生活中的一种模式。作为一个彻头彻尾的行为主义者，我不适应研究生毕业后在布法罗危机诊所的工作；我不适应在华盛顿美国天主教大学的第一份教职；我也不适应接下来在西雅图华盛顿大学的临床培训教职，也就是我现在做的工作。我一直以来的策略都是坚守自己的价值观和信念，同时尽量少惹麻烦。不幸的是，我管不住自己这张大嘴巴，经常难以意识到我说的话造成的不良后果。我在这方面和我妈妈简直如出一辙！

唯一的认可之光：朱莉娅姑妈

朱莉娅姑妈是我爸爸的亲妹妹，她是和我最合得来的家庭成员，她家离我家不远。朱莉娅姑妈是唯一一个无条件爱我和认可我的人。

她家对我来说就是一个安全、舒适的天堂。那时候，她会教我打字，我每次都会在她家练习好几个小时。（这项技能后来成为对我来说非常重要的一项技能！）她还教我如何做饭，让我自己动手尝试。我的姑父和表兄弟们都对我的厨艺赞不绝口。朱莉娅姑妈一直渴望能有个女儿，她就像爱自己女儿一般地疼爱我。我后来才了解到，她和杰瑞姑父（这位是她的丈夫，不是我爸爸的那位好友杰瑞叔叔）曾经试图让我爸妈，特别是我妈妈不要再无休止地苛责我了。朱莉娅姑妈总是十分认可我，这种感觉就好像她一直在说："我们就是爱你本来的模样，你不必为了被珍视而改变自己。"

那么，为什么朱莉娅姑妈的这份爱和认可不能挽救我呢？她和我很像，我们都有点胖，说起话来滔滔不绝，所以她在我爸爸眼里算不上完美。或许正因如此，朱莉娅姑妈觉得和我心有灵犀。她的丈夫杰瑞姑父也没有什么社会地位，所以我爸爸看不起他们夫妇。朱莉娅姑妈曾告诉我："我们都无法让你的父母了解你在家中的真正处境。"简而言之，朱莉娅姑妈的意见对我爸妈来说一文不值。

尽管我和朱莉娅姑妈很亲近，但即使是她，也无法完全了解我的内心发生了什么。这些我很难和她说清楚，也无法和艾琳、表妹南希或是好友黛安说清楚。没有人能够看见我的内心，看到真实的我，连我自己都不清楚我的内心到底发生了什么。不过，我确实曾向我高中四年级的同学简·雪莉坦白过心事，也曾在她面前尽情哭泣。我每次打电话给简，她都会开车带我四处兜风，我总是一边和她说话一边啜泣。

在那时，伤害已然铸成。

我想参加"姐妹会"（互助小组）

蒙特卡西诺高中并没有"姐妹会"，我猜想这是因为"姐妹会"在修女们看来并不符合道德伦理的要求。但我很想参加，于是加入了本地一家公立学校的"姐妹会"，这所学校就是森特勒尔中学，我原本想来这里上高中，但妈妈坚持让我去读天主教学校。假如我去这所学校读书，或许学校环境会更有利于我做自己想做的事，那么我的生活就会完全不同。谁知道呢？（妈妈在去世前不久和我说，她犯的最大错误就是没有让我去读公立学校。）

我在森特勒尔中学交到了几个好朋友，并且参加了"姐妹会"的联谊派对。但是，我在参加派对时感到很焦虑，我担心自己对男生很有吸引力。我很确定我没有和别人提起过这件事。我在蒙特卡西诺中学时就很受欢迎，比如被提名为"狂欢节皇后"等，但我似乎并不喜欢这般受欢迎。在那个时期，我正急切地想要从别的什么地方来获得一种归属感。

修女们强烈反对我加入"姐妹会"，但我拒绝退出，因为我不认为这有什么错。南希曾告诉我，那些修女因为我对她们的违抗而不愿再善待我。比如，曾经有一位老师对我十分刻薄，连其他同学都看不过去了，于是他们跑到校长那里投诉，但这也没什么用。

我们班的一些女生也不赞成参加"姐妹会"，我觉得正是我这种和她们相悖的做法——我坚持做自己认为正确的事，导致我和这些女生之间的友谊开始走下坡路。这种情况在我高中三年级时日益加剧，我从那时开始感到很孤独。

我开始和黛安、布鲁克·卡尔弗特一起去当地的健身房，我想减掉多余的体重，但是她们两个比我高一个年级，在我读完高中三年级时，她们已经读完了高中四年级，马上就要毕业离校了。失去这些友谊让我悲痛欲绝。

几年前，我坐下来尽可能多地写下了有关童年的"灯泡记忆"，其中一段就是在描绘这样一个"失落的时刻"：

布鲁克要毕业了
戴安要毕业了
　　悲伤
　　　　失落

死亡

噩梦

"我们还会再见"

无尽的泪水在流淌

就在我因为布鲁克的离开而悲伤时，收音机里传来了那首歌曲《我们还会再见》(I'll Be Seeing You)，这段旋律听起来很是悲惨、辛酸，让我哭得更厉害了。即便是到今天，每当我听到这首歌时，还是会难过不已。

我在高中四年级那年陷入了深深的抑郁之中，拒绝迈出自己的卧室一步。我现在很清楚，发生这种情况在情理之中。我妈妈在怀着艾琳时就很抑郁，我舅舅也患有严重的抑郁症。而且，当我去看望妈妈在路易斯安那州的那些亲戚时，发现他们中有很多人都极度抑郁，根本无法外出。

即便是在这种情况下，从表面来看我也与常人无异，但我的内心却在经历着一种可怕而痛苦的抑郁。我在学校里加入了一个由四五个女生组成的小圈子，其中就有玛吉·皮尔斯蒂克。玛吉回忆说，这个小团体负责张罗学校里的所有事，还获得了很多奖项。据她说，正是我才能"让每个人都团结起来，让每个人都开心快乐"。即便是在高中四年级那年，我也从来没有谈论过自己的问题，没有和她们说过我的心事。

"玛莎在我们那个小圈子里看起来很开心，"玛吉回忆说，"我现在才了解到，她是用善待他人的方式来掩藏自己的不快。比如说，她经常会在放学后接上我们几个，然后开车到潘宁顿（一家免下车餐厅）去买可乐，她总是不忘叫上我。"

听她讲起这些时，我仿佛是在听另一个人的故事。

事与愿违

"姐妹会"一直是我生活中的一个避风港，我在这里不仅会收获很多快乐，而且更准确地说，这里为我提供了一种相互支持的关系和一份归属感。只有这个小团体能让我感到自己真正被接纳。我对自己说："是的，退出'姐妹会'的牺牲真的很大，但我必须这样做。"

我现在对说起这一牺牲之举感到有些矛盾，因为我曾发誓永远不会透露退出"姐妹会"。这一刻，我一定是琢磨出了一些虚假而不可信的理由，才让自己在此坦承这一切。即便是在今天，谈起这些还是会令我颇感不适，但我认为我有必要谈，因为这件事在我的故事中占据了重要位置。

退出"姐妹会"之后，我切断了更多的联系，变得更加孤独。我的内心更加饱受折磨并深感羞耻。我觉得自己很胖，一点都不可爱，倒不是说我真的很坏，也不是说我身上没有可爱之处，我就是觉得没有人爱我，至少我在当时就是那么认为的。

做出这样的牺牲，导致我螺旋式加速滑向抑郁的深渊，头痛变得愈发严重。根据生命学院的病历，我从 1960 年 8 月开始接受诺克斯医生的治疗，那时我刚刚上高中四年级。病历上写着："没有发现头痛的器质性原因。"我猜我的症状很可能是某种紧张性头痛，同时我的体重也增加了很多，我陷入了重度抑郁。

我不再参加社交活动，并且远离家人。我拒绝离开自己的房间。我所体验的痛苦如此深刻，我真的很想去死。我感到自己不被接纳。我告诉诺克斯医生我想自杀，也想离家出走。我不记得是我自己告诉我爸妈的，还是诺克斯医生向他们说明了我的情况。接下来，从 1961 年 4 月底开始，我就一直哭了两个多星期。我完全不清楚在我身上发生了什么，但它就是那样发生了，而且完全不受我的控制。我唯一清楚的就是我很想结束自己的生命。

我仿佛堕入了"地狱"。

失踪行动

我去住院就好像是一次失踪行动。艾琳最近告诉我，当时没有人知道我究竟怎么了。她是这么说的："我的两个哥哥在上大学，所以他们一无所知；我的两个弟弟年纪还小，也没有注意到，而我也不清楚在你身上发生的事情。"

我的好友黛安也确认说从她毕业那时开始，本来应该读高中四年级的我开始不见踪影，她说："当时没人知道你身上发生的事，都是后来才了解的。你当时就是直接失踪了，前一天还在，后一天就消失了。我不知道你出问题了。"

我的许多朋友都知道我在家里和妈妈相处得不好，但并不清楚真正发生了什么。南希最近告诉我："你爸妈有整整两年没有告诉我你的去向，大家只是知道你离开了，这其中肯定有问题，但也只能听你妈妈的一面之词。"玛吉·皮尔斯蒂克是这么说的："她突然消失了，她家人说她生病在家，没有人知道原因，在那个年代，人们不可能公开谈论精神疾病。"

我怎么了

我最亲密的同事和朋友马丁·博胡斯（Martin Bohus）是一位德国精神病学家，他和我一起花了很多时间试图剖析那时发生在我身上的事。马丁是一位 DBT 专家，也是世界上最大的研究型实验室之一的负责人，他主要开展边缘型人格障碍的研究。他确信我在精神病院崩溃之前，我的大脑就已经受到了某种程度的损伤。

坦特·艾琳认为我的疾病全部归因于生物遗传因素，这也是我妈妈希望的原因。既然母亲家族有很长一段抑郁史，那我出现这种情况当然很可能是遗传因素引起的。

最后，我也开始怀疑我的疾病的确与某种生物性因素有关，这是一种与生俱来的易感性。当生物易感性遇到"有毒的"家庭环境，就混合成了一种不利于心理发展的致命毒剂。假如我在另一个家庭长大，在其中我本来的模样和我的价值能够得到接纳（比如在朱莉娅姑妈家），或许我的人生就会截然不同。

但是，所有这些单一因素都不能充分解释我在入院时的那些失控行为。被迫住院和过度用药很可能在我堕入"地狱"的过程中发挥了重要的作用。因为，把我送入医院就代表家里人再也不管我的死活了。更何况，谁又清楚使用那么大剂量的抗精神病药物会对一个十几岁孩子的大脑造成什么影响？

无论真相如何，在我出院的那一刻，我就知道我永远不会有自己的孩子了。一想到这个世界上除我之外还会出现那么一个生灵，可能经历我所经历的那一切，我就感到不堪承受。尽管携带我基因的孩子未必会和我有同样的问题，但重点是我根本就不可能冒那样的风险。

难过至极

时光荏苒，距离我在生命学院两年多的住院经历已经过去了半个世纪，2012 年夏天，我在马萨诸塞州科德角的新英格兰教育学院教授一门有关情绪失调的课程。我的表妹南希、好友塞伯恩和每年一聚的同事和朋友们也都来了。我们一般是在上午做培训，然后利用下午时间放松一下，老友相聚，畅谈一番。那一次，南希带来了蒙特卡西诺中学 1961 年的高中毕业纪念册，她和我一起重新翻看了那本纪念册。

有人过来询问我，当我看着自己的照片时有何感想，特别是在已经确知了照片中女孩未来遭遇的情况下。我回答说："难过，我感觉很难过，但与其说是为自己难过，不如说是在为另一个人难过。看着这个年轻的女孩，我在想，'她这究竟是怎么了？'"

我能感受到对照片中那个女孩的爱吗？我沉思片刻，答案是："我不知道，因为我不认识她。"照片中的女孩，那个 18 岁的我，于现在的我而言仿佛是一个陌生人。

第 5 章

陌生地方的陌生人

我不记得在 1963 年 6 月刚回家时的感受，主要是因为我根本想不起来那时候发生的事，但我真正记得的是：当我发现自己严重失忆时，我感觉非常难过和痛苦。

回到塔尔萨的家中，我发现自己不记得银器收藏在何处，锅碗瓢盆放在哪里，日用玻璃杯摆放在哪个柜橱里，在正式场合使用的玻璃杯又存放在何处。我仿佛走进了一个陌生人的家。显然，我在生命学院遭受的种种惊吓给我造成的影响比我之前意识到的要严重很多。

我哪里都不敢去，因为很害怕见到那些我理应认识的人。相识多年，但我却认不出人家，这会很丢人。大家为了让我感觉好一些，通常会说："我也不记得你的名字了。"听他们这么说，我有时真想咆哮一番："你们根本就不明白像我这样几乎什么都想不起来是什么滋味！"

"玛莎在入住生命学院之前，是一个来自上流社会家庭的女孩，"艾琳这样描述那个时候的我，"当她出院时，却仿佛变成了一个贫民。她吃饭的口味变得和以前不同了，而且不顾礼节。她忘记了一切，仿佛彻底不记得自己是谁了。她说她很难待在有钱人中间，和穷人相处才会感到自在。她非常另类，这一切也许真的是药物所致。"

留在家中，我依旧极度痛苦，满心盼望我的痛苦能够终结。

搬出去住

只有老天才晓得爸妈对我的回归会有何感想。反正我这次回家让大家都很不愉快，妈妈让艾琳和我保持距离，因为她觉得我会把妹妹带坏——首先就是因为我的疯狂，同时也因为我对财富的态度和对穷人的关心。很有讽刺意味的是，艾琳在几年之后离家去了俄克拉何马市，并且是去和穷人一起工作、生活！艾琳后来告诉我，当她准备开车离家时，妈妈曾跪下求她，紧紧抓住她的衣袖，哭着恳求她不要走。我很怀疑，如果换作是我要离家，妈妈会不会也那么难过？毕竟，那可是艾琳，是集妈妈的骄傲和快乐于一身的艾琳！

在回家后的几周里，我故意用刮胡刀割伤了自己的胳膊。据艾琳回忆，我们当时都在浴室里，她就在我身边，但没能拦住我。"到处都是血。"她回忆道。我也能记起当时我看到自己血流如注，鲜血沿着胳膊往下流淌，飞溅在由白色瓷砖铺就的地面上。家人把我送往医院，护士对我的态度十分粗鲁，威胁说如果再发生这种事，就让警察把我抓走。在那个时代的俄克拉何马州，企图自杀是非法行为，算是一项重罪，而且即便我根本不是想要自杀，他们也会判我重罪。

所以，我提出搬出去住也就不足为奇了，我相当肯定这对我爸妈来说也是一种解脱。我大约是在回家一个月后做出的这个决定。有一天下午，我和妈妈一起去参加"南山乡村俱乐部"的活动。很可能是因为我曾口无遮拦或是做了什么不恰当的事，总之，那次活动结束后，妈妈对我大发雷霆。我决定搬出去住。

适应独立生活

我的新家在塔尔萨市中心的基督教女青年会，距离印第安纳石油采购公司的办公室很近，爸爸为我在那里安排了一份兼职工作。我步行上班，在办公室做接待，负责填写表格和粘贴信封等工作，都是那个时代职场女性常做的一些枯燥琐碎之事。不过，我很喜欢那份工作，其实我很热爱我所做的每一份工作，尤其喜欢研究一些能够高效完成工作的方法。

搬进基督教女青年会住处后不久，我就发现自己很容易酒精成瘾。我喜欢在早晨上班之前喝上一杯橘子汁，其实我不是真喜欢橘子汁，我喜欢的是添加了伏特加酒的橘子汁。然后，很快我就意识到了长期饮酒的后果。大家都知道当时的塔尔萨有很多酒鬼，我也很清楚酗酒给他们自己及其身边人的生活造成的恶劣影响。

如果说我那时很悲惨，那种悲惨和真正变成酒鬼再被迫戒酒的悲惨相比可谓不值一提，我知道如果不能及时收手，我迟早会落入那种悲惨境地。我在生命学院被关禁闭时"戒烟"的经历已然令我极度痛苦，如果被迫"戒酒"恐怕只会让我更痛苦。于是，我决定拟定一条能让我一直坚持到 40 岁的规矩：一个人时不喝酒。

创建值得过的生活：起步阶段

我会遵守规则以避免自我破坏，让自己处于一种至少能够耐受的状态，这也是践行我之后提出的"创建值得过的生活"的一个实例。这正是 DBT 的整体目标。即便你不能为自己创造一种理想的生活，你也有把握去过一种足够积极的生活，那才是值得过的生活。

在我 40 岁时，我判断自己已经安全了，无须再恪守"禁酒令"。但一两个月后，我就发现自己还是很容易重蹈覆辙、陷入危险，于是我决定继续遵守这个规则并且一直坚持到今天。（你可能也开始意识到了，我在完全失控的同时也能深度自控。）

人生地不熟

刚开始返回塔尔萨时，我还十分幼稚，缺乏处理实际日常生活的经验。我进入生命学院时还不到 18 岁，一直在那里过着被庇护的生活。我现在也才刚刚 20 岁，却要开始独立生活，用兼职工作的微薄收入谋生，仅仅凭借那些跌跌撞撞的经验自行摸索前方的道路。我拒绝父母的资助，因为我不想让他们在我逃脱"地狱"这件事上有丝毫的功劳。

那时，我对理财完全没有概念。妈妈经常带我光顾最好的服装店。所以，当我需要买件工作装时，很自然地就走进了最好的服装店，我买了一件衣服，但它太昂贵了，我只好用信用卡支付。当我收到信用卡账单并被要求还款时，我根本就没想过其实不必立刻付清，于是就一次性还清了全款，结果接下来的日子我就只剩下 30 美分⊖的饭钱。我仔细盘算一番后，买了三包环形巧克力薄荷糖，就是那种银蓝相间的银箔纸包着的白色糖果。然后，我当时肯定是在办公室里四处觅食，因为我知道自己兜里已经没有饭钱了。

我偶尔会回父母家吃晚饭，但一般都是不欢而散。"昨晚，我回家吃晚饭了，但其实没吃成，因为我太紧张了——就只是待在自己的房间里大哭，"我在给奥布莱恩医生的信中写道，"从那之后，妈妈就不让我回去了，因为她觉得我看起来真的很糟糕，她很可能会气得把我踢出家门。"

⊖　1 美分 ≈ 0.065 元人民币。——译者注

吞下药丸并不顶用

尽管我在工作时很开心，但总是会持续体验到一阵阵的抑郁情绪，我也会经常想到自杀。我会吞下大量药丸，我很方便就能拿到这些药，这多亏了我在塔尔萨新换的治疗师普罗克特医生。我在写给奥布莱恩医生的信中提道："我经常服用过量的药物！我上一次是一周前共服用了 30 片 Stellizines 和 30 片 Cojenton（随便你怎么拼写）。吃这些药的全部作用就是让我连续三天变成一个紧张兮兮、歇斯底里的怪物。我妈妈让我别在基督教女青年会住了，如果被她们发现我的情况，我一定会被扫地出门。"

妈妈对我的担心是有道理的，正如我向奥布莱恩医生所解释的："在教会同住的一个女孩的妈妈找过来了，她认为教会不应该让一个曾经住过精神病院同时还有自伤行为的女孩继续留在那里（除了我的室友，我从来没有告诉过别人那些烧伤留下的疤痕是怎么回事）……我真是咎由自取，根本没有料到会惹祸上身。"

从那之后，我开始更谨慎地对待药物。"有好消息也有坏消息，我应该说我听到的大多数都是坏消息，"我在给奥布莱恩医生的信中写道，"从我第一次真正尝试自杀开始，迄今为止我一共自杀过两次！这两次都给我带来了前所未有的震撼，让我变得更加清醒。第一次，我吞下了整整一瓶"氯丙嗪"（Thorazine），但只睡了一天半。第二次，我跑到一家汽车旅馆的房间内，吞下了整整两瓶'便宜货'（junk）外加满满一瓶'丙氧酚复合物'（Darvon compound）。那次的药效很厉害，但我还是苏醒过来了。我想我应该是在路边拨通了普罗克特医生的电话，他通知了我妈妈，然后，她就来把我接走了，所以，也难怪她总是很担心我。"

关于那些企图自杀的经历，我唯一能想起来的就是：我躺在床上，我能思考但身体无法动弹，那种感觉很恐怖。我觉得那些痛苦经历足以让我对再次企图自杀望而却步。

此刻，在写下这些内容时，我对自己曾经所做的一切深感震惊。我当时的矛盾程度一定比在给奥布莱恩医生信中诉说的更加严重。我好像完全迷失了自我。我违背了自己当初立下的誓言：要从"地狱"中逃脱。正如很多有自杀倾向的人一样，或许这种痛苦已经严重到吞噬了一切，以至于我们完全搞不清楚别人的想法，包括家人的看法。

我不是一个好榜样

我妈妈的确有理由担心我，就在我第二次自杀未遂后，警察跑到我家里来了，一位警探宣布我因企图自杀而犯下重罪，可能会把我关进监狱。于是我更加难过，歇斯底里地冲着弟弟大哭，说我不想进监狱。对于我的小弟来说，我可真不是一个好榜样。

当我写信告诉奥布莱恩医生这件事时，我的想法已经改变了。"其实，我迟早会进监狱，因为我有百万分之一的概率再犯，"信中内容暴露了我真的不是一个很好的统计学家，"无论我多么努力地尝试，或是流下多少眼泪，我还是会以失败告终。我现在已经有了很大的进步，但似乎还是不能避免自己退步。我最开始并没想到那会是一个大好机会，让我能够帮助监狱里那些陷入混乱的女人。还有什么地方比一所监狱更适合从事社会工作？我决心要成为最友善、最通情达理和有史以来表现最佳的'囚犯'。说不定我还能帮助某位狱友回头是岸呢！一想到这点，我还真有些激动，不过我的家人可能会非常伤心，非常难堪。"

我告诉奥布莱恩医生，这个自杀的小插曲也有好的方面，那就是：我再也不想自杀了。我写道："我之前不是这么想的，一直觉得我必须自杀。尽管我知道我一定会死，但我现在不想死了，甚至都不想再尝试。"

我总是会陷入这种想法：我除了伤害我亲近的人，其他什么也干不了。"我一直想要帮助别人，却从没有真正帮到过别人，"我在给奥布莱恩医生的信中写道，"我厌倦这种原地打转的感觉。不过好在我的每一位同事和朋友都认为我一直以来过得很开心。"我依然很擅长隐藏内心的真实感受。

"想象他们得知真相后的反应，真的很有趣。最糟糕的事就是，我没能给我的弟弟麦克和比尔做个好榜样。能以哥哥姐姐为荣是多么美妙的事，崇拜哥哥姐姐将会乐趣无穷。可以肯定的是，没有人会为我感到骄傲，因为是我自己亲手打碎并烧毁了作为姐姐的'神坛'。哥哥姐姐本应是好老师，可我教给弟弟们的只有残忍（我常常强加给我的家人很多痛苦），我真的在考虑搬到大城市独自生活。这样就不会再伤及家人了，而且我也很清楚，那里没有人真正在意我伤害谁……他们要做的就只是将我囚禁于孤岛。"

终于开始掌控生活

因为那次大量服药的小插曲，我不得不搬出塔尔萨的基督教女青年会。我的新家在南丹佛大道 1111 号，那是一套很小、很脏的公寓，地点在一个十分破烂的街区。我觉得那里很棒，但我爸妈却被吓坏了。妈妈完全哭成了泪人，爸爸想要帮我在城里租一套"更好一些"的公寓。但我认为想要住更好的公寓，只能在我自己更有钱以后，当时的我还一文不名，没必要佯装富有。我在给奥布莱恩医生的信中写道："你能猜到吧，我爸妈应有尽有，但那些与我无关——他们表现得就好像我已经嫁给了一个流浪汉，余生都注定生活在'地狱'。"

尽管如此，我还是逐渐获得了对自己生活的掌控感，重新开始追随我当初立下的誓言：让自己逃出"地狱"，然后帮助他人成功"越狱"。为了能够帮助他人，我认为我必须去读大学。

那就是我要走的下一步棋。

首次发表有关自杀的论文

我报名参加了塔尔萨大学的夜校，同时还继续做着接待和收发邮件

（那些青年职业女性常做）的工作。我要上三门课——社会学、英语和演讲，我很快就在这三门课上都取得了优异的成绩。我决心成为一名精神科医生，在州立精神病院的住院部工作，帮助人们"越狱"。

住院部安置的都是那些最麻烦的患者，就像我在生命学院住的汤普森 2 号病区那样。在我的设想中，州立医院的薪水可能很低，但赚大钱从来也不是我最看重的事情，所以这一点不成问题。我当时想的是："那很不错，我会很擅长那份工作，他们不可能用那么低的工资雇用到像我这么棒的员工。"

不过，尽管我计划成为一名心理治疗师，但同时成为一名研究者的种子也已经开始萌芽了。我决定在上社会学课程时完成一篇有关自杀的论文。

我想不起来自己是如何做出这个决定的。我压根只对心理学中的自杀领域感兴趣。（还有什么会比生死议题更吸引人呢，特别是当你自己也身在其中时？）我很渴望和那些最悲惨的人一起工作，而如果你想自杀，那你一定悲惨至极。

我还想办法说服了国家法医办公室和警察局帮我调出有关自杀和企图自杀人士的历史记录。至于他们为什么会同意，我也不清楚。我的研究项目一定做得很棒，让大家觉得我很像是一位真正的研究者。

法医办公室的那个项目为我指明了方向。我开始撰写有关自杀的论文，最初是以本科生和研究生的身份来写，后来则是作为大学教师发表专业论文。只要是写论文，我就会想方设法把它写成和自杀有关。不过，我在塔尔萨的那个项目最终半途而废了，因为我发现了一份自杀记录，那个人是我家人都认识的人。"天呐，"我惊叫道，"没有人知道这个人原来是自杀身亡。"对此，我决定绝口不提，我终止了该项目的工作。显然，我需要一直守口如瓶。

丢弃旧我，探寻新我

在离开生命学院返回塔尔萨的第一年里，我的人生就经历了重大转变。或许很难解释，但仿佛从过往那个痛苦的"旧我"之茧中真的蜕变出了一个更加快乐的"新我"。而且，非常棒的地方在于，这种转变就那么发生了，很自然地体现在我的言行中。我在写给奥布莱恩医生的信中是这么解释的：

从根本上来说，就像普罗克特医生形容的，我已经找到了自我。结论就是21岁生日（以及21岁这一年）对我的影响十分深刻。5月6日那天，我在办公室，然后一切就那么突如其来地发生了。那种感觉就好像有人解开了束缚我双臂的绳索，仿佛我过往的全部生命都是为了跑到一面砖墙前，然后努力找到通往心理健康的大门，更准确地说，是通往自由的大门。顷刻之间，这扇门出现在我面前。奥布莱恩医生，我很难向你形容这一切有多么美妙。多年以来，尽管我的内心并不想那样，但我还是会持续割伤自己。而现在我不必那么做，除非我真想那么做。奥布莱恩医生，我不必做我不想做的事了……我内心感到很幸福。是的，我还是会陷入抑郁情绪，我会哭泣，也很疯狂，"地狱"不过如此，但是，藏在这些感觉之下的还有幸福。我很清楚这一点，尽管我已经找到了大门，但前方还有很长的路要走。

当时，我并不知道前方的旅程会有怎样的风景，也不知道我会在沿途有怎样的发现。

我曾谈到，我写给奥布莱恩医生的信听起来和我现在做心理治疗时的说话风格很像，我从那时开始就很有行为主义者的做派，所以你或许会觉得我在真正成为行为主义者之前就已经具备那样的思维方式了，但我自己当年确实没有意识到这一点。

第 6 章

我必须离开塔尔萨

　　我和鲍勃是在夜校上英语课时认识的。他是一名警察，比我大几岁。我们开始约会，两人的关系很快就变得相当认真，认真到让鲍勃和我说了他爱我，也认真到让我这个乖女孩献出了处女之身。我开始时让他等了很久，因为我想确认这是我发自内心的决定，而不是某个浪漫时刻的冲动反应。我们见面的时间通常都会很晚，因为警察这个职业的日程总是安排得很紧张，或者至少他是那么向我解释的。我们经常一起参加聚会和看电影。我见过他的朋友，也会和他一起去看拳击比赛，不过我是坐在观众席上观看比赛，他是在现场维持秩序，及时处理观众闹事。

　　对我来说，这是一段非常重要的关系，也是我人生中第一次认真的性关系。鲍勃很善良，只要发现我需要什么东西，就会立刻买给我。我之前从来没见过一个像他这样温柔和体贴的男人。当我离开基督教女青年会时，他帮助我搬家，帮我修好了收音机，帮我给一个箱子刷上了新油漆，还会在深夜给我送花，他从来没有做过任何我不希望他做的事。

鲍勃既殷勤体贴，又善解人意。我向他坦承了我的过去，他会好好安慰我，而不是嘲笑我。他和我说自己结过婚又离婚了，他的妻子，现在应该称呼"前妻"，一直都住在精神病院里。或许正是因为他有这些经历，才能让我感到前所未有地被理解。我那时很爱他，但我现在很难说清楚我当时算不算真正和他相爱。我那时只是感觉到自己被一种全新的方式呵护备至。

我爸妈和艾琳都听说了我和鲍勃在谈恋爱，我以为他们默许了这段关系。我的家人、朋友和鲍勃的朋友也都以为我知道的和他们一样多，也就是说，鲍勃并没有完全对我说实话。

鲍勃确实结过婚，但根本没有离婚。他的妻子还在家里照顾孩子们，而不是待在精神病院里。妹妹最终告诉了我实情，爸妈也知道我得知了真相，但他们默不作声。我在得知实情后就彻底崩溃了。过了一阵子，鲍勃在我的车里放了一个礼物，还放了一张纸条，写着：他对欺骗我感到非常抱歉。

我本认为在经过那么多年痛苦的岁月之后，我终于找到了自己最渴望的爱。我并不是说鲍勃不爱我，我相信他爱我，但那还不够。

后来的情况表明，鲍勃是第一个被我吸引的已婚男子，这份名单之后会有长长的一串。我也不知道这其中的原因，而且不知道为什么我会自认为对男人缺乏吸引力，其实客观来说，我显然很有魅力，但我一直无法正视和接纳这一点。

我必须离开塔尔萨，因为我很清楚，如果留下来，我会继续见到鲍勃。我在这段关系中投入了很多精力，以至于我根本无法阻止自己继续深陷其中。我的哥哥厄尔当时住在芝加哥，效力于安达信会计师事务所，他刚刚结婚，和他的太太达丽尔住在芝加哥北部埃文斯顿市密歇根湖旁的一幢房子里。其实我真正向往的是曼哈顿的生活，但我觉得那个大城市作为我离开塔尔萨的第一站有点令人望而生畏。于是我决定先搬往芝加哥，练习独立生活，然后再搬去曼哈顿。那是 1965 年，在我离开生命学院回到塔尔萨大约一年半以后。

我相信自己，无论你信不信

其实，我本不应该对我爸爸的反应那么惊讶。在我还没说完要搬到芝加哥并找份工作养活自己的计划之前，他就很尖刻地评论道："你根本就不可能在芝加哥找到工作。"他很可能觉得自己说的是实话，考虑到我的过去，似乎他说得挺有道理。但他并不真正了解我，也不了解我一旦下定决心之后会发生些什么。

这种动力逐渐成为我生活中的一种模式：人们越是说我不行，我就越会想着说"你们等着瞧！我会做给你们看"。

最终，这对我和我的患者及其家人来说都成了一个好消息：先选择相信，别管你是真信还是假信。我告诉他们，信任自己或许很难，但你必须相信自己。你一定能够做到！

02

Building a Life
Worth Living

第 二 部 分

第 7 章

芝加哥之旅

爸爸还是会陆续给我一些路费，足够我坐过夜地铁前往芝加哥，也足够我支付坐长途客车的费用。在他不知情的情况下，妈妈又额外塞给我一些钱，供我在乘坐过夜地铁时能买张卧铺票。我总是记得她对我的这点好处。

抵达芝加哥后，我在基督教女青年会找了个房间，随即便开始找工作。我很快就在"储备保险公司"（Reserve Insurance Company）找到了一份办事员兼打字员的工作，地点在距离基督教女青年会几个街区的密歇根大道。（还是得谢谢朱莉娅姑妈曾教会我打字。）

尽管我击败了爸爸对我的质疑（我已经找到了一份工作），但我在起初几周里确实感到很艰难。说来挺讽刺的，我那个时候最大的支持者正是之前在塔尔萨的鲍勃。我几乎每天都会和他通过电话进行交谈，他在情感上和实际生活中都是我的靠山。他帮助我安排新生活，而且就如何在一个新的大城市落脚给我提出了很多切实可行的建议。

我的新生活包括：白天工作；制订去洛约拉大学夜校的学习计划；踏上成为一名精神病学家的漫长旅程。

随着时间的推移，我真正喜欢上了这份工作——我喜欢我的同事们，而且也开始承担起更多职责，但是，这份工作并不符合我当初立下的誓言，做这些事情无法帮助人们"越狱"。于是，为了能够真正帮到那些我想要帮助的人，我辞掉了这份工作。我在一家社会工作机构重新就职，在新的岗位上做了几周的"打字"工作后，我走到老板面前问道："我什么时候可以开始做社工？"她回答说，雇我来就是为整理报告而不是做社工，这让我实在难以忍受。于是，我就辞掉了那份工作，调头回去做之前的工作，在保险公司至少我的工作价值能得到更多的认可。

我发现如果我在夜校表现良好并且深得老师喜爱，那么想要成为一名大学生就会容易很多。我选择了洛约拉大学，那是一所很棒的天主教学校。后来，我遇到了泰德·维埃拉（Ted Vierra），他是一位神父兼助理牧师，之后成了我生命中非常重要的人。

重现自伤冲动

从表面上看，我已经能够游刃有余地管理个人生活了，在现实生活层面和精神领域都是如此。此外，我仍然深感孤独，绝望逐渐蔓延，我经常被痛苦折磨，而且很渴望终结这种痛苦，但是我不会自杀。我已放弃了那种想法。

尽管如此，那种想要割伤自己的渴望并未消失。有一天晚上，大约是我到芝加哥一个月后，那种渴望突然变得非常强烈。不过总的来说，我并不想真正割伤自己，于是我挣扎了很久。我手边就有危机干预诊所的电话号码。"我需要找个人谈谈，今夜我能过去看看吗？"我向接通电话的人恳求道。"噢，真抱歉，现在没有人接待你，明天才可以。"那个人说。我很害怕，非常恐惧，继续说道："但我今晚就需要得到帮助，现在就要！我恐怕马上就会割伤自己——现在就会！"他们继续表示歉意，并重申只有等到第二天才能为我提供帮助。

我撂下电话后，用一把锋利的刀从内侧割伤了自己的小臂。做这些事对我来说驾轻就熟，所以并不会把伤口弄得太大或是太麻烦。这么做很奏效：我完全平静下来了。我用绷带将伤口包扎好，然后就去睡觉了。

我不确定自己是在睡了多久之后才突然被吵闹的敲门声叫醒的。我慌张地起身开门，门口站着三名芝加哥警察。"你必须跟我们走。"其中一个很粗鲁地说。显然，危机诊所通过电话追踪到了我的住处并报了警，警察设想的是来到这里将会找到一个很绝望并且随时会真正伤害自己身体的人。"我挺好的，我明天还得上班。我不能跟你们走。"我坚持这么说，同时开始感到很害怕。他们能否明白我真的挺好的，没有必要把我带走？我继续抗议道："听着，我明天必须工作，你们不能这样对我，我得回去睡觉了。"

最终，我发现自己别无选择，只能跟他们走。吵闹声引起了基督教女青年会负责人的注意。他在我正要离开时遇到了我，并且命令说："拿着你的东西，你这样的人不能继续留在这里。"然后他转身又对警察说："今晚不要再送她回来。"

再次入住精神病院

那些警察其实挺友善的，告诉我他们别无选择，因为我给危机干预中心打过电话，所以这一切都是必须走的程序。他们把我带到了库克县精神病院。我的心沉到了谷底，那个地方可是名声在外。我再次回到了精神病院，回到了汤普森 2 号病区的世界。

即便警察站在我这边，可医院的大多数护士也绝对不是。当时是凌晨两点钟，我头痛欲裂，就想躺下睡觉。"不行，你不能躺，"护士长厉声呵斥道，"你必须接受评估。"

于是，一场恐怖且怪诞的噩梦就这样开始了。

我越是抗议说我没事，护士们就越是威胁让我承认自己有病。我只好尽快给我在塔尔萨的精神科医生打电话。现在回头看有点"事后诸葛亮"，而且我一直觉得我的医生那天很可能是喝了太多的威士忌。他坚持认为医院的管理者无权违背我的意愿将我拘禁；我需要告诉医院我现在就要离开；如果他们阻止，就说我会起诉医院。这种思路真是大错特错。我之后打电话给哥哥厄尔，他也这么说。他答应帮我离开那里。第二天早上，有位工作人员告诉我："你明天就能出去，不用担心。"

我很害怕丢掉工作。一早起来，我就给嫂子达丽尔打了个电话，请她致电我的老板，说我得了流感或是别的什么病，只要好转了就会返回工作岗位。达丽尔答应帮忙，厄尔也在竭尽全力帮我出去，但是没有效果。我爸爸也在"设法"营救我，帮我联系当地医学院的精神科主任。他还和医院取得了联系。但是，仍然不起作用。我在那里的每一天都在重复经历两件事：我发誓我没病，他们不接受。就这样待了大约一周，那真是恐怖的一周，只有真正在精神病院待过的人才能想象。

病房既空旷又阴冷。在一间偌大的房间中央，地面上用螺丝固定着一些铁床，这些高高的铁床排列成行，就像是在营房一样。床的区域在白天会用彩色胶带隔开。如果你跨越了那条界线，想要上床睡觉或是做点什么，护士就会给你"关禁闭"。在靠近房间四面围墙的地方摆放着长凳，就是那种简单的公园长凳，护士要求你一整天都坐在上面且不许躺下。助理护工们一边监督患者，一边在旁边看杂志。我对所有这一切的熟悉程度令我深感恐惧。

我们还能救她出去吗

至于食物，那些东西真的很难被称为真正的食物，我认为它们更像是装在盘子里毫无味道的剩菜剩饭。当厄尔看到那边的食物有多糟糕时，他再去看我时就会给我带个汉堡包。但我不能在周围人都吃剩菜剩饭时独享那么"奢侈"的汉堡包，于是从那之后，他每天都会给我们每个人买一个汉堡包。厄尔回忆起那个地方时会说那里"很脏也很恐怖，里面全是疯子"。他起初认为只要他签个字就能把我带走，但当他真正领教了那边的官僚主义之后，他现在也承认他当年真的很害怕，很怀疑是否真的能把我从那个地方带走。

很快，我就悄悄地切换到了自带的社工模式。那里住着一个年轻女人，看起来像是患有厌食症，她躺在床上，竭尽全力想要喂自己一勺饭吃却总以失败告终。那一口饭菜每次都会从她嘴边滑落。（工作人员提议说："不要再给她吃汉堡包了。"）于是我对一位助理护工说："我可以过去帮助她吗？她似乎很难把饭菜送到自己嘴里。"他们说："噢，她如果真的想吃，就能做到，她这就是不想吃。"

还有一个患有精神分裂症的女人，年纪大约是 75 岁，爱妄想。她认为她爸爸会来这里把她带回家。我会试着通过陪她玩游戏来让她平静下来，因为护士们一直在威胁她，如果不闭嘴，就给她"关禁闭"。如果遭受了威胁，她就会跳脚和大叫："等一下我爸爸就来，他马上就来！"就在她被拖往禁闭室的路上，有位护工用一种充满嘲讽的语气对她说："噢，亲爱的，你爸爸被埋在了地下六英尺的地方，他不会来了。"

那里真的很恐怖。

直到现在，我对于精神病院的工作人员来说依然是一个彻头彻尾的谜，因为我当时表现得很有能力。我很冷静，回答问题时的情绪也很平稳。他们正式诊断我患有精神分裂症。那位精神病学专家告诉我，像我这么聪明的人能进那种地方，得的肯定是精神分裂症。

有个护士问我："你为什么那么做？为什么割伤自己？"我告诉她："我不知道。"这一点千真万确。我有时无法控制那种冲动，我猜或许只有真正走过这条路的人，也就是真正会割伤自己的人才能理解，那些工作人员当然不会明白。

哥哥厄尔施以援手

最后，为了试着把我"捞"出来，我爸妈雇用的精神病学专家坐下来和我交谈。"当你威胁说起诉医院时，院方肯定被吓坏了，"他说道，"院方被逼无奈，才认为必须要证明你真的有精神疾病。如果你想出去，就必须承认你需要帮助，并且需要有一位成年人愿意承担充当你的照顾者和监护人的责任。你能接受这些条件吗？玛莎？否则，他们很容易就能把你送去一家州立精神病院，你无法阻止这一切的发生。同时你也清楚那意味着什么，是吧？"我很认真地考虑了这种威胁，我确实清楚那意味着什么，那意味着我基本上再也无法逃出精神病院了。

我强忍着对这种不公的愤怒，同时表示同意他们的要求，就当权宜之计，我很清楚自己没有问题。但我爸爸拒绝成为那个"负责任的成年人"，还是哥哥厄尔更加勇敢，他只比我大两岁，愿意担此"重任"。当时，我 21 岁，厄尔 23 岁。

我的案子开庭时，我以为厄尔真的会信守承诺准时到场。那位精神病学专家坐在我身旁，严肃地说："玛莎，我需要确定你哥哥是否真的会来？如果他不来，你将被送往州立医院。"我真的吓坏了，据我所知，厄尔一向不守时。

我出庭时，穿着纸做的拖鞋和外套，纸做的每一样东西⊖——一副"精神病人"的典型装束。我的精神病学专家指示我说："你进去后先坐下，什么也别说，让你哥哥说。"约定时间到了，厄尔没有出现。我的心脏都跳到嗓子眼了。然后，就在最后一刻，他走进了法庭，而且是从侧门进来的，那个门根本不是他应该走的！法官开始提问，厄尔的回应都很恰当，终于赢得了整个陪审团的支持。我终于重获自由了，这是我第二次被错误地诊断为精神分裂症。

当我们坐进厄尔的车里时，他并没有（像每个人对待我的那样）严厉

⊖　在当时的精神病院，患者入院后会被要求换上纸做的长袍来替代自己的衣服，这是为防止患者自伤、自杀的安全措施，比如防止患者用布做的衣服上吊之类的。——译者注

地责备我，尽管我对那种方式已经习以为常了。他没有责怪我引发这场祸端并且殃及了他人，而是说道："这事儿会过去的，玛莎。我们都很清楚你没有问题，做这些不过是为了走完法律程序。这一切很快就会彻底结束。我们会尽快再次面见法官，告诉他你没有问题，请他撤销'照顾－监护'条令。我们都清楚你根本不需要它。"

在那一刻，我感受到了他对我的爱有多深。

第 8 章

DBT 技能：适应性否认

在我返回工作岗位数月之后，储备保险公司为我提供了读夜校的费用，对此我非常感激。但是，一边工作一边读夜校确实是很艰巨的任务——我必须日复一日地早起上班，工作完一天之后再跑到学校学习，回家后还得完成作业。

我在基督教女青年会的房间非常狭小，连个书桌都放不下，我只能坐在床上学习和写作。于是，我想出了一个新办法：在基督教女青年会所处的密歇根大道上有很多高档酒店，这些酒店的大堂环境非常棒，我可以去那里学习。通常，我会径直走进酒店，如同酒店客人一样。我的书包里装满了课本和笔记本，可以在漂亮的大桌子旁或舒适的沙发上惬意地阅读和写作。而且，那里还有公用电话，如有需要，我还能给别人打电话。我就这样在三四家高档酒店的大堂之间流连，我发现只要我佯装成酒店客人，就不会有人过来打扰我。如果对生活没有那么高的要求，这样的日子算得上是非常精彩了！

适应性否认

支付完大学课本、食物、电话以及乘坐芝加哥 L 线地铁的费用之后，我用来过日子的钱已经所剩无几了。于是，我想出了一套理财策略，这样我就不会把钱花光了。我不得不在头脑中为自己设限，给自己编一个现在还剩多少钱的虚构数字，然后说服自己相信。

L 线地铁单程票价是 25 美分。我每个月都会一次性采购生活必备物资——食物、香烟、卫生巾及其他各种需要的物品。如果买了肉，我会把肉分成几份冷冻起来，每天取出一块来吃。鉴于 L 线地铁的售票规则，我不能提前买票。因此，我会提前把本月买票所需的硬币摆放在一个架子上，每天需要两枚硬币，当我存够了一个月的票钱时，我会告诉自己我已经没有钱了，然后就当那些硬币根本不存在。

这种让自己对某事信以为真（虽然实际上并不是真的）的"花招"很好用。它后来变成一项重要的 DBT 技能，即"适应性否认"（adaptive denial）技能，特别适用于"瘾君子"。它和 DBT 中的许多技能一样，也是以"接纳"为基础，即"如其所是"地接纳发生的事⊖。我们在后面的章节中还会详细谈及我是如何运用"适应性否认"来帮助自己戒烟的。

一份突如其来的祝福

1967 年夏天，在我搬到芝加哥两年后，我收到了改变我一生的消

⊖ 为什么说"适应性否认"是以"接纳"为基础呢？因为它实际上是接纳了我们的"冲动"，比如在这里是想要继续花钱的冲动，在戒烟的情况下是想要继续抽烟的冲动，它在接纳的基础上设计出的有效对策，可以让我们不跟随冲动做出有害的行为。——译者注

息。我爸爸的至交杰瑞叔叔为我们几个兄弟姐妹设置了供我们完成学业的信托基金，杰瑞叔叔很了解爸爸，他安排了一位律师代替爸爸帮助我打理这笔钱。

有了杰瑞叔叔给的这笔钱，我就可以去读全日制大学了。在我被洛约拉大学录取为全日制学生的那一天，我站在一个高高的柜台后面，接过了我的入学文件，我高兴得几乎要哭了。真不敢相信我就要去读大学了。

我有足够的钱给自己租一套公寓，地点在西阿尔比恩，距离洛约拉大学很近。我盘算了一番，如果省吃俭用，这笔钱刚好够我读完大学。我主修心理学专业，同时参加了医学预科课程，这是我成为精神病学家的第一步。

严重的失忆令我深感震惊

当我开始上课时，原先感到的兴高采烈就被某种心理震撼取而代之了。大学的第一堂课是生物课，其他同学看起来都比我年轻得多。（当然，那是因为我曾被关在精神病院了一段时间。）教授开始就生物学主题进行非常详细地提问，令我惊讶的是，其他学生都能对答如流。我心里想着："什么？没有人告诉我在上课前应该预习这些主题。"

其实，教授只是在测试学生们的高中生物知识。我不仅不记得这些高中学过的东西，甚至都不记得在高中上过生物课。我肯定是和别人一样上过生物课，但这段经历对我来说完全是一片空白。我对任何高中课程都毫无印象，只好花费大量时间来补其他同学都会的知识，同时还要跟上新的课程学习。

由于我计划成为一名精神病学家，因此我必须读那些特别难学的医学预科课程。当我一次大考没有及格时，我请求老师让我重修这门课。他说可以，但他的那种态度就是随便帮个小忙，他可不指望我这个女生重修就能通过。你一定能想象，就冲他这种态度，我定要下决心证明他是错的，最后，我也确实做到了。

我很喜欢在洛约拉大学的学习生活，但同时也深感孤独。其他同学都比我年轻不少，我不能和他们分享我的过往经历，而且我是自己住公寓，缺乏和他们共同生活的经历。他们似乎对校园生活也不太上心，因此我难以和他们建立友谊。

判断失误

我没有在大学财务规划中考虑过洛约拉大学学费上涨的可能性，而且校方确实提高了学费。结果读到大四那年的 3 月时，我的钱就要用完了。我马上去找心理学系的主任，带着哭腔问他能否在系里帮我找个带薪的工作。他一贯很支持我，我感觉他会伸出援手。果然，他给我找了点小活儿，支撑我读完了那一个学年。

我一个人住在阿尔比恩大道的公寓里，甚至从来没有想过要和其他同学一起住。部分原因是我比同学们都大了很多，还有就是我感觉很难和他人亲近。但还有一个更重要的原因就是我认为我应该先学会独立生活，再考虑和他人一起生活。这个判断是一个巨大的失误，好多年之后，我才发现这是误判。

我的心灵导师：安塞姆

和很多天主教大学一样，洛约拉大学安排了一位牧师为同学们提供咨询和心灵指导，方济会的牧师安塞姆·罗姆（Anselm Romb）愿意做我的心灵导师。我们每个月会面一两次，有时会更频繁一些。安塞姆有时很温和，有时也很执拗。有一次，我都被他批评哭了，他当时是这么回应我的："玛莎，我只是告诉你，你必须填补的那些缺口。"他这样说令我感到很宽慰。

安塞姆看见了我，这种看见达到了别人难以企及的深度，他会认可并检视我的心理体验。有时，他又似乎把我奉为偶像。他在我们关系的某个阶段一度消失了很久，回来时才告诉我，他离开是为了慎重考虑是否脱离教职以便向我求婚。但他最终决定不那么做，我认为他的这个决定很明智。

泰德·维埃拉：哭泣时可以依靠的肩膀

我在洛约拉大学精神生活的第二部分是在泰德·维埃拉的帮助下实现的，他就是我之前提到的那位牧师，是老圣玛丽教堂牧师团的成员，那个教堂距离我最初工作的储备保险公司有几个街区之遥。我真的很幸运，因为我正是在泰德的不断帮助下才活了下来。

我和泰德一见如故，他没有妹妹，所以他就把我当成自己的小妹妹。他邀请我担任老圣玛丽教堂世俗助理一职，负责为那些前来询问天主教相关事宜的人士提供服务。泰德希望世俗人士也能参与到这些会话中来，一起探讨天主教在生活中的实践。

我和泰德日益亲近，我在许多痛苦的时刻都会向他求助，我会哭着说："我得找个人谈谈，我太痛苦了，我很想去死。"每当这种时候，泰德就会陪在我身边，随时倾听我诉说，一次又一次给予我安慰。他自己有一个患有精神分裂症的弟弟，所以他很有同理心。但他对我的意义远不止于此。他很纯粹地爱着我，我也是。泰德就是这样支撑我活下来的。

泰德给我上的三堂课

我在和泰德交往的过程中学到了一些重要的功课，也会在现在的工作中加以应用。尽管泰德毫无保留地给予我所需要的"无条件的爱与支持",但我就是说不出那句"谢谢你"。我稍后会向他表达谢意,但当我正在与绝望和孤独战斗时,那句话我就是说不出口。因此,如果你也在帮助"地狱"中人,你会拥抱他们,也会在情感上支持他们,但如果他们没有向你道谢,请你不要把这种情况理解为你的所作所为并没有给到他们最迫切的帮助,很有可能你已然做到。这就是泰德教会我的第一课。

第二课是关于当你身处"地狱"却必须和他人告别是何种滋味。你在陷入痛苦并通过面谈或电话会谈的方式求助时,会谈结束的时刻都将是你一生中感觉最糟糕的时刻。对方挂断电话后,你不能回拨,你现在又是孤身一人了,独自在"地狱"中煎熬。采用面谈的方式也是类似情形。在一次面谈或是会谈结束后,接下来整整一周你都不能再见到那个可以帮助你的人,你将会感到非常孤独。

最后一堂课是关于"爱",我从泰德、安塞姆以及之后的德国禅师威利吉斯那里感受到了很多很多的爱。他们教会我的是:假如你正在和某些"地狱"中人待在一起,请你一直爱他们,因为这份爱最终具有转化的力量。这些人就如同是迷雾中的行人,他们看不到迷雾,你很可能也看不到。他们也不知道自己被打湿了。但是,假设他们有一个水桶,而你能做的就是往桶里注水,这就如同他们身在迷雾中时,你能做的就是给予爱。或许,你每一刻投入的爱尚不足够,但你只要持续投入爱,相应的水桶最后一定会被水盛满,"地狱"中人终将饮下这爱的甘泉并发生转化。我自己很了解这个过程,因为我曾经身处"地狱",也曾从那个桶中饮水解渴。

穷人的小兄弟

我在独自一人时经常感到十分沮丧。在过去很多年里,帮助我走出低谷的一种方法是,参与志愿者活动。"穷人的小兄弟"(Little Brothers of the Poor）是一家专业慈善组织，有时也被简称为"小兄弟"，它于第二次世界大战结束后不久在法国成立，旨在帮助巴黎的老年人。现在，美国的六个城市都设有"小兄弟"的分支机构。我很喜欢这个组织的座右铭："鲜花优先于面包！"除了生活必需品，人们还需要在生活中拥有一些特别的快乐。"小兄弟"主张："生活中的爱、尊严和美就像身体需求一样，必须获得满足。"如果说我从妈妈那里学到了一些什么，那就是我学到了"美"的价值，以及为了将"美"带入身处的一切环境所付出的努力都是值得的。

　　在圣诞节、感恩节和复活节这些节日里，我都会帮助"小兄弟"准备庆典用餐，并为来到慈善中心的人们提供他们所需要的帮助。还记得有一次，有人塞给我整整半只火鸡的鸡胸肉，让我带回家。在我生命中收到的一切美好的礼物中，就属这件令我感觉最为美妙。接下来整整一周我都有的吃了，我真的很开心！

　　我可以指望"小兄弟"组织的那些人，他们的陪伴能够让我在圣诞节、复活节和感恩节这些节日过得很精彩。而且"小兄弟"总是会在你生日到来时为你献上一朵花。

第 9 章

学习科学思维

我充满活力和热情地开始了在洛约拉大学本科阶段的学习。我喜欢弗洛伊德，拜读过他的全部作品。（了解我的人或许会对此感到吃惊，因为我立志之后要成为一名科学家，而弗洛伊德的学说并不"科学"。）在那个时期，我计划成为一名在精神病院住院部辛勤工作的精神科医生。但是，如同很多大学生在毕业时会改变入学时言之凿凿的职业方向一样，我最终改变了我的计划。这源于我取得的两个微小但有力的进展。

初识 "循环思维"

我最开始了解"循环思维"（circular thinking）是在内奥米·韦斯坦的课堂上，她是一位非常棒的老师。她先是提出要求，让我为自己提出的某个特定观点寻求证据。于是，我站起来发表主张，然后她示意我停下，说道："你这是在循环论证，你并没有拿出足以证明自己观点的证据。"

我之前从未听过"循环思维"这个词。内奥米就此做出解释，我也发现自己在那之前进行的绝大多数思考确实都属于"循环思维"。显然，我还有很多内容需要学习。在全班同学面前被老师指正，别人或许会觉得这令人尴尬，但实际情况并不是这样的，我会由衷地感谢老师。

那么，"循环思维"究竟是什么？就其本质而言，它是指当你想要证明某事却事先就假设它已经为真时发生的情况。示例如下：

教授： 想进研究生院，你还不够聪明。

学生： 你为什么这么说？

教授： 因为你还没有做好准备。

学生： 你怎么知道？

教授： 因为你不是很聪明。

学生： 你为什么这么说？

教授： 因为你没有准备好进研究生院。

在了解了"循环思维"以后，它动摇了我对弗洛伊德治疗学说的很多看法。我第一次隐约感到精神疾病治疗应该遵循科学标准，治疗的有效性应该根据科学研究中收集的证据做出评估。我现在知道，观点不能代替确凿的证据。

内奥米的重要一课是我成为科学家的第一步。这并不是说我对科学是什么有了独到的认识。

科学"初体验"

对我踏上科学家之旅有重要影响的第二件事发生在帕特里克·劳克

林的社会心理学课堂上。这位老师说："我希望你们每个人都能加入一个小组，然后以小组的形式合作完成一个足够严谨的研究项目，最好最终能在学术会议上进行展示。"我心想："这是什么意思？我们只是本科生，根本做不到。"但是，我接着想："行，他是教授，应该很清楚自己在说什么。"而且后来我们小组真的在学术会议上报告了研究结果，那个过程真的很令人兴奋！我们这个小小的团队去展示了真正的研究。

我在洛约拉大学读本科时阅读过一些心理学文献，主题聚焦在人们无论是评估风险还是判断他人时都常常难以得出精准的相关关系。人们的情绪而不是冷静的计算在概率评估中发挥了很大的作用。大多数人认为他们死于炸弹袭击飞机这类恐怖事件的概率比死于车祸要高，尽管实际数据并不是这样的。毕竟，那些有关飞机残骸和破碎肢体的残酷影像会深刻持久地萦绕在人们的"情绪心"（emotional mind）中。与之类似，人们通常也会高估彩票的中奖概率。那些有关别墅、豪车和加勒比海度假的美好畅想会让人们忘记已知事实，即他们中奖的概率微乎其微。

我在那堂社会心理学课上萌生了一个想法，假如人们在选择时会受之前观点的影响，那在评估其他事情时也一定会存在这种影响效应，比如，一个白人遇见一个非裔美国人时发生的真实情况。（当时是20世纪60年代，人权运动是热门话题。我也投身其中并参与了一些相关议题。）于是，我的想法（现在看来很简单，但当时很令人兴奋）就是：无意识的偏见会强烈影响我们的判断。比如，我们的邻居是好人还是坏人，是聪明还是愚钝？我们对此给出的答案常常摇摆不定，深受一些个人偏见的影响：白人是好人，黑人是坏人，反之类似。这正是我们今天所说的"内隐偏见"（implicit bias）。

于是，我在1967年首次正式独立开展研究，专注于种族偏见议题。我获准进入几所中学收集学生数据，撰写的文章被芝加哥"中西部心理学协会"（Midwestern Psychological Association）接收为会议论文。那时我23岁，受邀在大会上做学术报告，展示我的研究项目，题目是"有意学习和偶然学习在偶发刺激的种族语境中的功能"（*Intentional and Incidental Learning as a Function of the Racial Context of Incidental Stimuli*）。

　　劳克林教授很支持我开展这项研究，这和他认为我是否有能力关系不大，而是因为他觉得这项研究十分有价值。我发现做研究很有趣。很快，我就能确定自己变成了一个"讨人嫌"的家伙。我逢人就问："哦，你这么说有数据支持吗？"或者"你不能那么说，因为没有数据支持。"

　　当我回望这段时光（自己在思维方式上发生的转变，成为一名研究型科学家）时，我深感敬畏，因为这些小小的行动真正改变了我的人生道路。先是有一位教授指出我思维方式上的缺陷，然后又有一位教授对我万分信任。我有时会想，假如没有这两位贵人，我现在又会怎样？如果我的研究工作不是建立在科学和逻辑思维的基础上，我是否还能成功帮助他人"越狱"？

第 10 章

我证明了我是对的

我在洛约拉大学读大四时遇到了一个不幸的现实问题，它改变了我长期以来想要成为一名精神科医生的计划。

这个现实问题就是：精神病学对于治疗严重的精神疾病似乎束手无策，尤其是针对有自杀倾向的人。我不记得我是怎么发现这一点的，但我还记得发现时我感到很震惊。我那时正计划到医学院深造，然后成为一名精神科医生。我已经修完了所有必修课并已向医学院提交了入学申请。

回首往昔，其实我不应该在发现这一点时感到那么震惊，毕竟我自己就曾经和我想要帮助的那些人处于相同的境况。我住过的生命学院在当时算是相当高级的精神病院，并不是那种资源极其匮乏的州立医院住院部，但那里的工作人员对我也是爱莫能助。我对此早就心知肚明，所以我理应更早发现这一事实。

我的理想：从精神科医生变成研究者

从那时起，我就出现了"灯泡记忆"的情况。我当时正在洛约拉大学上哲学课，那是在我发现精神病学存在缺陷之后不久。我的目光在教室前方的教授和我身边的硬木地板之间随意游荡。下面的想法突然浮现在我的脑海里："如果精神病学不能有效治疗我想帮助的人，如果我还按原计划成为一名精神科医生，那我这辈子都将碌碌无为。"

这个发现令我十分震惊，我最不能接受的就是这种事。就是在那一刻，我决定改变职业方向，我要成为一名研究者。我将从事临床研究并开发出能够真正帮助那些我希望帮助的人的治疗方法。

于是，我制订了"B 计划"，我还可以接着读医学院，但不是获得医学博士学位，然后专攻精神病学，而是专注于接受科研训练。怀揣着这个崭新而坚定的志向，我继续向医学院提交了申请。

就在制订新计划后不久，我和帕特里克·劳克林教授有过一番交谈，他是第一个转变思路支持我成为研究者的老师。他的一番言论对我影响很大："玛莎，你要知道医学院的研究训练还是不够科学严谨。你最好考虑攻读实验心理学博士，到博士后阶段再找一家医院做临床实习。"

选择这种路径会让我的科学研究基础更加扎实：心理科学主要研究人类（和动物）的行为、大脑、心理活动、心理过程以及精神疾病，我可以在这个领域先拿到博士学位，尽管这一阶段的学习并不涉及医学院的临床培训。然后，等我拿到了博士学位，再找一份临床心理的实习工作，正式踏入心理治疗领域。我觉得这个主意很不错，可以作为"C 计划"。

决定执行"C 计划"挺容易的，但真正落实下来却并非如此。

首先，正如我之前提到的，因为学费上涨，我甚至都很难在洛约拉大学读完大四。洛约拉大学的心理学系主任罗恩·沃克（Ron Walker）对我说："玛莎，别担心，我们会有办法的。"他为我在系里安排了一份兼职工作，薪水足够支持我到 1968 年顺利毕业。罗恩的帮助带给我重要的启示：仅仅是心怀善意，你就能令一个人的生活发生巨大变化。我一直都很幸运，常常遇到善待我的人，他们总会在我最需要时施以援手。其实，我也并不确切地知道其中的原因，或许是因为我一向很开放地乐于接受帮助。我一直都在很努力地报答洛约拉大学的教授们的善意。时至今日还在继续努力。

挥之不去的过往

因为我是当年最优秀的本科生之一，所以洛约拉大学提名我参加伊利诺伊大学的一个研究生项目。被洛约拉大学提名的学生从来没有被伊利诺伊大学拒绝过。良师益友们都奉劝我不必担心，也不必再劳神申请其他学校，我肯定能顺利入学。但是，其实我读研究生的首选是耶鲁大学的社会心理学专业。于是，我同时向这两所学校提出了申请。真的没什么可以担心的！我终于踏上了正轨。

洛约拉大学的老师们很了解我，他们为我撰写了很有分量的推荐信。我的生涯顾问在读了我的大学申请信后，认为我即便去不成耶鲁大学，也一定会被伊利诺伊大学录取。既然伊利诺伊大学是我的第二选择，我确实没必要再花很多钱申请其他学校。在等待命运一锤定音之前，我还需要忍耐相当长一段时间，但我并不担心。

你应该能够想象当我收到这两所学校的拒绝信时的滋味。嗯，被耶鲁大学拒绝还情有可原，但被伊利诺伊大学拒绝是怎么回事？我可是被洛约拉大学提名推荐的学生！帕特里克·劳克林教授给伊利诺伊大学打电话询问了事情的原委，得到的回复是因为我的研究生入学考试（GRE）的分数不够。我已经不记得我的 GRE 分数了，但我当时感觉分数完全没有问题，因为我的生涯顾问一致认为这个分数不是问题。伊利诺伊大学解释说是因为我的 GRE 分数较低才没有录取我，也许这是真的，也许这只是一个理由。毕竟我在申请信中不得不就我错失的那些学习时光做出解释，包括我曾在一家精神病院住了好几年，然后是工作和读夜校的经历。我猜想正是我的那些经历影响了他们的决策。在被录取之前，对我自己的经历直言不讳是一个错误，从那以后，我都会提醒我的学生避免犯这种错。

"我们会让你留在洛约拉大学"

被这两所学校拒绝令我备感震惊，我变得有些歇斯底里。我的人生计划似乎成了泡影。在罗恩·沃克的办公室，我瘫坐在椅子上，一边哭泣一边告诉他这个消息。他也深感震惊，每个人都深感震惊。但罗恩再次对我施以援手，他说："别哭，玛莎，我们会让你留在洛约拉大学。"

在帕特里克·劳克林的安排下，我获得了一项为期三年的"国防教育行动奖学金"，这项政府奖学金旨在鼓励更多女性进入科学研究领域。帕特给我两天时间做决定。他还建议我去芝加哥南区的芝加哥大学问问是否会有入学机会。

我在芝加哥大学的面试进展得很顺利，教授承诺给我入学机会，但还没有找到愿意资助我完成学业的奖学金。芝加哥大学的教授建议我继续留在洛约拉大学，毕竟那里会提供奖学金。而且他认为评价研究生院的唯一指标就是图书馆的水准，其他方面并不重要。

于是，我接受了帕特提供的机会，继续留在洛约拉大学。无论如何，我终于走上了成为一名研究型科学家的道路。

我的目标始终锁定在帮助人们"越狱"。我首先必须学习如何做科研。帕特对我来说是一位很棒的老师。现在，我将满怀热忱地投身科研，我相信自己一定会弄清楚要学什么以及如何学。

再次陷入困境

根据我的朋友和研究生同学格斯·克里沃里奥的回忆，在我们那个年代，攻读心理学研究生的绝大多数是男同学，而且他们的思想十分保守，认为女生的外观和做派都得符合他们心中的标准。根据当时的世俗标准，女孩就应该端庄大方、甜美迷人，柔声细语，不喜欢旗帜鲜明地表达自己的观点，尤其是在男人面前。在任何时候、任何事情上，她们理应都听男人的。（好像是妈妈在训话，是不是？）以前我在家时就很不适应这种方式，现在读研究生了，情况也没什么改观。我那张大嘴巴很厉害，一直就没消停过。

我在研究生院结交了很多朋友，但唯有和格斯之间的联系持续至今。格斯的专业是临床心理学，我的专业是社会心理学。他常常让我回忆起我们在那时很快就成了挚友——并不是约会，更像是同事。我们经常打电话聊天，也经常到我在阿尔比恩的公寓一起学习。

为了申请博士学位，我们需要参加初级考试，全班同学都会到我的公寓学习，那是一次大家真正亲密相处的经历。我教大家学习社会心理学，格斯教大家学习临床心理学，还有一位同学辅导大家的学习理论，等等。考试为期两天，我都会穿着绿色衣服。（我总是喜欢穿颜色鲜艳的衣服，因为我认为这会让我更有信心高分通过考试，至于为什么选择绿色，我也不是很确定。）当时的考试科目包括社会心理学、人类动机、学习理论和统计学等。

"玛莎总是快人快语。"格斯最近告诉我，所有见过我的人都能看出这一点。格斯继续回忆道："玛莎根本不清楚洛约拉大学的那些男生在约会时对她的期待，不知道他们期待的女孩应该是什么模样，或者说即便知道，她可能也毫不在意。她是个'大嗓门儿'，人很聪明，动作敏捷，她会在事情没有进展或是对方逻辑缺乏数据支持时毫不犹豫地亮明自己的观点。她完全不会顾及对方是何来路，只要是她认准的事情，她就会直截了当地指出人家的观点证据不足或逻辑不清。她会毫不留情地攻击和她讨论的那些人，给人以十分粗鲁的感觉。"

我曾在读研时担任助教，在那期间获得了很多老师的支持。我曾问过系主任："你们对其他学生是否也像对我这么好？"他回答说："我们也很想这样对待其他学生，但是别的学生并不都像你这样乐于接受帮助。"在获得很多老师支持的同时，我和同学们相处得却很一般。我比他们年长不少，而且据格斯说，其他同学都觉得我为人古怪，因为我的观点总是那么尖锐，尤其我总是坚持认为想要得出研究结论就必须获得数据支持。

我读的是社会心理学方向的研究生，这是一个专注于研究人类行为的项目，不会直接接触患者。而临床治疗方向关注的是精神障碍，多数学生都会更多地接触患者。有一次，我问一位教授："为什么临床治疗方向的学生还要把重点放在研究工作上？"（我很怀疑这种方式是否有效。）我们中的一些同学会为另一些同学提供有关研究和数据分析方面的辅导。我们有个规则：我们不会辅导临床方向的同学，除非他们能在开展研究之前就拿出研究计划。我们对他们缺乏信心。

据格斯说，我在每节课上都会踊跃发言。一起上课的那些同学很想让我赶快闭嘴（我并没有注意到这一点）。我会继续滔滔不绝，有不同意见就会直接和教授交流。教授们似乎并不介意，我也确实很想表达自己的观点。我怀疑我的这种激情可能让我很难留意到教室里还有别人。

我在本科阶段的大部分时间都深感孤独，读研时依旧如此。我在学校有几个朋友，其他同学和老师都很关心和照顾我。但我毕竟是一个人住，我深感孤独，即便身边围绕着朋友，那种孤独感依旧挥之不去。

我很熟悉和我同住一栋楼的人们，其中有一个善良的老妇人。有一次，我正在准备一个重要的考试，很担心自己听不到闹铃声，就请求这个善良的女人让我住在她家的储藏室，以便她能准时叫醒我。我这么担心不是没有道理，因为我经常听不见闹铃声，即使我特意将闹钟放在金属盘子上，以便让它发出更大的声响，我也会睡过头。最后，我雇了一个电话叫醒服务——负责每天早上叫醒我。但是，我即便是在睡梦中，也能接听电话，于是这位为我提供叫醒服务的女人每次都得叫我好多次。我觉得我和这些女人很亲近，她们都很友善，让我觉得自己仿佛有了另外的家人。

我需要归属感

我在生命中的那个时刻最需要的是归属感，那种渴望甚于一切。我希望自己对于某人来说很重要，也想在悲伤袭来时能够有所依靠。我会经常联系哥哥厄尔，但他有自己的家庭。除了我的两位牧师朋友安塞姆和泰德让我感到被爱，我就再没有被爱的体验了，但我也很清楚，他们对我的爱都有着清晰的界限。

我深陷孤独难以自拔，很害怕自己没有归宿，永远不会有人觉得我很重要，而我将孤独终老。我有时真的很想去死，我的朋友格斯发现了这一点。"我能感觉到她时常深陷绝望之境，挣扎着让一切不致失控，"他回忆道，"但在没有失控的表象之下，其实她处在深度抑郁的状态，也一直都在处理这种情况，她尽量不让抑郁对生活造成干扰。我在洛约拉大学刚认识她时，她曾告诉过我有关精神病院的事，但她从来没提过她曾经想要自杀。"

虽然我清楚地知道自己不会再回到之前的疯狂状态里去了，但这并不代表我就不会饱受抑郁之苦。不过，这种体验并不会摧毁我，再也没有这种可能性了。无论如何，纵然前路漫漫，我都会好好生活。

我们这代人对越南战争的反应

1968～1971年，我在洛约拉大学读研。我们那一代学生对越南战争持有强烈的反对态度。男同学们面临着被征召入伍的危险，但如果谁的成绩能够达到C或是以上，就可以免除兵役。我们的生物老师每周都会安排考试，假如有男同学成绩是C，他就会提前透露考题。他不想看到自己的学生被派往战场。对于那些男生来说，只要他们能够回答所有的C级水平的题目，就不会被征召入伍。

那段时间，我们大多数人都会在衣服上佩戴反战徽章。放学后，我会骑自行车穿过附近的公园。有一次，我在装载着一群嬉皮士的黑色大卡车旁边停了下来。突然，警察翻过山丘，冲向我们。我先是躲在大树后面，然后以最快的速度骑车离开了。

很多时候，我发现我所反对的人其实都是一些想去加拿大逃脱兵役但没去成或是即将被派往越南战场的青年男子。是的，我那时确实会冲他们大喊大叫！我现在为我的所作所为深感抱歉。

从弗洛伊德学派到行为主义视角

我在洛约拉大学读本科时，对弗洛伊德的理论十分着迷，曾拜读过他的全部作品。弗洛伊德学派的治疗师经常会和他们的患者做自由联想测验。事实上，我在生命学院时也做过两次自由联想测验。在读研究生时，我也曾经让其他同学做自由联想测验供我练习。在这个过程中，我感觉收获很大。我会和某位同学坐在一起，然后说："我们要做自由联想测验，我先说一个词语，你要马上说出它让你想到的一个词语。例如我说'黑暗'，然后你说'夜晚'。"我们会这样连续进行几次，这是典型的弗洛伊德学派的工作方式。

测验结束后，我会告诉那个人一些关于他或她自己的事，然后对方通常会说"你说得太对了！你真棒！你是怎么做到的"之类的话，简直是一片混乱。

进入研究生阶段后，我对弗洛伊德的理论越来越不满，原因有两个：一是从科学的角度出发；二是从我自身的经验出发。

在当时的心理治疗领域，人们并不像现在这样重视研究数据。我经常要求人们提供数据来支持观点，为此树敌颇多。很快我就想："精神分析治疗是弗洛伊德理论和治疗的产物，有哪些研究数据能支持他的分析模型？"

精神分析模型包括每周和患者进行数次会谈，会谈的重点是帮助患者理解和处理个人的潜意识。这种疗法的具体干预方法无法得到测量或证明，因为它的工作是基于潜意识的，而潜意识对每个人来说都看不见摸不着，收集数据更是无从谈起。

学习理论：行为可从他处习得

我的专业领域是社会心理学而不是临床心理学，所以，我们专业并不会关注不同类型的心理治疗。但是，就在我进入研究生院前后的那段时间，有两本新出版的书令我对心理治疗的看法发生了转变，同时这两本书也改变了心理学领域本身。

第一本是沃尔特·米歇尔（Walter Mischel）的《人格与评估》（*Personality and Assessment*）。我本来就对精神分析持怀疑态度，当我读到这本书时，我很确定自己想要成为一名行为主义者，平生都没有如此坚定过。

这本书彻底推翻了心理动力学疗法的理论基础，用行为主义的观点取而代之。行为主义者的观点基于社会学习理论（social learning theory），该理论恰如其名：一个人的绝大多数行为都是通过观察和模仿他人而习得的，而不是被难以捉摸的内在力量所驱使，也不是对惩罚或奖励的机械反应。

我对米歇尔那本书里的每句话几乎都耳熟能详。但糟糕的是，我的这种记忆力在我参加预备考试时却没能帮上忙，那次试题主要是描述米歇尔的理论。其实，那是教授们送给我的礼物——他们很清楚我有多喜欢米歇尔的思想，但问题在于我从来就没把米歇尔的观点看成一种"理论"，而是将它视为一系列"事实"——一连串的事实。时至今日，我都不知道自己是怎么通过那次考试的。

第二本书是阿尔伯特·班杜拉（Albert Bandura）的《行为矫正原理》（*Principles of Behavior Modification*），这本书在我转变成行为

主义者的过程中同样举足轻重。班杜拉在 20 世纪 60 年代早期开展了一项著名的实验，完美阐释了"社会学习理论"，即众所周知的"波波玩偶实验"。

班杜拉和他的同事们从斯坦福大学的幼儿园招募了 30 个女孩和 36 个男孩，年龄在 3 ～ 6 岁。（顺便提一句，米歇尔在 10 年后开展了著名的"棉花糖实验"，被试也是来自斯坦福大学的幼儿园。）班杜拉的研究团队将孩子们分成 3 组，每组 20 人，一半女孩，一半男孩。他们让第一组孩子观看一个成人攻击一个 5 英尺高的充气波波玩偶。这个成人用木槌敲打玩偶，把它抛向空中，跳到它身上，还用拳头揍它——用各种方式发起攻击，同时伴随着讥笑和嘲弄，比如："哈，这次你还回得来吗？试试看啊！哼，赶快受我一拳！"紧接着又给了玩偶重重一击。（波波玩偶会不断地弹出再缩回，因为它有重心很低的圆形基座。）

我必须插一句，我这辈子不止一次感觉到自己就像个"波波玩偶"，在被推倒之后又突然再次跃起，这正是有哥哥的女孩经常遇到的情况。这也是生活中很棒的一课，我经常告诉患者："不管你摔倒多少次，重要的是你能够重新站起来。"

言归正传，回到班杜拉团队的实验。他们会让第二组孩子观看一个成人和一个波波玩偶在一起，但是没有攻击行为。最后一组是对照组，让孩子们观看一个成人，室内没有波波玩偶。

这个实验的目的是：监测孩子们晚些时候在和一个波波玩偶及其他玩具共处时表现出的攻击性，其他玩具主要是一些攻击性玩具（如玩具枪）和一些不带攻击性的玩具（如蜡笔）。

实验结果完全符合班杜拉的预测。那些观看成人攻击波波玩偶的孩子也会对波波玩偶发起攻击，他们不仅习得了所见的成人攻击方式，还会发明一些新的攻击方式，比如用玩具枪指着娃娃。第二组和第三组孩子表现出的攻击性要小得多。与第一组孩子的不同之处在于：第二组和第三组孩子没有看到成人对波波玩偶有任何攻击行为，他们没有学习到攻击行为是被期许和可接受的。相反，他们看到的是成人表现得很平和或中立，这也是孩子们随后的表现方式。以上正是社会学习理论的精髓。

第一组孩子参照他们所处环境中的"榜样"行为，表现出了攻击性。他们那么做并不是为了获得鼓励或奖赏，而只是根据自身经验行事，这就是社会学习过程。班杜拉之后在一本书中写道："如果人们只能根据自身行为的影响（结果）来决定应该做些什么，那么学习将会极其费力，且不说危险了。"

毕业日

到目前为止，我研究和写作的主题多少都和自杀有关，所以我的博士论文选择自杀主题很顺理成章，论文题目是："为什么男性相比女性更可能尝试自杀并且自杀成功"。不幸的是，我们系里没有其他老师做过自杀相关的研究，我基本上只能凭借一己之力。不过我很喜欢这种方式，而且我的工作获得了教授们的认可，我顺利毕业并拿到了社会心理学博士学位。但是，缺乏论文评审过程还是给我后来的职业生涯埋下了隐患，我当时撰写的论文存在致命错误（我自己并不知道），这让我在之后找工作时遇到了阻碍。

毕业日终于到来了。爸爸、妈妈和艾琳都来芝加哥了。艾琳几个月后就要结婚了，妈妈正忙着筹备有 500 位宾客光临的结婚庆典。妈妈为我出席艾琳的婚礼订做了一件礼服，而就在我毕业典礼那天早上，她对我那件裙子是否合身的关心程度远胜于我即将拿到博士学位。唉，妈妈，你要是能更加了解我该有多好！

在毕业典礼上，新晋博士们排起长队，我和同学们装扮统一，我们身后都飘扬着深红色和黑色相间的长袍，我在博士服上佩戴着反对越战的臂章。当我们出场时，正在播放《威仪堂堂》进行曲，我高兴得几乎要哭了。我们这群人是最后出场的。后来，每当我的学生们的毕业典礼响起同样的旋律时，我都会热泪盈眶。

　　当我走向学位授予台时，我听到有人在叫我的名字，我欣喜若狂地意识到自己真的做到了。我走得很慢，仿佛是在用慢动作走路。我猛然发现：我完全凭借一己之力达成了所愿，兑现了十年前离开生命学院时对自己许下的诺言。校长把美丽的天鹅绒博士帽戴在我头上，那个时刻令我永生难忘。我对自己说："我已经证明了我是对的，证明了大家对我的看法都是错的！"

第 11 章

爱情，来无影去无踪

在我所有的"灯泡记忆"中，最清晰明亮的就是我在芝加哥读研究生第一年时的情形。那是 1969 年初夏的一个温暖夜晚，我身穿一件蓝色的短袖螺纹连衣裙。在一个昏暗的房间里，大约有 12 个人，我们闭着眼睛缓慢地走来走去，事先得到的指令是：拥抱我们遇到的其他人，不是敷衍了事，而是就彼此的存在状态进行非常真诚的沟通，等等。

所有对 20 世纪 60 年代有所了解的人士都会立刻意识到我当时参加的是由一位教授带领的"T 型小组"，也称为"交感团体"（sensitivity group）或"会心团体"（encounter group）。（这里的"T"是 training 的首字母，代表"培训"。）团体培训旨在提升参与者的自我意识并增强对他人的敏感性。"T 型小组"之类的聚会在当时广受欢迎。撇开潮流因素，我认为这些练习非常有价值。心理学家卡尔·罗杰斯（Carl Rogers）是我心目中的英雄，他在报告中将"T 型小组"描述为"20 世纪最重要的社会发明"。

我们在参加"Ｔ型小组"活动时会四处走动，组长会在某个时刻让我们停下脚步并就座，然后邀请大家分享个人体会。轮到我发言时，我大致说的是："我不知道我刚才拥抱的是哪一位，但那种感觉真美妙！"那种心灵层面的深刻联结令我十分震惊、回味无穷。

我们小组的一位男士正在看着我。他点头示意，我就知道我刚才拥抱的是他。我们俩刚刚都体验到了一种深刻的共鸣。聚会一结束，我就和这位名叫埃德的男士一起到湖边散步闲聊，直到漫天繁星都已沉睡。夜色已深，天气转凉，我们去了我的公寓。我们又接着聊了很久。我不记得都说了些什么，那也真的不重要。真正重要的是彼此的交谈十分深入，也许你完全能够明白我这么说是什么意思。

那天夜里，埃德在离开前对我说："玛莎，我爱上了你。"我们相对无言，静坐片刻后，我回应道："嗯，埃德，我现在还没有爱上你，但我肯定我会的。"

很快，我就深深爱上了埃德。同时也将开始面临很多难题。

双双坠入爱河

埃德像我一样都信奉独身、贫穷和奉献的誓言。誓言对我来说极其重要，对埃德也是。我们就此进行过非常认真全面的讨论，最终达成了一致：我们都将信守誓言并以此为荣，长久以来我们都在真正践行。

我们相遇时，埃德也在洛约拉大学读书。当他的学业结束后，他又开车回到了纽约。他刚离开，我就已经开始想念他了，我一边在地图上跟踪他的行程，一边在电话里和他断断续续地聊天。

他离开后，我们每天都会通一次电话，有时会更频繁。埃德原来是一位天主教会的兄弟，随着时间的流逝，他越来越渴望成为一名天主教神父，这意味着他不能结婚。但是，他很渴望和我结合，我也想和他在一起。我希望能够和他共同生活，我的心愿始终如一，但埃德却总是变来变去，这个漫长的过程真是令我肝肠寸断。

后来，我去纽约看望艾琳。埃德到机场接我。我几乎一头就钻进了他的车里，我是如此渴望和他在一起。我在纽约把他正式介绍给了我妹妹艾琳，但我觉得埃德似乎对和我一起去纽约深感不安，特别是在距离他的修道院很近的地方。等我回家之后，我们继续交谈，他后来又到芝加哥来看望我。这一次，他住在我们家，并且和我妈妈相处甚欢。我对妈妈说，如果埃德向我求婚，我会答应他，不过我同时认为，如果我们结婚了，未来他可能会和我离婚。我很爱他，但我们有很多不同之处。他会更严格地坚守自己的观点，远远不像我那么灵活，他也很难适应我的工作安排，而我钟爱我的工作。我经常工作到很晚，也经常跑到乡下去，但埃德是一个很简单的人，就惦记每天傍晚五点钟能够回家吃饭。

埃德很想成为一名神父，问题是天主教会强迫他在我和神职之间做出选择。最终，我鼓励埃德成为一名神父。显然，他需要我同意才会做此选择。他确实做出了选择，只是内心依然很纠结，他还会继续给我打电话，他放不下我。每当他感到不安或者痛苦时，他就会拨通我的电话，这对我来说实在极度痛苦。我肯定和他说过一百次不要再给我打电话了。但每次他打过来，我都无法拒接，每次通话结束时我又会万分痛苦。

再次觅得爱，这次很不同

几年之后，我在纽约州布法罗找了份工作，有个朋友安排我去相亲。我再次立刻坠入了爱河，而且这段关系从很多角度来看都十分美好。这位男士和埃德不大一样，但也非常温暖和富有爱心。他很棒，我叫他彼得。他年纪稍长，更显成熟。我们很相爱，一起度过了十分美好的一年时光。他对我特别好，好到难以言表，但这一次是我这边对这段关系的感觉有些复杂。

埃德和我之间的关系主要建立在精神领域，而我和彼得在一起时，心灵交流并不是彼此间的重要纽带。我们体验到的幸福更多是世俗层面的幸福，那种彼此相爱的幸福。

这令我感到十分难过，但我知道自己必须这么做。我在那一年美好时光即将结束时对彼得说："我们需要谈谈，我真的很抱歉，但我们的关系没有出路，因为我对心灵修习的兴趣很浓厚，无法想象结婚后和对此全无兴趣的另一半共同生活。"随着年岁渐增，我如今已经意识到其实完全有这种可能性，但我当时却无法想象该如何建立这种关系。

不过，我在布法罗生活期间，我们的关系还在继续，直到埃德再次出现在我的生活中。彼得知道了整件事，他对我还和埃德见面感到很气愤，这之后我们的关系才真正结束。

第 12 章

预防自杀的临床实践

1971 年夏天，我从洛约拉大学获得博士学位后，前往芝加哥参加了一次关于自杀的全国会议。会议期间的某天下午，我正和一群人一边喝着鸡尾酒一边兴高采烈地交谈。这些学者三句话不离本行，这是这种聚会的惯常场面。然后，我无意中听到布法罗市自杀预防和危机干预中心的负责人吉恩·布罗克普想聘请一位秘书。

我当时正迫切需要找到一份临床工作。于是我开始和吉恩交谈，请他雇用我，但不是作为秘书。我告诉他我会比他能找到的所有秘书都更加出色，而且我很需要一份临床实习工作，我一定会全力以赴。"很抱歉，"他说，"我不招实习生，我要招的是秘书。"于是，我继续和他讲我在自杀预防领域已经完成的所有工作并坚持说："你看，我写的每篇文章都是关于自杀的，我一定会做得非常棒！你只需要把这份工作称作实习，付我秘书的薪水就行，你吩咐我做什么我都照办。"吉恩这个"可怜"的家伙！他最终还是心软了，同意雇用我。

我这一生都可体现为"坚毅"二字：我顽强追求自己设定的目标，永不言弃。履行我当初立下的誓言是重中之重。就我和吉恩的谈话而言，我根本就不可能接受"No"这个答案。这也是我向患者极力主张的观点："永不言弃！无论你跌倒多少次都完全没关系。最重要的是你必须爬起来，继续尝试！"

上门治疗

1972 年的复活节，诊所有人来找我，说是有个男人威胁要自杀。在吉恩的危机干预中心，我们的确会提供这种临床支持性的助人服务。有专人负责和家属会谈，另外有人负责和有自杀倾向的人谈话，而我通常就负责和有自杀倾向的人面谈。

我在他房间的浴室里找到了那个男人，他正躺在地板上。显然他的妻子在情感和身体方面都对他实施了严重虐待，孩子们也是帮凶。他们用水管或者其他一些乱七八糟的东西把他弄得浑身湿透了。他和我说自己太可怜了，不想活了，所以想自杀。每当面临这种情况，我的目标都是十分简单的。我必须让他同意两点：第一，他暂时还不想自杀；第二，他第二天清晨会到我办公室面谈。

对于那些悲惨到想要结束生命的人来说，他们常常会感到因为受到种种理由的限制而不能自杀。我在布法罗时曾做过一项研究，旨在列出这些理由。研究的一个具体做法就是询问饮酒后的人们："假如自杀念头现在闯入了脑海，你会拿它怎么办？"你将听到各种很有趣的答案，那些内容在平常的鸡尾酒会上可没办法听到。根据这项研究，我最终开发了"想自杀时决定活下去的理由"量表。我们一共找到了 47 种理由，每种理由都至少能归入以下六组之一：生存和应对信念；对家庭的责任；与孩子相关的顾虑；对自杀的恐惧；对不被社会认可的恐惧；道德层面的反对意见。(详见附录。)

但是在复活节的那一天,我试图救助的那个男人却根本没有心情寻找活下去的理由。我只能不断给他提供各种思路,最后我说:"你可能也清楚,如果你的婚姻是一场灾难,并不意味着你的人生也必将成为一场灾难。"出于某种原因,他真的把这句话听进去了。他看着我,满心疑惑地说:"难道不是吗?这点我倒是真没想过。"我回答说:"不是,当然不是!"然后,这一番对话就成了他的转折点,接下来我们花了相当长的时间探讨如何开启崭新的生活。

第二天,他如约而至。这就是自杀干预的过程,也是临床外展服务(clinical outreach)的基本内容。如果某人威胁要自杀,你可以先前去与之交谈,找到一种合适的方法,帮助他们发现其实他们自己可能根本就不想死。

我在那一天学到的功课十分简单且有力:在尝试帮助患者时,我们需要永不言弃,永不言弃!时至今日,我还是会给学生们讲这个故事。"永不言弃"正是我的口头禅。

努力改变一个人的行为

在研究生院攻读博士学位期间,在看待问题行为时,我的视角已经从精神分析转向了行为主义。这些问题行为包括但不限于以下各种情况:强迫症、创伤后应激障碍、社交恐惧、人格障碍、进食障碍、自伤,等等。传统精神分析对这些疾病的治疗是基于对"想法"的改变——通过探索潜意识来揭示我们内在的、无意识的自我伤害,正是这些伤害引发了不良行为。这是一种谈话治疗。

精神分析和精神病学截然相反,精神病学也有其主张的问题行为病理模型。换言之,精神病学认为是潜在的生物学(即化学)失衡诱发了个体的不良行为。因此,改变生物因素正是精神病学的工作重点,即通过精神药物实现对生物因素的改变。可见，精神分析和精神病学采用的是完全不同的范式。

　　行为主义范式则另辟蹊径，迥异于精神病学和精神分析。行为主义关注人的行为，即人们会怎么做。行为治疗师寻求的是直接改变个体的行为和做法，而不是改变受困者的生物因素（精神病学的重点），或者改变个体的想法（精神分析的重点）。之前提到我在读研时彻底接受了沃尔特·米歇尔的观点和阿尔伯特·班杜拉的社会学习理论。他们认为，人们的很多行为都是通过观察他人行为而习得的，这也就意味着行为是可以改变的。（如果行为是与生俱来的，就很难改变。）那么，行为治疗师的工作就是找到引发患者生活问题的那些行为，然后力图改变它们即可。可见，行为治疗是一种基于行为主义范式的心理疗法。

　　行为治疗是行为主义者的工具，能够帮助人们根除不良行为，并且激发其渴望出现的行为。我们可以将行为治疗视为一种行为改变技术，其评估和治疗完全是以科学观察和数据收集作为基础。该方法的重点是帮助患者用积极行为取代诸如愤怒和攻击他人之类的消极行为，同时能够接纳和理解行为本身并不存在绝对的好坏，重在帮助人们放下生活中的消极方面，进而拥抱其中的积极方面。

　　显然，治疗师无法返回过去并改变最初引发患者消极行为的诱因，但是，他们可以充分了解患者目前生活中正在做的哪些事情会维持不良行为。只要识别其中的因果关系，就能改变行为。治疗成功与否的决定性因素就是患者是否真正渴望改变行为。

学无止境

　　在布法罗的自杀中心工作时，我就已经是一名狂热的行为主义者了。我十分热诚地想用行为治疗与有自杀倾向的人们开展工作。但是，其实直到那时，我并没有接受过行为治疗的临床实践训练。我在洛约拉读研究生时由于得到了校方的信任，因此曾经教授过变态心理学课程。但是，这些经验并不能取代临床培训，毕竟，为了能够和严重患者工作，我需要有更丰富的知识储备。

我很快就意识到，如果我想用行为疗法帮助那些深陷困境的人，就必须学习有关该疗法的具体操作。

于是，我前往本地的州立大学，找到了一位了解行为治疗的教授并和他达成协议。我会就自杀个案和他咨询，同时为他所在大学的老师开展自杀相关的主题讲座。作为回报，他会为我提供行为治疗的实践督导，教我一些最基本的操作方法。

这已经算是我取得的比较明显的进展了，但相比于每周接受督导和教学，我还渴望有更多的学习机会，我需要尽快接受某种临床培训。尽管我的临床经验还很欠缺，但我在布法罗工作快满一年时就已声名鹊起，因为没有一个患者中途脱落，更令人欣喜的是，没有一个人自杀。

小鱼在大池塘里茁壮成长

那是在20世纪70年代初，行为治疗尚属新鲜事物，布法罗诊所的大多数同仁都对我对行为治疗的热忱深表怀疑。而我则毫不遮掩地宣称行为治疗是唯一的真理之路，我依旧像在洛约拉大学读书时那样缺乏"社交天赋"。

我在这样一种能激发智识的环境中茁壮成长。我很擅长作为一条小鱼在大池塘里遨游，却不习惯作为一条大鱼在小碗里憋气。我在布法罗的诊所时，就很确定自己像是一条被放在小碗里的大鱼。我不但无法保持对自己的基本判断，而且毫无疑问，我很不受欢迎。我在那里的时光也真是挺难熬的。

　　在我的职业生涯中，我一直坚持直率地表达自己的观点，有时也会引起类似在布法罗的诊所时的那种政治和人际关系风暴。我很感谢我在布法罗时和热情友善的无神论者彼得之间的恋人情谊，因为它帮助我渡过了在中心经历的种种磨难。如果想让我在政治上更加练达，恐怕还得花上几十年时间。

第 13 章

行为主义与行为治疗的发展

20 世纪 60 年代末和 70 年代初，行为治疗在更广阔的心理治疗领域中只是少数人的追求。临床心理学家逐渐开始对这种新疗法很感兴趣，但是那些想要认真探索该疗法的人士却依然面临着挑战，比如开展一种关于行为治疗计划的博士后研究项目。鉴于行为治疗在心理治疗领域属于新生事物，所以这类项目直到 20 世纪 60 年代中期才出现。

纽约州立大学石溪分校的心理学家伦纳德·克拉斯纳（Leonard Krasner）于 1966 年在美国创建了首个行为治疗项目。同年，"行为治疗促进协会"（Association for Advancement of Behavior Therapy）宣告成立。后来，这个协会在 2005 年更名为"行为和认知治疗协会"（Association for Behavioral and Cognitive Therapies）。

当行为治疗项目开始在美国国内流行起来时，追随石溪分校先驱们的脚步，在实践者中出现了意见分歧。一方面，有人坚称心理治疗应在医疗机构中进行，而不是在学术界的象牙塔中进行，毕竟行为治疗有一套临床操作步骤能够用来治疗精神疾病患者。此方认为，医疗导向的设施和服务才是最适合开展行为治疗的场所。

另一方面，也有人坚持以下逻辑：行为治疗是一种新颖的方法，能够帮助人们改变功能失调的行为模式。我们可以把它看成一个包含一些成熟技能及对应的方法步骤的工具箱，但它又不仅仅是一个工具箱。作为一种新方法，行为治疗的工具仍在持续发展的过程中，而且会随着时间的推移不断演化。因而此方认为，应当将行为治疗项目置于学术环境以便鼓励研究和开发新的方法。

克拉斯纳在石溪分校创建的行为矫正博士后项目以科学方法和最新研究为坚实基础，是奉行上述第二种理念的范例。1967～1974年，杰瑞·戴维森（Jerry Davison）和他的亲密同事马文·戈德弗里德（Marvin Goldfried）共同指导了这个项目。1965年，杰瑞在斯坦福大学获得了博士学位，其导师正是班杜拉，他还是沃尔特·米歇尔和阿诺德·拉扎勒斯（Arnold Lazarus）的同学。斯坦福大学的整套方法都坚实地建立在批判性科学思维的基础之上。杰瑞现在回忆说："在那个时候，那一点的重要性对我而言高于一切。"⊖

尽管马文没有机缘得到拉扎勒斯、班杜拉和米歇尔的指导，但他同样热衷于坚持一种严格的方法，一种基于实验检验和观察的方法，特别是在他和杰瑞开发行为矫正工具时。杰瑞和马文在行为治疗大获发展的关键时刻发挥了举足轻重的作用。他们合作撰写了《临床行为治疗》（*Clinical Behavior Therapy*），该书于1976年出版，堪称行为治疗领域的经典著作。

他们在该书中描述了如何真正实践行为治疗，以及在临床领域应用实验原则的复杂性。这本书包含了每个可操作的细节，不像同期出版的

⊖　Gerald C. Davison, Marvin R. Goldfried, and Leonard Krasner, " A Postdoctoral Program in Behavior Modification: Theory and Practice," *American Psychologist 25*, no. 8 (August 1970): 767–772.

那些手册，大都是些机械或抽象的介绍。因此它成了我日后工作的参考框架。

　　早些时候，1970 年，杰瑞、马文和克拉斯纳合作发表了一篇论文，描述了他们在石溪分校开展的行为治疗项目"行为矫正博士后项目：理论与实践"。这篇论文非常清晰地阐明了这个项目的哲学取向，即行为治疗师认识到需要不断完善他们的工具。批判性思维和数据收集是其哲学的核心。研究生期间，当我对批判性思维和依靠数据工作的方式充满热忱时，我有了顿悟，杰瑞·戴维森和马文·戈德弗里德的方法完全引起了我的共鸣。

第 14 章

终于如鱼得水

石溪分校的项目旨在为学员提供包括学术讲座和研讨会等内容的正式指导，同时也会安排学员直接针对患者开展行为治疗，从而积累实践经验。

这个培训项目适用于临床心理学博士，或是至少在临床心理学领域完成了博士后实习但还没有采用行为主义取向的人士。我是社会心理学博士，不是临床心理学博士，我也没有值得一提的临床经验。而且我确实已经选择了行为主义取向。因此，理论上，我真的"不符合条件"。

但是，"不符合条件"正是我一直以来面临的生活现实。

于是，我在 1972 年春天写信给杰瑞，向他说明，我非常渴望与有自杀倾向的人一起工作，也确实很需要加入这个培训项目。我对自己入选有信心吗？关于这点，我已经不记得了。但参考我之前申请被拒的经历，我当时应该没有什么把握。

尽管如此，我还是收到了杰瑞的回信，他邀请我到石溪分校会面，地点在火车站的咖啡馆。杰瑞过后告诉我，他看重的是我的科研背景而不是临床背景，但缺乏临床背景在他的同事们看来却是一个明显的缺陷。杰瑞最近才告诉我："我当时必须要哄哄他们，给他们施加一些压力。我告诉他们，'这个女人非常特别。她有着超乎寻常的临床敏感性，而且聪慧过人、令人赞叹。她的社会心理学功底很可能让她独具优势。我认为她非常适合这个项目。如果把她吸收进来，我们就能真正在这个领域大放异彩，我们应该给她一次机会。'"

凭借杰瑞的直觉，我在1972年9月获得了全国首个博士后行为治疗项目的入场券。这个机会对我来说绝对必要，它促使我更加充满活力、热情和信心地勇往直前，帮助我最终兑现了当初立下的誓言，即帮助他人"越狱"。

直觉之选，绝佳之选

直至这个培训项目结束相当长一段时间后，我才意识到它有多么重要。我之前完全不知道石溪分校的这个项目在全美排名第一，我偶然遇到了满足自己需要的机会，但并没有意识到自己有多么幸运。更加神奇和幸运的是，我当时只申请了这唯一一个博士后项目，就直接入选了。尽管我在那个时候知道我应该在哪里，知道什么最能满足我的需要，但其实我对很多具体情况都还缺乏了解。

假如杰瑞没有发现我的特别之处，假如他没有采取切实行动向我施以援手，假如他不是不达目的誓不罢休，那情况又将如何？我还能否取得今天的成就？我不知道这个问题的答案，但我很清楚：假如真是那样，那我的奋斗之旅就会艰难很多。不过，有一点令我非常开心：终于有那么一次，我申请的重要项目并没有像过往那样惨遭拒绝。

而且终于有那么一次，我即将"符合条件"，简直是如鱼得水！

学习行为主义的语言

1972 年 9 月，在这个培训项目正式开始的第一天，参加那一期培训的同学们都聚集在了会议室里。其中有史蒂夫·利斯曼（Steve Lisman）、大卫·基珀（David Kipper）、彼得·胡恩（Peter Hoon）和我。史蒂夫参加过在罗格斯举办的全美最顶尖的临床培训项目，之后在退伍军人管理局工作。大卫曾在以色列巴伊兰大学担任临床培训主任，近来，他正在开发以心理剧作为疗法的培训项目。彼得则在开展一项有关女性性特征的合作研究项目。然后就是我了，我是唯一一位临床经验很有限的学员。

史蒂夫和我到得比较早，我们就攀谈了起来。史蒂夫后来时常回忆说，我在刚参加那个项目时感觉自己无法胜任。他最近谈道："玛莎对我说，'你们都是智慧超群的博士后男生，我必须努力奋斗才能跟上你们几个的节奏。'不过，我当时就告诉她我也觉得有点紧张。"嗯，看来我们两个感觉差不多。

杰瑞向我们 4 个学生介绍了学习计划：每周至少进行一次长达 12 个小时的"一对一"治疗会谈，患者由伴随各种行为问题的本科生充当，这些问题包括拒绝进食、社交技能欠缺、人际关系问题、肥胖、抑郁、创伤后压力症候群、吸毒成瘾，等等。偶尔也涉及紧急情况，如自杀威胁或精神疾病发作。

杰瑞解释说，安排各种临床会谈的目的是给我们提供"一个工作和生活的实验场，用来尝试各种行为治疗方法和技术"，以上这句话刚好出自他和马文在 1970 年发表的论文。为了更好地学习这些方法和技术，我们将接受督导和更为正式的指导，每人每周都有 1 个小时时间和导师交流，就遇到的问题和感到好奇的地方向导师提问。杰瑞每周都会组织研讨会，这个领域最领先的研究者有时也会到访交流。我们有机会作为患者的角色和临床治疗师进行会谈，然后通过单面镜观察会谈进展，我们还有更多其他的学习机会。我还能和石溪分校的研究生们一起参加我从来没学习过的各种临床课程。

杰瑞解释说，所有这些都是为将我们培养成为实践和发展行为治疗的中坚力量。他最后说："我们希望你们首先做好各自手中的工作，因为你们已经做得很出色了，这点我们都很了解。然后，在这一年的学习中，你们的临床工作会发生变化，从过去熟悉的知识框架转变为即将深入学习的认知行为治疗。"

组会结束后，我对史蒂夫说："我现在真的感觉很害怕，史蒂夫。"他说："我也是。"那时，我就很清楚我们将会成为一生的挚友。

开展自杀相关的教学

同时，杰瑞也鼓励我们开发自己的项目。我做了两件事：一是担任研究生自杀相关课程的联合教师；二是担任社区心理咨询师，主要负责自杀干预。和在布法罗的诊所时的情况一样，我在石溪分校也和当地警察建立了联系。史蒂夫还能回忆起一件令他印象深刻的事情。

玛莎问我是否想要更了解自杀，我当然愿意。于是，她有一天晚上给我打来电话说："史蒂夫，镇上有个家伙正躲在他家卧室，拿着一把枪说要自杀。我这就去帮他，你愿意一起去吗？"我回答："当然，我很愿意。"

于是，玛莎开车来接我一起去那幢房子。女主人给我们开了门，我们走进了那个男人的卧室。玛莎十分平静地朝他的方向走了过去，坐在他的身边。然后，她用一种令人备感安心和安慰的声音说："你想把你的枪交给我吗？"她直接称呼他的名字，但我现在不记得他叫什么了。那个男人就只是回应说："嗯。"然后，他就把枪交给了玛莎。

玛莎转过身把枪递给我说："史蒂夫，你能帮我把子弹卸下来吗？"于是我从她手中接过了那把枪。她又转过身去，回到那个男人身边，开始和他交谈，进行自杀干预，力求让他不再自杀。她在做这些事时看起来完全从容不迫。

与此同时，我完全被吓坏了。我这辈子都没碰过枪，根本不知从何下手。我只在电影里看过，当有人拔出某个东西时，他的枪就会弹出来一颗子弹。我也就知道这么多。当时，我紧张得大汗淋漓、浑身湿透、手足无措，真害怕一不留神擦枪走火，射伤自己的脚。我感觉玛莎当时完全没注意到我的窘况。最后，我只好说："我知道这很无礼，但我必须打扰一下，请问怎样才能把这该死的子弹卸下来？"我记得我好像是冲着一个废纸篓开了一枪，在那上面留下了一个弹孔。

我知道，那样做也很无礼。

旧日伤疤，再次浮现

长久以来，我已经学会了尽量对自己的过往三缄其口，我指的是我在生命学院的那些经历，尤其不会在专业场合提及。我会尽力隐藏胳膊和腿上的疤痕。一年中的大部分时间，我都可以通过着装很好地加以掩饰，但也做不到总是滴水不漏。我敢肯定，总会有一些人留意到这些伤疤，不过没有人直接过来和我说些什么。

史蒂夫·利斯曼回忆说："有一天我看到她的手臂，心想，'我不能就此刨根问底。'我知道一定发生过些什么，这些伤疤看起来是割伤或是烟头烫伤留下的。那是我第一次看到这样的手臂，我觉得这种事情还是不问为好，于是，我就装不知道。"史蒂夫真的很体贴。

与此同时，尽管我和杰瑞的关系非常亲密，我们彼此爱护，但我也没有对他说过这些事，我认为这样做是明智的。

在石溪分校的项目结束几年后，我觉得自己必须向杰瑞坦白这些往事。当时，我和他的前妻已经成了好朋友，我会去他们在杰斐逊港的家里拜访并在那里过夜。杰瑞还记得当时的情景。

我们在吃完晚餐后坐在一起聊天，然后玛莎对我们说："有件事我很想告诉你们，但需要你们为我保密。"我说："玛莎，你完全可以和我们畅所欲言。"我的前妻说："是的，玛莎，想说什么就说什么。"当时，我不知道她要说些什么。然后，她给我们讲了那个故事：那所名为"生命学院"的精神病院，站在椅子边上的"天鹅跳水"，还有她割伤和撞伤自己的头，等等。我当时听完感觉完全不可思议，我彻底震惊了。我这才真正注意到她手臂上的那些疤痕，虽然不是很多，但我之前却从来没有留意过，不知道这背后另有深意。因此，我在听她讲起这些时深感震惊，毕竟她的心理现在看起来是那么健康。如果找一个适合她的最佳形容词，那就是"顽石"，她就像一块"顽石"。千真万确，我很吃惊。不过，自那以后，我就明白了她为什么对自杀干预那么感兴趣，接下来又对边缘型人格障碍很有兴趣。真是应了那句老话：艰难困苦，玉汝于成。

追梦人

从职业发展和个人生活的角度来看，除了埃德再次现身然后又消失这个小插曲，我一直都感到非常愉快。史蒂夫的友谊滋养着我，我很享受和他经常聊天的美妙时光。其中有一次聊天令史蒂夫印象深刻。

我们经常坐在一起谈天说地，就玛莎和我两个人。我们谈论参加这个超级棒的培训的各种体验，说起我们在这个新思想的熔炉中如何激发了智识，谈到有幸遇到的这个领域的顶尖人物，也会谈论我们的理想和渴望。有一天，玛莎用她特有的深邃眼神凝视着我说："史蒂夫，我不知道未来会如何，但不管怎样，我必须开发一种有关临床工作的伟大理论，用以帮助人们以全新视角来看待世事。"我当时就表态说："对，没错，我们每个人都要这么做。"这些话听起来似乎有些标新立异。

但我想说的是，我当时真没想到玛莎会勇往直前，开创出像DBT这样伟大和重要的心理疗法。

给杰瑞的礼物

在为期一年的培训接近尾声时，我们小组决定赠送杰瑞一份礼物。数月之前，杰瑞读到了《给一个青年诗人的信》（*Letters to a Young Poet*）一书中的一句箴言，出自奥地利诗人赖内·马利亚·里尔克（Rainer Maria Rilke），他将这句话摘抄下来分享给我们。我们看到后，觉得这句话表达的情感非常契合我们作为心理治疗师的这份工作。

那个试图安慰你的人，会和你说些简单平和的话语，会让你感觉好受一些。但是，透过这只言片语，请不要认为他就过着无忧无虑的日子。他的生活中也有许多困难和悲伤……不然，他恐怕绝无可能对你说出那些软语温言。⊖

我们将这句箴言装裱起来，赠予杰瑞（我被指定充当一次书法家），他收到礼物后非常感动。我们也为这个博士后项目的每一位同学制作了这则箴言的副本，它至今依然悬挂在我的治疗室中。每逢毕业典礼，我都会把裱好的副本送给我的毕业生和同事。

⊖ Rainer Maria Rilke, *Letters to a Young Poet*, trans. M. D. Herter Norton (New York: Norton, paperback, 1993).

第 15 章

我的工作进展

在石溪分校的博士后培训项目进展了大约一半时，我开始找工作。我向我所在的城市和美国各城市所有可能有机会得到的职位都提交了申请。

但是，我并没有因为收到很多邀约而不知所措。事实上，我的工作直到 4 月都还没有着落，如果下个学期才找到工作就为时已晚了。杰瑞对我非常友善，轻声安慰我说："玛莎，别担心，你会找到工作的。"

这不是我的最佳平台

我得到了位于华盛顿东北部的美国天主教大学的面试通知，那个社区在当时颇为前卫。我在面试过程中选择谈论自杀主题，很多人都对这个主题感兴趣，但很少有人真正了解它，这正是我的优势所在，我已经相当擅长就自杀主题发表演讲了。

我深信人们之所以愿意和我一起工作，是因为我对有缘遇到的不幸人士深怀慈悲。我更希望我未来的雇主将我视为一位出色的治疗师，能够针对患者有效开展临床工作，而不是雇用我作为优秀的科研人员，主要负责通过科学研究获得可靠且实证性的研究成果。但这有些奇怪，因为我自认为自己兼具这两种身份。不管怎样，我得到了这份工作，这主要归功于我的演讲。

但是，我不清楚接下来应该怎么做。我在接受面试时，负责临床培训的主任有事离开了，只给工作人员留下了这样的指示：雇个人来，但不要雇用行为主义者。这个系的老师们都始终坚持心理动力学的世界观。对他们来说，行为主义即便不是面目可憎，至少也算是一门外语。我觉得一定是因为我的自杀主题演讲太有煽动力了，才会让他们忽视这些，最终雇用了我。

入职后，系里期待我能立刻开始教授心理动力学治疗的课程。我根本做不到，于是就直接拒绝了。然后他们就说："要不你将心理动力学治疗和行为治疗结合一下再开课？"这项提议也被我否决了。

我所在系的老师们全都沉迷于心理动力学的思维方式，这令我深感震惊。作为行为主义者，我认为他们那一套东西非常陈旧。不过，很难得的是，我这次保持了沉默。不幸的是，我还是忍不住不断谈起在石溪分校的美妙时光，经常说到那个项目为了训练学生做了很多非常了不起的事情，并且明确暗示这所天主教大学也应该如法炮制。我有没有直抒胸臆？没有。但我有没有提出暗示？肯定有。这么做能让我达成所愿吗？不能。尽管如此，可以确定的就是，我是一个很棒的老师，因为我的学生们对我的评价很高。

我开始获得美国国立精神卫生研究所的项目资助，也开启了和该机构工作人员的长期友好关系。我最初联系的是斯蒂芬妮·斯托尔兹（Stephanie Stolz），他当时正在开展一项应用行为分析的专业项目。没过多久，我获得的研究基金就超过了系里的所有老师，发表的研究成果数量也是最多的。

我有一个研究项目是关于"自信"（assertiveness），其理论模型是：将自杀行为理解为是在高声求救，即自杀者无法获得他们所需要的帮助。学习"自信"就是学习如何在日常生活中更有效能，能够通过有效行动满足自身需要，同时维护良好的人际关系并保持自尊。我会教授自杀者做到"自信"和更有效能，这正是他们需要的帮助。

自信：一种有助于提升人际效能的 DBT 技能

"自信"逐渐发展为一系列 DBT 技能之一，它能促使人们更有效地进行人际互动。通过学习这些技能，人们能够在疏远他人或者丧失自尊的同时实现他们的目标。自信属于"改变"技能。（你之后会了解到，DBT 技能分为两大类："接纳"技能和"改变"技能。）

"自信"也是一种结识新朋友和维护当前友谊的社交技能，熟练掌握它有助于识别不良关系并采取针对性行动。相比于其他技能，这些技能对我们来说或许会无师自通，毕竟这些是"社会性动物"的必备技能。但无论我们已经做得有多好，练习这些技能都能帮助我们更上一层楼，有效人际技能的目标正是帮助我们在关系中变得更加富有效能。

例如，"自信"能够帮助你让别人清楚你当前的目标，帮助你更有效率地做那些有用的事情，比如，你可以在和老板相处时说："我想要升职，您同意吗？"或是可以在和伴侣相处时说："我们确实没钱负担今年的度假计划。""自信"能够让我们所说的内容更加清晰明确，和他人的关系更加清楚明白。

我自己最喜欢的一套有效技能是我后来到华盛顿大学任教时开发的，也是最受广大患者喜爱的，即 DEAR MAN（我喜欢用首字母缩略词）。这套技能旨在帮助人们尽可能高效地达成希望实现的目标。下面会介绍这项技能：

DEAR MAN 代表：描述（describe）、表达（express）、主张（assert）、强化（reinforce）、保持正念（stay mindful）、彰显自信（appear confident）和谈判（negotiate）。

描述情况
请简要描述你要应对的情况，引导他人关注是什么事件让你提出请求。

示例： "尽管在回顾我的表现时，我总会得到积极评价，但我已经在这儿工作两年了都没有加薪。"
示例： "我很仔细地检查了预算和还没偿还的债务，以便了解我们是否有足够的钱度假。"

明确表达
请明确表达你对这种情况的感受和看法。不要指望别人会读懂你的心思，或是了解你的感受。

示例： "我认为我应该加薪。"
示例： "我非常担心我们目前的财务状况。"

果断提出希望
请不要顾左右而言他，从来不去真正请求或拒绝。要做到清晰明确、简洁果断。提出请求或是表示拒绝时都要表现得十分坚定。

示例： "我想要加薪，您答应吗？"
示例： "我们根本没钱按照计划度假。"

强化
向其他人解释，如果他们同意你的请求或说法，那么你们双方都将获益。至少，如果有人做了你所请求或提出的事，请表达你的感激之情。

示例："如果我的薪水能与我为公司提供的价值更加符合，我会开心得多，工作也会更有成效。"

示例："我认为根据预算，我们最好还是在家里待着，这样能睡得踏实些。"

保持正念

坚持你的请求，说出你想说的话和想要表达的观点，不要分心或是转移话题，持续用一种柔和的语调按照你的思路进行。

彰显自信

请使用一种充满自信的语气，表现出自信的体态和姿势，配合适当的眼神交流。不要磕磕巴巴、窃窃私语、盯着地板、退缩闪躲，或是说些你并不确定的话，等等。人们在困难情况下感到紧张或害怕完全正常，但如果在行动时表现出紧张或害怕就会影响效果。

谈判协商

愿意先付出，后收获，不妨提供或是寻求替代方案。

示例："你认为我们应该怎么做？我们现在能做些什么？我们如何才能解决这个问题？"

你能想象自己根据具体目标来实施这些步骤吗？我相信你可以做到。

核对事实

在天主教大学期间，当我开始考虑针对有自杀倾向的人教授"自信"

技能时，我的世界观发生了转变。在石溪分校时，我很容易认同这样的理念：人们的行为在很大程度上受到其认知和想法的影响，这意味着人们的问题可能出在想法层面而不是行为层面。在天主教大学，我开始了解到亚瑟·斯塔茨（Arthur Staats）的工作，尤其是他提出的"社会行为理论"（social behaviorism theory），该理论认为"认知"只是"行为"的另一种形式。一切都是"行为"，攻其一点，全局可破——思考、行动及一切都会发生变化。万物相联，万法归一，这确实颇具禅意，对我影响深远。

那么，我的内心到底发生了哪些转变？首先，我并没有放弃相信"某些想法"可能会有帮助。如果你因为认为龙卷风要来而害怕出门，然后在广播中听到龙卷风其实还在三个州以外的地方，你的想法就可能发生改变，恐惧情绪也会消退，你会更愿意走出家门，开车外出。这一切是如何发生的？你获得的新信息改变了你的行为。在 DBT 中，我们将信息获取的过程称为"核对事实"的技能。以我刚才提到的情形为例，如果你查看天气信息并且发现龙卷风已然离开，那你就会改变行为，会很愿意外出。

相反行为

但有时，即使客观事实表明并无危险，我们的情绪（恐惧）也并不会消退。我们都有这种体验。孩子很害怕他们的房间里有怪物。我们害怕表现得自信，害怕为自己的需要发声。我们都曾因为摔下了马背，而不敢再次翻身上马。如果一位护士经常和死尸共处一室，就可能害怕自己床上突然冒出一个死人。有时，即使世界上的一切"事实"全都无效，我们的恐惧也挥之不去。

斯塔茨的理论认为：改变自己的行为，你将改变自己的情绪。（恐惧是一种情绪。）当事实表明你在杞人忧天时，秘诀就是去做那些和恐惧所指方向截然相反的事。父母不妨陪孩子到房间里去；我们也可以鼓起勇气选择在更有可能积极回应我们的人面前表现自信；你要再次翻身上马，这次很可能安然无恙；坐在停尸房里接收"人死不能复活"的信息，你的恐惧终会消散。

后来，我称这个过程为"相反行为"（opposite action），这是一项应对恐惧的情绪调节技能。（"相反行为"属于"改变"技能。）我们采取和情绪驱动完全相反的行动，迫使自己做不想做的事。对自己说"人们喜欢我"或"我根本不胖"之类的话难以真正改变你的感受，你必须采取行动。我曾经接待过一位患者，她的问题主要是厌恶自己的身材，单纯告诉她其实她的身材还不错是没有用的。我必须让她采取不同的行动，并且在行动时表现得仿佛自己已经拥有了一副好身材。当她这么做时，她就会在公众场合表现得泰然自若、充满自信，这会让她真的感觉自己很漂亮。这种方法非常有效，正像有句口头禅说的："一直假装，直到你真的做到。"亚里士多德也曾谈道："行善令人良善。"

你或许很害怕参加聚会，因为觉得别人会不认可你甚至对你充满敌意，于是你就不去参加。如果使用"相反行为"技能，你就需要强迫自己参加聚会，尽可能在聚会时保持在场。你不需要躲在角落里无所适从，不敢看人，也不理人，也不需要努力成为聚会的核心和灵魂人物，尽力而为就好。通常在聚会场合，总会有人愿意过来和你攀谈。你会发现尽管人们不大可能立刻爱上你，但也不至于公开与你为敌。如果你继续参加更多聚会，就会发现自己害怕的事不会真正发生，恐惧也就会随之减少。因此，我们需要刻意练习"相反行为"。

但凡有机会，就请反复练习"相反行为"。"相反行为"有时会立即生效，但大多数时候在想要控制的目标情绪（比如恐惧）真正消退之前，你必须反复进行练习。

我用一句话概括了这种全新的世界观。

"你无法用思考开启崭新的行动方式，唯有用行动开启崭新的思考方式。"

第 16 章

找到一个能够滋养我的社区

我在天主教大学和其他同事毫无共同语言，这让我再次感觉自己像个"局外人"。我很快就再次陷入了自我怀疑的泥沼，觉得自己不够好。特别是我刚刚在石溪分校度过了一年的时光，个人生活和专业学习的过程都很愉快，相比较而言，在天主教大学的日子令我痛苦万分。我再次恢复了独居状态，埃德依旧不在身边。

寻寻觅觅，终有所获

我在抵达华盛顿之后做的第一件事就是寻找一个社区，能够契合我持有的自由主义理念。纽曼学生中心正是完美的选择，地点就在距离我公寓以南一英里处，步行到那里很方便。

在 20 世纪 70 年代早期，纽曼学生中心就以"超自由主义"闻名于世。杰克·温德尔（Jack Windermyer）1968 年在那里担任牧师，他回忆道："当时的很多社会活动本来就是以大学作为根据地，反战运动、和平运动、穷人运动等都发源于大学，纽曼学生中心能够映射出那个时代盛行的自由主义和悲天悯人的情绪氛围。"

我也非常感激纽曼中心的工作人员，我很快就在那里结交到了很多女性密友，有些友谊持续至今。她们是阿拉娜、玛丽·哈林顿和其他一些友人，因为我的"碎片记忆"，我已经想不起来她们的名字了。我很想感谢这些女性朋友，我当时在生活中再次体验到了强烈的情绪波动，很感谢她们帮我度过那段备受煎熬的时光。

阿拉娜回忆说："在我的印象里，玛莎总是有话要说，她总是提出一些别人从来没有问过的问题。"阿拉娜是这么描述我的。与此同时，她也能看到我的另一面："玛莎总是从积极阳光的视角看待事物，但她并不是真的很乐观，因为她也很了解事物消极阴暗的一面。"

我和阿拉娜私交甚笃，我曾告诉过她我的过去。我在当时也只向她一个人坦承过那些往事。阿拉娜回忆说："玛莎不能对同事们透露半分实情，否则她就得卷铺盖走人。她的确很清楚我值得信任，我曾经多次为她感到心碎。我就只是那样抱着她，毕竟，我还能为她做些什么呢？玛莎和我之间的友谊能够保护我们双方都拥有那种私密空间。"

阿拉娜是一个特别好的人。她是纽曼中心的第一位女性专职教士，她在加入那里担任助理教士之前，曾经在非洲待过几年，她是非洲圣母传教修女会的成员，因为肤色不同，她们成了颇受当地人关注的"白人修女"。据她回忆："我曾在马拉维的村庄里劳作，负责种植和采收花生。我努力学习当地语言，学会了修理摩托车，还会用泥土搭建小屋，我会做所有需要我做的事情。我有加拿大护照，会开车，所以我还能当司机。"

我们两个人经常在我的公寓消磨时光，这里对阿拉娜来说也是一个

"避风港"，因为如果她待在纽曼中心，就总会有人向她寻求帮助或建议。她会给我讲述有关马拉维的故事，讲述她所看到和亲历的严重的干旱和痛苦。她说："我会跑到外面冲着天空尖叫，我的意思是，如果有人能给我们下一滴雨该有多好，如果真有人能做到，我们就会在这里一直期盼。我们亟须雨水，大旱已经持续了三年，身边的人正在陆续离世，这么下去我们也必死无疑，我们已经彻底绝望了。"

我们也会找时间一起出去玩。我有一辆二手的敞篷车，阿拉娜还能回忆起我们一起旅行的美妙时光。她回忆说："我们沿着弗吉尼亚州的蓝岭山脉快速行进，或者是跑到海滩去玩。有一年圣诞节，我和玛莎决定去特拉华州的里霍博斯比奇住几天。那里有一间带溜冰场的旅馆。我的老家在加拿大新斯科舍省（Nova Scotia），我当然很热爱滑冰。看到玛莎穿上冰鞋的模样，我就知道她平生恐怕从来没有滑过冰。她几乎动弹不得，真是令人抓狂，我很害怕她会摔伤。我现在保存的那次旅行的照片都是她为我拍的滑雪照，但没有她的照片，因为我没带相机。我基本什么都不带，玛莎却总是准备周全，她还非常喜欢跑车。"

寻求支持是一种积极技能

我做出了一个积极的决定，那就是寻找一个能够让我在情感层面和精神层面都感到深受滋养的社区，这也是 DBT 鼓励患者去做的事情。或许有些人会认为"需要"朋友是脆弱或情感依赖的表现，认为每个人都应该有独自幸福的能力。嗯，或许有些人确实能够在孤独中发现快乐并获得情感支持。但对大多数人来说，如果能够处在一个彼此友爱的团体中将会更有利于自己的情感和心理健康。为此，我们或许需要付出努力并掌握一定的社交技能，这一点不仅适用于有问题行为的人士，而且对我们所有人来说都很重要。

信守"安贫乐道"的誓言

在我那套漂亮的杜邦环岛公寓中生活了几年后,考虑到我要信守"安贫乐道"的誓言,我觉得那个住处有些过于奢华。阿拉娜还记得那套公寓有着"优雅的、高高的天花板,充满艺术气息的白色墙壁"。她回忆说:"她的房子总是那么完美。她会找人过来做保洁,换我就懒得那么做。"但是,我还是决定住在更朴素一些的地方。于是,我搬到了美利坚大学附近成排宿舍中的一套小公寓,地点依旧在华盛顿但并不是在市区。那套公寓有一间小卧室、一个小厨房,门廊和后院也都很小。

搬到那里后,想去纽曼中心就需要骑车 4 英里,但我一直坚持步行。纽曼中心正是能够给予我支持和爱的社区,也是我投入奉献的社区。我在华盛顿的大部分时间都会做帮助流浪者的工作,其中大多数人是妇女,很多女性都有心理健康问题。我会和她们交谈,其实就是做心理治疗,试图帮助她们找到人生方向,找到能够庇护自己的居所。

痛苦耐受技能

同为纽曼中心的社区成员,我和安·威克及她的丈夫成了挚友。还记得有一次,我的公寓突然着火了,那晚就是他们收留了我。我当时正待在自己那套又小又新的公寓里,邻居敲门大声说是因为我那晚没关后院门廊的电源才引发了他们公寓的火情。这实属诬陷!我之后证明是他们的公寓先着火的,也算是打了个翻身仗。

我从这场大火中学到了两件事。首先,如果有人告诉你要把重要文件放在低处而不是高处,你要照办,我公寓里所有距地面超过 10 英寸[⊖]高的物品都已经化为了灰烬。

⊖ 1 英寸 = 2.54 厘米。——译者注

其次，当你在生活中碰到难以承受的事情时，你就很难再去做你真正需要做的事情了，即便你很清楚自己需要做什么，并且具备这种能力。例如，火灾发生后的第二天清晨，艾琳打电话过来关心我的情况，我对她说："我很好。"实际上，我当时正坐在沙发上阅读《时代》杂志。对公寓里的灰烬、烧痕和整个烂摊子视若无睹。我被这次火灾彻底弄蒙了，以至于无法有效思考。人们也经常遇到这种情况，这正是"难以承受"（overwhelmed）的含义。我真正需要的是一种能让自己平静下来的技能。我之后开发 DBT 就是为了帮助人们耐受痛苦，这里的痛苦主要是指在面临危机时感受到的痛苦。（我称这些为 TIP 技能，稍后还会简要说明。）

心理健康领域重点关注的是改变令人痛苦的事件和环境。听起来顺理成章，是不是？但学习如何耐受痛苦同样有效，并且更容易实现。相比其他方法而言，我开创的 DBT 的一个重要区别就是强调学习如何耐受和接纳痛苦。

为什么要选择这条路？主要有两个原因：首先，痛苦和苦难本来就是生活的组成部分，我们无法彻底回避或完全消除痛苦。一个人如果不能接纳这一点，从长远看就会将自己置于更加痛苦和饱受折磨的境地。其次，在更大的生活背景下，如果你想提升自我，那么接纳并耐受痛苦正是自我提升的必备技能。

耐受和接纳现实并不等于认同现实，而是说要如其所是地接纳此刻发生的事。在本书后面的章节里，你会发现接纳是 DBT 中极为重要的主题，也是 DBT 和我之前提到的一般行为治疗之间的一个重大差别。

四种痛苦耐受技能

当我们由于环境中发生的事变得非常情绪化时，强烈情绪常常让人感到难以承受，以至于我们无法采取有效行动做出应对，正如我在那次公寓火灾时表现的那样。我开发了四种痛苦耐受技能以帮助人们在面临危机时缓解情绪。这些身体动作的设计旨在降低神经系统的唤醒水平。具体是：温度调控（temperature manipulation）、剧烈运动（intense exercise）、节奏呼吸（paced breathing）和对称肌肉放松（paired muscle relaxation）。（嗯，其实只有两种是以"P"开头的技能，不完全符合首字母缩写规律。）TIP 技能的目标在于通过降低情绪唤醒水平来改变身体的化学反应，这就是耐受痛苦时的主要目的，这些技能可以迅速起效。下面，我将介绍其中的两种技能。

"剧烈运动"是让你选择一项有氧运动——在街区附近跑步、在蹦床上跳跃、骑健身自行车、使用"登台阶大师"（StairMaster），以及所有能让你的心率达到你所在年龄段最高心率的 70% 左右的运动，这样坚持大约 20 分钟。研究表明，这样做会增加积极情绪，你会对自己和环境都感觉更好。与此同时，你最好能够采取必要措施，着手解决实际面临的富有挑战的生活问题。

"节奏呼吸"是让你找到一个舒适坐姿，然后有意识地、缓慢地、深入地进行呼吸，同时数一下呼吸的次数：吸气（数 1），呼气（数 2），吸气（数 3），呼气（数 4），就这样一直数到 10，然后重新开始。争取每分钟进行 5 次吸气 / 呼气的完整呼吸。吸气会激活交感神经系统并提高唤醒水平，呼气则会激活副交感神经系统并降低唤醒水平，让你平静下来。关键在于呼气要比吸气花费更长时间：如果吸气用 5 秒钟，呼气就要用 7 秒钟。这样练习 10 分钟将会产生明显的镇静效果，从而帮助你应对难以控制的情绪，然后再去做此刻需要做的事情。对我来说，就是开始收拾公寓大火造成的烂摊子，而不是继续呆坐在废墟中。如果你经历了某些令人非常痛苦的丧失，比如失业或失恋，就可以利用这个技能帮助自己重新振作起来。

在继续讲述我个人故事的过程中，我还会向你介绍更多的 DBT 技能。

第 17 章

如 鱼 上 钩

我搬到华盛顿后不久，埃德突然致电，这令我十分意外。"我必须见你，玛莎，"他在电话里恳求道，"我真的离不开你。"（你们还记得埃德吗？我生命中的挚爱，那个选择逃避的埃德。）

我在前几年也曾接到过他打来的类似电话，但我都想方设法拒绝了他的请求，我要保护自己不再受到更多的情感伤害。但是，我这一次没忍住，我仍然爱他，尽管我并不想要爱他。我只和艾琳谈起过埃德，而她一直让我相信我和埃德总有一天会重归于好，没有人奉劝我说："不！别那么做！"于是，我同意埃德过来看我，他看起来很放松也很开心。我想我当时应该也很开心，就那么放任自己对见到他的期待。他计划下周从纽约开车来华盛顿看望我。

"间歇性强化程序"

到目前为止，我都是很牢固地处在心理学家所说的间歇性强化程序中，如鱼上钩。这种心理力量和那种让人们连续数小时坐在老虎机前上瘾的心理力量是相同的。如果玩老虎机只是定时支付少量、数额合理的钱，玩家很快就会心生厌倦，但如果你在玩老虎机时，任意一次都可能中个头奖，玩家就会一直上钩。这也是人们经常停留在受虐关系中的原因。"或许这一次会和以往不同。"正因如此，我对埃德妥协说："好吧，你过来吧。"或许这次会不一样，没准我能中个"头彩"。

我在位于杜邦环岛的公寓里等待他的到来。我敢肯定我当时处在一种很紧张的状态下——既紧张又兴奋。电话铃声响起，是埃德打来的，他就在巴尔的摩的另一边，距离我家不到一个小时的路程。"我不能这么做，"他带着哭腔说道，"我要回去了。"用"伤心欲绝"这个词也很难形容我当时感受之一二。

最终，我来到哥哥厄尔的家。他就住在巴尔的摩。我还记得自己站在他家门口向他哭诉刚发生的事。厄尔拥抱着我，帮助我平静下来，直到我停止哭泣。然后，他对我说了几句令我终身铭记的话——那么富有智慧、那么抚慰人心。他凝视着我说："玛莎，你真幸运，因为你很清楚自己有能力爱别人，有能力给予伟大的爱，而很多人却不能确定自己是否拥有爱的能力。"这番话如此深刻，它帮助我从一直深锁的创痛中解脱了出来。迄今为止，这都是别人对我说过的最棒的话之一。

第一个悲剧

1977年，在我搬到西雅图后不久，埃德再次打电话给我，接下来我会讲述这个部分。埃德这一次给我讲了一个全新的故事。"我从来没有告诉过你，"他这样开场，"其实，我在 12 年前搬到纽约时，就在那里遇见了一个人。我本来应该早点告诉你，但朋友们都劝我别说，因为那样做会伤你至深。"他停顿了一下。

好吧，既然如此，那些"没有你我活不下去"和"我要见你"之类的话又是何意？我并没有真正质问他，但我很想那么问。最后，他说："我正在考虑和她结婚，不过我很想先来看看你。"为了娶她，他愿意舍弃神父一职，而到我这里就成了之前的他必须离开我才能担任神父一职。

接到他的这个电话，我完全震惊了。我的第一反应就是告诉他，只有在他还有可能选择我的情况下才能过来看望我。"如果你只是来征求我的同意去娶那个女人，那样不行，你不要过来。你还有没有可能留在我的身边？"他回答说有可能，于是我同意了。

他来的时候，我们再次互相迷恋上了对方，仿佛我们彼此依旧深爱。他在我的耳边低语说他有多爱我，我相信他的真心。他在我家住了一周。这次经历再次成为我的"地狱"，因为随着时间的流逝，尽管我的感性自我一直拒绝承认，但我的理性自我却越来越清晰地意识到：他只是需要我的允许，才会去和那个女人结婚。唉，他正是为此而来。

我最终是这么说的："埃德，你必须娶她。"他说："你真的这么认为吗？"我回答："是的，你生来就不是成为独身天主教神父的料。这是一个错误。你结婚后一样能够为这个世界做出很多贡献。你需要结婚。显然你和她的关系更加亲密，你和我却没有这么亲密和正式的长期接触。你们有那么多共同语言，又同在一个教堂，我相信很多人都爱着你们俩。你就是应该那样做，是时候离开神父的职位和她结婚了。"他对我说的最后一句话是："玛莎，我爱你，我会永远爱你。"我相信他是认真的。我到机场为他送别，余生再未与他相见或交谈。他写信给我，我从未回复。我做不到。

埃德，我一生的挚爱，就这样从我的生活中消失了。永远。

第二个悲剧

在过去 20 年里，每年夏天我都会飞到马萨诸塞州的科德角，主要是为新英格兰教育学院带领为期一周或更长时间的 DBT 工作坊。学员主要是心理治疗师，也包括那些恰巧对我的教学内容感兴趣的人。我们住在一幢很大的别墅里，那里有许多间卧室和户外露台，这些露台正好延伸到了水面上。那幢别墅十分宽敞，足够我的亲朋好友们享用。随着时间的推移，学员人数迅速增加。工作坊通常在上午进行，这样我们就能自由支配一天中的剩余时间，我会很自在地坐着晒太阳、看书，也很享受伙伴们三五成群的陪伴，有时也会和朋友们一起进城逛逛。

艾琳有时会来，表妹南希（我们那位出色的三明治大厨）每年都会过来。通常，我们会用十几二十个人共进晚餐的方式来结束一天——大家一起烹制简单的食物，喝着葡萄酒，愉快地交谈，这种形式有点像是举办沙龙。我总是很期待在科德角度过的一周时光，我曾把它当成是我的年度休假。

2010 年工作坊的主题是"正念、全然接纳和愿意：在临床实践中教授 DBT 的接纳技能"。正念和全然接纳是 DBT 的核心技能。随着旅程的继续，你将会更加了解这些技能。

这一年，艾琳也来了。我总是喜欢和她待在一起。那是一个周六的傍晚，我待在卧室，正准备下楼和南希还有其他准备用餐的朋友一起喝杯酒。按理说，艾琳那会儿应该也到场了，但是她却没有出现。我并不是很在意这件事，因为她并不总是如约而至。突然，我的手机响起，是艾琳打过来的。我问她是否还在来的路上，她马上说："玛莎，我必须告诉你一件事。""什么事？"我问。"埃德死了，是心脏性猝死。"她回答说。

我想我当时应该是直接把电话掉到了地上，我不知道。我完全惊呆了，我强撑着摇摇晃晃地走到梳妆台前。同时，我开始不由自主地大声尖叫，发出的声音把楼下的人们吓了一跳。表妹南希跑上楼来冲进屋里，她不清楚我这里发生了什么。我说："请你离开，让我一个人待一会儿，别进来。我会没事的，我会没事的。"

我站在梳妆台前勉强支撑着自己，弯着腰，一直自言自语，然后开始给自己"念咒"，类似我可能会给像我这种情况的患者念的那种："玛莎，你必须悲伤，你不能回避，也不要压抑。你必须哭泣，不要停下来。"我在自言自语，仿佛真有一个"我"在悲伤，还有一个"我"在充当治疗师，对那个悲伤的"我"说些"不用担心，想哭就哭，你会没事的"之类的话。

埃德于 2010 年 7 月 17 日去世。大约一个月前，我收到了他的一封信。我没有回复——我甚至都没有打开过那封信。

我在和埃德的这段经历中学到的一课就是：你可以过一种希望尚存的生活，你能够做到，但如今他走了，我的生活再无希望。

得知埃德的死讯后，我的反应异常强烈，我感到五味杂陈。显然，这是我生命中最终极也是最难抗拒的丧失，我就这样痛失了所爱。但我认为，它也触及了我所感受到的悲伤的无底深渊，我有时觉得我的过去整体来说就是一座悲伤的无底深渊。所以，我的那些尖叫、啜泣和痛哭都是因为生命中的丧失，多年以来皆是如此，这一次则是因为：我失去了一生的挚爱。

没过多久，我就恢复如初了，我会提醒自己将生命中拥有的这份爱视为一份礼物，意识到自己有多么幸运，能够有人将我带到世界之巅，即便在某个时刻我必须重返人间。

第 18 章

寻找心理治疗师：一次颇具讽刺意味的转折

据阿拉娜回忆，她每次在纽曼中心看到我时，我都会面带微笑，我想我在那里的大部分时光确实都很快乐。我有时会纯粹地感到快乐，有时又会陷入自我怀疑和痛苦之中，最终我决定寻找一位心理治疗师，这是我离开芝加哥四年来首次再度寻求心理治疗。我的导师杰瑞·戴维森和马文·戈德弗里德帮我联系了一位他们熟识且非常受人尊敬的行为治疗师，他的名字是艾伦·利文撒尔（Allan Leventhal）。

说起艾伦，两年前，我就曾前往美利坚大学接受他主持的面试，他当时正在组建新的院系，我很希望能够到他麾下效力。艾伦是最早的一批行为主义者，参加过"行为治疗促进协会"1967 年的年会，当时只有数百人参会，地点设在华盛顿环岛酒店的一间小型地下室。（该会议近年来的参会人数多达 8000 人。）

"但遇良机，我就会为我们系招兵买马，"艾伦回忆说，"我想寻找那些聪颖的年轻人，帮助我们在美利坚大学成立行为主义中心，并且侧重发展行为治疗的临床应用，在实践中开展行为主义治疗。1973 年春，我收到了一位年轻女士的申请邮件，她刚在石溪分校完成著名的行为治疗博士后项目。（那个项目在行为主义者的圈子里享有盛名。）我心想，'真完美，这正是我要找的人。'我邀请她参加面试，她的风度、学识和热情都给我留下了深刻的印象。我认为她一定会给我们的项目锦上添花，所以强烈推荐她来任职。我现在回忆，系主任当时应该向她发送了入职邀请。那位年轻的女士正是玛莎。"

这正是这个故事的神秘之处，而且很有讽刺意味，因为我完全不记得自己曾收到过美利坚大学的工作邀约。

艾伦现在分析认为，尽管他当时强烈建议给我这份工作，但系主任没能抽空给我发邀请。如果系主任真给我发了邀请，我肯定会欣然接受。我也许就不会再深陷痛苦之中，也就不再需要心理治疗。那份工作非常适合我。我有时在写日记时会用这个短语，"啊，这样啊"，它的意思就是：事情就那么发生了。

在我开始寻找心理治疗师之前不久，艾伦创办了一家私人诊所。"办公室就设在乔治城以北的威斯康星大道，"他回忆道，"一开始我主要是在那里约见玛莎，不过随着时间的推移，我之后更多的是在家中会见她。她是一位心理学家，所以我们能用旁人不懂的专业语言交流。"

艾伦形容那时的我处在抑郁状态，个人生活很不幸福。我在天主教大学几乎得不到支持，只能形单影只、孤立无援，对自己的生活也深感茫然，不知该何去何从。同时我的"自我形象"不佳，和父母的关系非常糟糕，在精神病院住院期间又遭受过很多迫害。总之是尝尽诸般苦楚，一应俱全。"如果你经历过玛莎那些事，你的自我定义就会遭受损害，"艾伦说，"你会开始认为自己有缺陷，不配得到一切美好的事物，总之就是会对自己产生一大堆负面看法。所以，我们需要做很多工作来改善她对自己的感觉，消除所有那些有关自我的消极定义，认识到她本自具足的优秀品质，这些正是我们的工作基础。这正是行为治疗师的工作：观察并区分问题行为和功能行为，减少前者，增加后者。"

可怜的艾伦。他对我一直很有耐心。我整晚都会给他打电话，经常痛哭流涕。"我太痛苦了，我想死，但不想自杀。我该怎么办？"我就一直不停地和他这么说。我真不知道他在听我说这些时是怎么挺过来的。艾伦就此回忆说："那时，玛莎对于和我说这些事感到非常抱歉，我作为听众其实并没有那么难过。"

最终，艾伦发现他不能再试图和我进行逻辑层面的对话了，因为我的问题出在情绪层面。情绪才是我真正的问题所在。我们花了很长时间探讨这一问题，以努力理解我的情绪问题。

我为什么那么不快乐？原因很多：我天生就有一张大嘴巴，同时我又是一个喜欢独立思考，经常跳出既定框架的女孩，而且我的个性是绝对不走回头路。我有一些朋友，很多人也很关爱我，但我真正需要的是一个充满爱的家庭。我一个人住，我很需要家人。石溪分校的幸福生活一去不复返，我不能再享受那种被亲人般的友情所包围的感觉了，我再次回到了孤身一人的状态。

艾伦给予了我巨大的帮助，我为此深怀感激。"玛莎变得不再那么喜怒无常，她更清楚自己想做什么了，也更善于据此制订计划，做出更明智的决策，"他说，"她开始清楚自己想要什么，如何摆脱困境，她对自己更有信心，也更懂得自我尊重了。她逐渐发现她对自己的很多负面看法都是失实的，她本来就拥有很多独特而珍贵的品质，完全能够在此基础上充分发展自我。在我看来，她天赋出众，极富创造力，而且聪慧过人。对我来说，通过和她交谈帮助她更加尊重自己并不是一件很困难的事情。"这就是我们取得的进展。

西部的召唤

我取得的另一个进展是：我决定到位于西雅图的华盛顿大学工作。

1977 年，我接到了来自华盛顿大学的来电，问我是否有兴趣申请教职，这让我感到十分出乎意料，我觉得很可能是杰瑞·戴维森让他们给我打电话的，但我不能确定。我当时并没有在找新的工作，但我这辈子从来没有去过西海岸，所以我答应了。

校方派了人到机场来接我，他开车送我到了大学校区的一家旅馆，我对这个风景秀丽的地方充满敬畏：普吉特海湾、华盛顿湖、白雪覆盖的山峦——傍晚海边的落日余晖美不胜收，我平生从没见过那般美丽的景色。

我的面试安排在第二天进行，工作人员带我从一座楼到另一座楼参加面试，我的头发和衣服就那样被雨水淋湿了！没人为我提供雨伞。我那时还不知道在西雅图生活的人们从不会介意下雨这种事，他们早就习以为常了。

在第二天的安排快结束时，我见到了那里的老师和学生，并且就我的研究发表了主题演讲，也谈到了未来要开展的自杀研究，还和临床项目主任长谈了一番。那晚睡前，我就有预感，他们肯定会雇用我，我也会欣然接受。（毫无疑问，华盛顿大学正是我的理想之选。）然后，接下来两周的每天晚上，我都是哭着入睡的，因为我还没有准备好离开华盛顿。我肯定会离开天主教大学，待在那里对我有害，但一想到要离开我的朋友们，离开阿拉娜，离开艾伦——我就备感艰难，但我很清楚自己别无选择。

在出城的路上，我的车装满了准备和艾琳一起从华盛顿去西雅图的自驾游途中要用的东西。另外，我也给艾伦的太太卡罗尔准备了一份礼物。那是为了感谢艾伦在那些痛苦的深夜电话中给我的时间，那些时光可都是我从她身边夺走的。

请允许我再说一遍：谢谢你，卡罗尔。

03

Building a Life
Worth Living

第 三 部 分

第 19 章

DBT 概况

1977 年夏天，我来到了华盛顿大学，坚信自己一定能够开发出一种针对高自杀倾向人群的有效疗法。我确定这是一种行为治疗，我只知道这么多。我并没有预料到这种疗法（辩证行为治疗）最终会演变得如此复杂。

在讲述 DBT 如何最终在 20 世纪 80 年代中期成形之前，我想首先详细谈谈这种疗法是什么以及它是如何发挥作用的。

什么是 DBT

DBT 的核心是在对立的治疗目标之间获取动态的平衡：一方面，我们需要接纳自己和当前的生活境遇；另一方面，我们也需要拥抱改变从而改善生活。这正是"辩证"的含义：对立面之间的平衡和整合。注重在接纳策略与改变策略之间寻求平衡，正是 DBT 的一个独到之处。

首先，我将回顾第 1 章中的部分内容，因为它们与本节内容密切相关。大体而言，DBT 是一种行为治疗方法，而不是典型的个体心理治疗。它不仅集成了个体治疗会谈（每周一次，每次大约 1 小时）、团体技能培训、电话指导、治疗师督导小组等资源，还包括有助于改变患者的社会环境或家庭氛围的良机（例如，家庭治疗干预）。DBT 起效的核心在于技能学习：这些技能能够帮助患者找到一种让他们的生活变得可以承受的方法。

其他各种行为治疗也会包含某些 DBT 的要素，但并不会面面俱到。这正是 DBT 的另一个独到之处。

然而，DBT 的独特性还特别体现在它的另外两个属性上。

第一，我强调在 DBT 治疗师和患者之间建立一种非常真实、平等的关系，双方都接受这样一个事实：在治疗师和患者的特定角色之外，双方都是平等的人，并且理应如此看待对方。治疗师能够或多或少地自我暴露；如果她感觉确实有必要促成患者做出重大转变，或是推动患者继续治疗并学习必备技能，她应该随时愿意接听患者的电话。对于有严重自杀倾向的患者而言，特别是当其他各种尝试都宣告失败之后，咨访关系很可能成为让这些患者活下去的最后一根稻草。

第二，学习一套 DBT 技能，帮助患者更加有效地应对生活中的巨大压力。

患者的生活经常会被接连不断的情绪危机所扰乱——例如，他们在工作场合会因遭受批评而感到痛苦；他们会因为经济问题和伴侣发生争执；他们在戒酒之后会再次喝得酩酊大醉；他们的自尊水平极低，无法建立良好的人际关系，或是断绝不良的人际关系，而且也无法完成那些简单的任务（比如，向邻居借割草机）。边缘型人格障碍患者的典型情况就是情绪控制能力受损，这会导致他们的情绪极度不稳定，甚至如同火山爆发。（也就是说，"情绪失调"会导致"行为失调"或是行为的彻底失控。）我的患者也一直都被自我厌恶、羞耻、愤怒和对被抛弃的恐惧所折磨。在日常生活中，即便是他人最无心的言论，也可能引发他们的绝望和极度的羞耻，又或是一阵狂喜，这样的生活会是怎样的情形？严格来说，这些人正是那些行为出现严重功能失调的人。

DBT 技能将会为患者提供非常实用的方法。首先，接纳问题；然后，解决问题。每个人都会面临不同的问题，所以解决问题的必备技能也会因人而异。这样一来，治疗师必须意识到，基本上不存在通用的预先计划好的治疗过程。

四类 DBT 技能

DBT 技能可以分为四类，每一类技能针对的是不同的问题。前两类方法主要针对如何如其所是地"接纳"现实，后两类方法则属于"改变"技能，帮助患者在生活中拥抱需要做出的改变。

1. **正念技能**（mindfulness skills），有助于减少痛苦和提升幸福感。
2. **痛苦耐受技能**（distress tolerance skills），教你如何耐受危机情境，以便有效地找到解决压力源的方法。
3. **情绪调节技能**（emotion regulation skills），顾名思义，这是教你如何调控情绪，从而避免对发生的事情做出自动化反应，确保你的言行不至于令情况恶化。
4. **人际效能技能**（interpersonal effectiveness skills），帮助你在人际关系中更加富有效能——这些人际关系包括你与亲人之间的关系和你在日常工作中与同事之间的关系。

之前章节曾提及一些 DBT 技能的示例，例如"自信"技能、"DEAR MAN"技能和 TIP 技能。在本书接下来的部分，我会进一步提供以上四类技能的示例。请记得，我是在治疗有严重功能失调患者的过程中开发出这些技能（正念、痛苦耐受、情绪调节和人际效能技能）的，但正如我一再强调的：这些技能同时也是生活技能，有助于我们每个人过上更加充实、情绪更加稳定的生活，所以它们也属于生活必备技能。

使用其他疗法的治疗师通常有权决定是否和患者继续工作，出于问题太多或是治疗任务引起的情绪消耗过大等原因，治疗师可以选择终止治疗，这种情况并不罕见，也可以理解。但是，DBT 会特别强调治疗师不要因为患者方面的问题终止治疗。换言之，如果有人对我进行言语或身体攻击，那这将成为她接受治疗的理由，而不是我决定不再治疗她的原因。这是 DBT 治疗的一项重要原则：我们反对将患者拒之门外。

关于传统行为治疗和辩证行为治疗的区别，同时体验过这两种疗法的人们通常会给出这样的反馈：

DBT 和我以前体验过的疗法十分不同，感觉大不一样。我接受过很多认知治疗和谈话治疗。在接受认知治疗时，你和治疗师的交谈会让你发现很多有关自己的事，这真的很棒。认知治疗可能很有用。但是，我接受这样的治疗已经有很长一段时间了，我现在迫切需要一些更加务实的内容。通过 DBT，我学会了重新定位自己的技能，这些技能可以帮助我更加有效地完成自己需要做的事情。

你必须穿越火海

DBT 旨在帮助人们找到逃离"地狱"的通道。我知道它很有效，因为我无数次在患者身上见证过这种有效性。更重要的是，它已经获得了研究的证实——我自己的研究和他人的研究都已经证明了 DBT 的有效性。然而，真正开启这趟旅程绝非易事，我通常会这样告诉我的患者：

如果你想要逃离"地狱"，首先就必须穿越"火海"。想象一下，你正置身于一幢起火的房子，房子里火光四射，靠近前门处的火情更盛，但那是唯一的出口。你本能的冲动是退回房间，找到一个安全的地方。但如果那样做，你将葬身火海。所以，你必须鼓足勇气穿越烈焰，抵达房子的前门处，那扇门正被烈火包围。从前门冲出去，你就能走出那幢房子，抵达安全地带。你必须穿越你的愤怒，向你的治疗师敞开心扉，持续穿越痛苦。你不可能在一夜之间就得到好转，但你终将感觉更好。

治疗师面临的挑战

在和边缘型人格障碍患者工作时，治疗师必须能够驾驭患者的情绪波动，在恰当的时机"推一下"或者"拉一把"他们。为了形容这种动态的舞蹈，我们发明了一些短语："移动、速度和流动"（movement、speed、flow）。这通常会是一段疯狂的旅程，治疗师的任务是教给患者一些技能，帮助他们在动荡的生活中继续前行，这就如同教会某个人建造一幢房子，并且确保它能够扛住龙卷风的袭击。

传统流派（心理动力学）的治疗师认为，这些患者的问题源于内在，治疗师必须进入他们的大脑治疗问题。传统疗法以"过去"为导向，它的前提假设是通过深入探索潜意识来理解一个人现在的状态。这种方法有时会起作用，我对此并不否认。当我还在开发 DBT 时，学界几乎没有任何数据支持心理动力学疗法的有效性。无论如何，动力学疗法都并不能帮助你改变任何事情，对边缘型人格障碍患者来说更是如此。

作为行为主义者，我会通过关注行为发生的背景，关注促使行为发生的前因和后果，来找到用积极行为或有效行为替代消极（不想要的）行为的方法。DBT 非常实用，有助于人们在生活中的各个领域更加富有效能。同时，它非常注重解决问题，是一种以行为为导向的治疗方法。

DBT 技能的来源

　　我会从自己的生活经历中总结提取某些 DBT 技能，但大部分技能是来自我能找到的最好的行为治疗手册。翻开这些手册，我会这么问："在这种治疗方法中，治疗师会要求患者做些什么？"然后，我会重新调整，将其改编为一项 DBT 技能，直至最终我列出了一长串的技能清单。这些工作正是 DBT 的开创性贡献。

　　以上描述或许有助于你了解 DBT 的概况。我需要再次重申：DBT 是一种非常务实和落地的治疗方法，它和传统的心理治疗很不同。事实上，它其实是一套自我提升的训练方案。

　　最后，很多体验过 DBT 的人士对该疗法的效力都会有自己的观察，我想借助他们反馈的典型评论作为本章的结语。

　　实践 DBT 并学习相关技能，让我从一位饱受抑郁之苦的受害者变成了一位自主的选择者。学习 DBT 之前，如果我在工作中遇到不顺利的事情，就会感觉糟糕透顶，那种感受会比一般人更加强烈，我会在情绪上实施自我鞭笞："你是一个非常非常糟糕的人。"接下来，我又会对出现的这些情绪继续做出反应，让自己深感抑郁，责怪自己做得不够好，困在其中令自己精疲力竭。然后，我就会对这种情况感到惊慌失措，将糟糕程度放大很多倍。现在（在学习 DBT 之后），当我遇到不顺利的事情（在工作中碰到麻烦，或是和朋友之间出了一些问题）时，我能够让自己先放慢速度，再决定是否需要做出那样的反应。现在，我只是带着焦虑生活，然后它会自行消退。现在，我很清楚自己很好，我是一个好人，拥有很多美好的品质，而且我能真正开始掌控自己的心智，不再是之前那样的受害者了。

　　在接下来的几章中，你会进一步了解我成功开发 DBT 的过程。开发 DBT 并不是来自某些灵光一闪的瞬间，也并不像故事书里描绘的科学研究过程那样神奇，仿佛一种疗法的开发是一蹴而就的。相反，DBT 的开发过程主要是一种循序渐进的演化过程。你会发现，这个过程涉及大量的试验、错误、不顺利的开始、意外的洞见和幸运的转机——随着治疗的许多不同组成部分稳定地结合成一个连贯的治疗。最终，我得以将疗法推进到临床试验阶段，证明 DBT 确实能够帮助高自杀倾向人群过上值得过的生活。临床试验结果发表于 1991 年，此前并没有针对该人群的有效疗法，此后则开启了崭新的篇章。

第 20 章

在西雅图立足，学习过抗抑郁的生活

西雅图自驾游并不是我的第一次冒险，但它却是迄今为止历时最久的一次。去西雅图面试之前，我从来没去过俄克拉何马州西部，于是我想："我可以借这次机会到北美各地看看，这些地方对我来说充满了新鲜感。"艾琳将会陪伴我度过最初的一段旅程，我们可以分享这段经历。

我把仅有的几件物品扔进车里，将自行车固定在汽车顶部。然后，我们就踏上了征程。如果选择最短的路线，这段旅程将接近 3000 英里，但我并没有选择这么走。我们首先向北行驶，穿越加拿大全境，然后向西行驶，再向南行驶。我们一路上优哉游哉，常常绕行一些小路。我很想将一切尽收眼底：城镇、村庄、所有可能会很有趣的地方。自驾游过程中的一切风物似乎都十分重要，值得停下脚步去探寻一番。

1977 年 8 月 16 日，恰逢我搬到西雅图一个月后，我们的自驾游之行走完了 4000 英里，这一天正是猫王埃尔维斯·普雷斯利逝世的日子。

他的离去令我十分伤感，因为那时的他是我心目中的英雄，迄今为止他也都是。我以前总爱听他的音乐，但我现在不会了，因为这让我很伤感。

两个教训

我在这次自驾游中学到了两件事。第一件完全出乎我的意料，我发现自己内心潜藏着一个大自然的热爱者。

我在塔尔萨长大，周围都是美女——这都是我妈妈安排的。但这一切都是经过精心修饰的，你穿的衣服看起来要很漂亮，你家的房子看起来要很漂亮，你家的院子看起来要很漂亮。这一切努力都是为了外表，和美本身的内在属性毫无关联，而且肯定都不是自然美。我父母的野餐计划通常是去炼油厂，别忘了我爸爸是一位石油商，我继承了家庭给我的这种眼界。

我之前的立场大致是："如果能在书上看到大峡谷的照片，又何必前往真正的大峡谷？"

但在这次旅行时，虽然还没有接近大峡谷，沉睡在我体内的"大自然少女"却已苏醒，她被这美丽万物唤醒了。正是为了欣赏沿途风物，我们才选择悠闲行进于乡间小路，以便多留一些时间欣赏周围的事物。同时，这么做还有一个实际的好处，我们在车里待着会感觉比较轻松，如果车子出问题想要维修也很方便。

因为汽车抛锚，艾琳最远陪我行至丹佛。那辆车的催化转换器掉在山里了。于是，我掉头开往西南方向，当时距离大峡谷约 700 英里，汽车之后又抛锚了两次。

无论用怎样的语言形容大峡谷，似乎都是一些陈词滥调。一言以蔽之，对于那个习惯在炼油厂野餐并且看看风景照片就能满足的女孩来说，谢天谢地，她终于领略到了真正的大自然风光，这对她而言是一次彻底的突破。

这就是我学到的第一课：观看美景照片和置身美丽的大自然，这二者之间存在天壤之别。身处大自然让我平生第一次体验到了一种存在感和"一体"感。这种感觉现在是我本然状态的一部分。

我学到的第二课则是缘于汽车多次在路边抛锚。之前别人总和我说汽车是很可靠的交通工具，我现在认为这种说法有些言过其实。在从大峡谷返回西雅图的途中，汽车又发生了三次抛锚。我很恼火，甚至为此哭泣。但我发现，漂亮的外表、几滴眼泪、甜美的声音和恰到好处的无助感，在让男人帮我修车方面十分有效。于是我会在每一家汽车修理店里上演哭泣的戏码，然后机械师就会马上帮我把车修好。我计划去旧金山看望我的表弟埃德，可我刚刚抵达那里，刹车就坏了。埃德提出和我一起去修理。我说："绝对不行！如果你和我一起去，刹车估计很久都修不好。如果是我自己去，他们马上就能修好。"

于是，我去了一家规模很大的汽车修理厂。我站在那里，穿着短裤，心想：我应该大哭了。有个男人穿过修理厂的偌大空间向我这边走来。他走近时，我已泣不成声，呜咽着说："我得把这车修好，因为我还得回西雅图。"他回答说："你为什么不去那边的餐厅吃点早餐？"

但是我想：假如我离开，他们可能就不会很快修好。我最好在原地走来走去。于是，我听从了自己的内心。我一直在修理厂里踱步，看起来楚楚可怜。到中午时分，我的车就这样修好了。

如今，我会告诫人们不要表现出十分无助的模样，除非他们真的感到很无助。因为你表现得越无助，你就会越觉得自己无能。后来，我将这条建议收入 DBT 技能手册，并归在了人际效能技能那一节里。另外，偶尔使用策略性无助是有效的。这是我从那次自驾游中学到的第二课。

我越来越像一个西雅图人

我很快就爱上了西雅图这座城市，主要是因为这里有雄伟壮丽的奥林匹克山脉、华盛顿湖、普吉特海湾和其他很多岛屿。你不需要很有钱就能欣赏群山风景，因为你几乎在每座山丘上都能看到它们。

还有就是这里的人，我很爱这里的人。西雅图人热爱户外运动，包括徒步旅行和露营。我下定决心："嗯，我也要学习这么做。"我那时对露营一窍不通，完全是从零开始。

我在西雅图市中心的 REI 户外用品店里购置了一顶帐篷、一个睡袋、一台野营灯和一个小炉灶。我认为明智之举就是去野外前先在后院练习搭帐篷，但我立刻就被这件事难倒了，我弄不明白哪端是帐篷的顶部，哪端是底部。幸运的是，一位邻居恰巧看到了我的窘境，并为我提供了指导。

当我到达第一个露营地时，我想：我应该把车停在哪里？怎么煮咖啡？洗手间在哪里？我不得不向那些男士请教如何做这些事——营地里大多是男士。他们都很体贴、友善和乐于助人，从来不会嘲笑我的笨手笨脚。

我很快就成了一名忠实的露营爱好者。我有时会和朋友一起去，但大多数时候是独自一人，这两种方式都很令人兴奋。当我独自置身于壮丽的风景中时，偶尔也会感到害怕，有时是因为发现了可疑的露营伙伴，但更多时候是因为看到了熊。尽管如此，我仍然通过练习逐渐真正融入了西雅图人的生活。

我是从华盛顿搬过来的，我在华盛顿时每天都能见到非裔美国人，并已对此习以为常。我刚来西雅图时的感觉是："天啊，每个人都是白人。"在全是白人的环境中生活，令我感到很不舒服。后来有一次，我告诉一位房地产经纪人希望能在一个种族融合的社区买房子，她看着我，仿佛我是从火星来的，然后说："西雅图没有你说的那种种族融合社区。"

数年之后，我在中央区买下了一幢房子，该地区在 20 世纪 70 年代是西雅图民权运动的中心，也是吉米·亨德里克斯⊖（Jimi Hendrix）的

⊖ 吉米·亨德里克斯于 1942 年出生于华盛顿州西雅图，他是吉他手、歌手、作曲人，被公认为是摇滚音乐历史上最伟大的电吉他演奏者。——译者注

出生地并因此而闻名。山的一边是白人区和富人区，另一边是黑人区和贫民窟。我住在山顶，那里居住的主要是非裔美国人。人们会在街上喊我："嗨，白人。"在那个时期，我住的那个地区日渐衰败，正滑向贫困和犯罪的深渊。最终我的房子被付之一炬，很可能是毒贩干的。好处就是我得到了大约 35 000 美元的房屋重置保险金，我用这笔钱将房子修好后便立即将其卖掉了。

起初大约有三年时间，我像个吉卜赛人一样从一套公寓辗转搬到另一套公寓。终于，我觉得是时候买一套自己的房子了。艾琳来看我时，正值我要签署房屋购置合同。"你不能那么做，玛莎，"她责备道，"铭记你的誓言。"她指的是我几年前在芝加哥立下的要过清贫生活的誓言。

我之前也有过几次这种愧疚的体验，在接下来的大约十年里也更多次地感到愧疚。我一生的挚爱埃德对我这种虔诚的姿态颇感困惑，他曾经对我说："玛莎，我认为不是每个人都应该成为穷人。你的行为方式就好像是你就应该成为穷人、成为圣人。我们的职责是减轻穷人的痛苦，而不是抛舍自己的一切。"

他说得很对，我太想要成为一位圣人了。

在艾琳来西雅图阻止我买房子后，我在第 17 大道租了一套一居室的公寓，地点在一个明显不受欢迎的危险社区，我感觉自己必须搬进去，这样才能让我的物质环境和精神上的承诺保持一致。我的新公寓（如果它能算得上公寓的话）配备有一张折叠式墨菲床、几把椅子和一张小桌子，还有一个不带恒温器的炉子，所以我从来都不知道烤炉有多热。

第一天晚上迎接我的只有警笛声。从那以后的每晚都是如此。我心想：玛莎，你这是干什么？你是一位大学教授，可你看看你自己，再看看你的这套公寓。但我还是坚持了下来。

我有时会邀请学生们来我的公寓开会，但他们很快就恳求说："玛莎，我们能在别处开会吗？求求你！"为了帮助学生们适应我的住处，我也会邀请一些我帮助的无家可归者到家中来，邀请他们参加我那著名的圣诞聚会，但对我的学生们来说，这样做无济于事。我还记得在某次圣诞聚会上，当我到厨房里拿东西的时候，我的一个学生询问一个无家可归的女人来自哪里。当我回房间时，听到那个女人说："我正为谋杀罪争取假释。"我当然知道她的情况，但我的学生听到这话后深感震惊，完全不知道该如何回应。

这当然不是学生们的问题。发生这些事之后，我决定采取行动。在那套公寓的生活让我学到一点：快乐并不需要很多钱。同时，我也很理解学生们的不适感，他们开会时要坐在坚硬的木地板上，外面的警笛声不绝于耳，感到很不舒服实在是在情理之中。不久后，我就积攒到了足够的钱，付清了一幢房子的首付。

沉思反省之所

我需要一处安静之所用来沉思，于是就找到了一家位于斯波坎市的静修中心，距离西雅图有半日车程。这个地方真的很神奇，它坐落在 27 英亩[⊖]大的高山沙漠上，这里有鹿、野生火鸡和种类繁多的小鸟为伴，偶尔也会有郊狼出没。

我第一次来时就和这里的人说好了，请他们允许我独自沉默地待在房间里，不参与交谈。我来此处的目的不是会见他人或参加活动，我是想独自默观祈祷，但又不想感到孤单。栖息于静默是一种十分美妙的体验。我把毯子铺在草地上，让自己沐浴在阳光下，全然放空大脑，直至晚餐时分。这种体验真的很棒，我之后又去过很多次。

我经常前往静修中心度过一段时光，这点会令我的朋友们感到惊讶。"那张没完没了的'大嘴巴'是怎么了？"他们可能会这么问。嗯，精神生活是我会保持沉默的唯一一个领域。

⊖ 1 英亩 =4046.86 平方米。——译者注

唤醒我的感官：有关抑郁的洞见

我意识到一个人生活对我没有好处，而且这正是造成我抑郁的一个原因。1981 年，当我刚刚搬到西雅图时，我就和我指导的第一个研究生凯利·伊根一起买下了坐落在布鲁克林大道 5200 街区的一幢房子。当时，凯利正在办理离婚手续，需要和她 7 岁的双胞胎儿子詹姆斯和乔尔找个住处。我唯一的要求是房子要有地下室，这样才能为穷人提供临时居所。凯利并不是很赞同这个主意，但她最终同意了，前提是我答应负责管理住在地下室的客人。

布鲁克林大道的房屋建筑是典型的大学学区风格。这所房子有两层楼、三间卧室、前廊和标配的摇椅。我的学生们很愿意在那里开会。"那是一幢比较古老的房子，房间里装饰着可爱的古董和艺术品，墙上还挂着全家福，"我指导的另一名研究生艾米·瓦格纳回忆说，"玛莎总是会在那幢房子里举办大型圣诞聚会，到时候那里就会高朋满座、烛光摇曳，宾客们一起享用圣诞晚宴。玛莎自制的甜辣芥末酱口碑很好，大家在离开时会拿到自己专属的那一份。"时至今日，我仍然会这样做，我参照的是我妈妈朋友提供的食谱。房子里总是挤满了参加这些活动的人，我们的房子大约能容纳 60 位客人。我们还在楼上专门为孩子们准备了一间房间，经常会有一屋子孩子在那里玩玩具和做游戏，有些孩子会充当"迎宾女孩 / 男孩"[⊖]。

我举办年度聚会的一个重要初衷就是，希望孩子们长大以后每年都能回到同一幢房子参加同一个聚会，我认为这对人们来说是一种优良传统。有一年，因为某些缘故，我没有举办聚会，结果人们纷纷致电我说："玛莎，我们怎么还没有收到邀请？"那种感觉就仿佛他们都要崩溃了，从那之后我就没再犯过这种错误。

⊖　coat girls/coat boys，直译是"挂衣男孩 / 女孩"，在欧美文化中，是指在派对中负责热情迎宾的男孩 / 女孩，帮助客人把外套挂起来，此处采用意译"迎宾男孩 / 女孩"。——译者注

几年之后凯利搬了出去，我买下了整幢房子。我在那里住了将近 20 年，差不多一直都是与人合住，至少是和另外一个人同住。我在中学时代就领悟到了这一课：我和别人生活在一起会比我一个人生活更加幸福。

学习过抗抑郁的生活

我花了很长时间才逐渐发现独自生活对我十分不利。但一旦我发现了这一点，我就决定永远不再独自生活。这个积极的决策代表了一项最终发展出的 DBT 技能，即如何过抗抑郁的生活。很简单，我们需要采取一系列行动，目的是让自己在生活中感觉更加快乐、幸福。同时，我们也需要遵循一些步骤，尽可能避免接触那些会引发不快和抑郁的事物。在实践中，患者通常会反馈这项技能非常有效。

陷入抑郁的人们常常会这么说："嗯，是我有问题。"他们看起来似乎对抑郁束手无策。其实在大多数情况下，人们抑郁是因为做了一些会引发抑郁的事情。你和他们说"振作起来，不要垂头丧气"之类的话是无效的，但如果你能找出造成抑郁的原因，敦促他们不要再去碰那些事情，就确实会带来帮助，这是一种全新的思路。

积累积极情绪

这是我能给患者提供的最佳建议之一。那些令你感到快乐的事情可能很简单，比如在厨房的桌子上摆放一些鲜花，停下脚步真正欣赏一次日落，遛遛你家的小狗，陪它们一起散步。你还可以和喜欢的人多相处一会儿，或是做一些让你很有成就感的事情。我将这个方法称为"积累积极情绪"。同时请尽量避开那些会让你感到不快和抑郁的事情，对我来说就是确保不要独居。这项技能对所有人都会有所帮助——请你在自己的头脑里列出一个清单，记录那些让你开心快乐的事情，同时记录那些让你悲伤和抑郁的事情。然后可以根据清单采取行动，我强烈建议你试试看。

妈妈

为了适应在西雅图的新生活，我做出了很多调整，其中自始至终要做的一件事就是：学习如何和我妈妈相处。

我有时会回到塔尔萨看望父母，但我并不是很期待和享受那种会面。我总是重蹈覆辙，一切并无改观。基本上，我每次回去的言行举止都会遭到妈妈的批评，有时是直接品评，有时是无意打击。我最终决定不再让自己卷入这种情况，我对自己说："妈妈会批评我做的每一件事和关于我的一切，而且她永远都不会改变。每次回家我都很沮丧，于是我决定不再回去。"

一切到此为止。我决定不再回塔尔萨看望她。我没有告诉她这个决定，只是暗下决心后就再也没有回过家了。

三年过去了，妈妈才发现有些不对劲儿，我并没有像往常一样每隔半年回家探望一次。于是她问我："怎么了，玛莎？你为什么不回家？"我回答说："嗯，妈妈，我决定以后都不再见你。"她听到我这么说之后，感到非常震惊，看得出来她很难过，也很困惑。

我给她写了足足有八页纸的信，列举了她对我说过的很多话。我现在已经不记得信的具体内容了，总之都是关于她说了多少不认可我的话。例如，她经常谈论别人有多漂亮、有多成功，做事多么完美，然后总是以"你为什么不能也那样"收尾。

妈妈收到信后，打电话向我哭诉道："一定是因为这样，我的孩子们才全都离我而去，六个孩子全都走了。"我回答说："是的，妈妈，的确如此。"她向我恳求说她很想改变，希望变成一个对我来说更好的妈妈。

我回答道："你真的能做到吗？如果你做不到，我不会再见你。"她向我保证说她能做到。

于是，我暂时放下了我的怀疑。

就在那次交谈后不久，她到西雅图来看望我，见到我时她好像真的很开心。我们一起在高速公路上开车，她开始说，"哦，你猜怎么着？还记得玛丽·琼斯吗？她原来多胖啊，可太胖了，你还记得吗？可是她现在减肥成功了，和她约会的那个男人真棒，他们刚刚举行了婚礼。"

听到她这么说，我都快要气炸了。

我驶下公路，把车停好，转过头对她说："妈妈，让我们仔细回顾一下刚才都发生了什么。根据你对我的了解，你觉得你说那些话会让我有什么感觉？"结果就是：我再次经历了那一切，来自她持续不断的有心或无意的批评，而且还是在她刚刚信誓旦旦承诺要改变之后。她似乎无法改变这种习惯。

听我这么说之后，妈妈哭着说道："嗯，当我说这些话时，请你一定提醒我，我真的很想变好。"

在接下来的时日里，我的确给了她很多反馈意见，而且很难得的是她也确实有所改变。几年之后，当她得知自己身患癌症、来日无多时，就恢复了以往的做派。她不想再费力表现，给自己增加很多额外的压力。她也不想继续花费精力在我身上，她再次回到了以自我为中心的状态。我不会因此责怪她，也不会因为她在我小时候对我做的那些事而责怪她。她已然尽力，她一直都深信自己是在帮助我。

作为真正的行为主义者，我理解她的行为方式是由她与坦特·艾琳共同生活的经历引起的，同时也受到了她生活和成长环境中的社会规范的影响。对我来说，评判和责怪并无益处。很可悲的事实就是：我在这方面很像我妈妈，我们都总是慢半拍，不知道自己说的话会给他人造成什么影响。

因此，我不需要责怪她。但是，她给我造成的痛苦，永远都不会消失。

再次使用"适应性否认"技能

我一度抽烟抽得很厉害。20 世纪 70 年代末，在搬到西雅图后不久，我的呼吸系统就出现了一些问题。除非戒烟，否则医生也束手无策。和大多数吸烟者一样，我之前一直都很想戒烟，因为我很清楚，尽管我爱抽烟，但长远来看，抽烟有害健康。之前戒烟我都没能坚持下来，这一次我必须动真格的。

按照新年制订计划的方式来操作通常都会效果不佳。因为新年过后，大多数人都不会真正落实年初的计划，所以我决定从 2 月 1 日开始戒烟。挑战在于"我要怎么做"。（在使用一切现成药物之前，我首先需要考虑这一点。）我决定如果我能做到不吸烟，就要好好奖励我自己。这给我开发一项新的 DBT 技能带来了一些灵感。

用吃东西作为吸烟的替代选项并不合适，过度进食本身就是另一种问题行为，我后来才成功把它戒掉。然后，嚼口香糖也不起作用。在我突然产生吸烟冲动时，我需要的是将注意力转移到某项活动上。

为此，我准备了两个小罐子，一个是空的，另一个装着零钱。我把它们放进口袋里，每当我想抽烟时，那种渴望会变得十分强烈，我有时会觉得自己都要发疯了。（如果你也尝试过戒烟，就会明白我的意思。）但是，当我出现这种强烈的冲动时，我会拒绝承认我想抽烟，而是改成让自己认为："我必须得到 1 角钱（约合人民币 0.6 元）！我必须得到 1 角钱！"

然后，我会从装满硬币的罐子里拿出一枚 1 角钱的硬币装进空罐子里。我就这样坚持了相当长一段时间，这个方法最终成功了。

为什么会这样？我从口袋中掏出一枚硬币的动作和掏出一支香烟的动作几乎完全相同。但我实际上掏出的不是香烟，而是一枚硬币，我先把它拿出来，然后将其放到空罐子里。这在某种程度上复制了"我要抽烟"时涉及的身体动作。

我之前提到过"适应性否认"这项技能，那时我还在芝加哥，曾用它帮助自己管理有限的资产，这项技能也很适合管理成瘾行为。你不需要拒绝承认自己出现成瘾性的身体冲动，而是需要坚定地说服自己，相比你正在戒除的成瘾行为，你更渴望的其实是别的东西。你可以完成同样的动作，但要说服自己想要做的是别的事，而不是跟随你体验到的冲动去表现出那些成瘾行为。

"适应性否认"适用于一切成瘾行为——例如，吃太多巧克力或者酗酒，等等。我相信你能找到很多适用的情况，坚持下去必有成效。

"提前应对"：一种在困境中取胜的技能

研究表明，人们可以通过想象自己处于一种困难和富有挑战的情境并找到有效对策的方式来学习新技能。我把这种心理能力整合进了 DBT，即"提前应对"（cope ahead）技能，它同样来自我的个人经历。

几年前，我很突然地开始害怕开车穿过隧道，可是在西雅图有很多隧道。我恐惧的是什么？我很担心在通过隧道时发生地震，那样我就会被压在隧道里。因此每当我要驶入一条隧道时，我就会环顾四周……好吧，没有发生地震。但我还是感觉很恐惧。

有一种被心理学家称为"安全暗示"（safety cue）的东西。如果你很害怕乘坐电梯，但又必须使用电梯，你就可以对自己说："好吧，如果我随身携带手机，就能确保我的安全。"这里的"手机"就是一种"安全暗示"，它就像是一个孩子的安抚毛毯。有了"安全暗示"，你就能去做那些自己需要做的事，而不会让恐惧拖了后腿。我的"安全暗示"正是："这里不会马上地震。"但是，我们可是在西雅图生活，这里真的经常发生地震，所以说"不会地震"这种话会很奇怪，它不能算作一个很好的"安全暗示"。

然后我想：我真正恐惧的是什么？我很担心隧道塌方把我压成碎片。隧道里经常发生可怕的事故，人们因此丧命，但并不是每个人都会遇到这种意外。于是，我想象自己正在通过隧道，然后突然发生了隧道塌方，我就猛地推开车门，装扮成神奇女侠的模样，开始拯救身边的所有人。这样想象对我来说很有用，尽管并不是每一次都有用。

心理学家常用"主观痛苦感觉单位量表"（subjective units of distress scale，SUDS）测量某人的痛苦程度，范围从 0（无压力）到 10（极大的压力）。我在做关于隧道的减压小练习前，得分是 8 分；做完之后，得分是 3 分。进步明显，但我还是觉得很紧张。我认为自己肯定还在恐惧些什么，当一个人试图弄清楚自己到底恐惧什么时，他并不能总是立刻找到正确答案。

其实，我真正担心的是隧道塌方，然后会有一块小金属戳穿我的手腕，将我"钉"在地上。没有人知道我困在其中，那里可能发生一场火灾，我很快就会葬身火海。每当我向患者讲述这个故事时，就会问他们："我现在要教的是什么技能？"他们全都能领会到这项技能就是"接纳"。所以我会先在脑海中想象自己驶入隧道，练习自己被痛苦地埋在塌方下面，等待死亡。这招很管用，SUDS 分值随即便降为 0 分。

所以，"提前应对"涉及弄清楚哪些情况可能给你带来麻烦，引发你的焦虑情绪，然后你需要提前计划好如何应对预期的困境——同时，也需要想象自己身临其境并做出有效应对。

就此而言，我想强调我通过观察得出的结论：所有的 DBT 技能具有一个共同要素，它也是整个 DBT 的关键，那就是，无论做什么事情，都要追求有效性。在各行各业中，有效是成功的关键。

我在天主教大学工作时，有时会认真考虑放弃自杀议题相关的研究。因为我经常发现我在和精神科医生纠缠不清，感觉日子很不好过。有时，我会到郊外度过周末，我的某位患者突然出现了自杀危机，精神科医生的第一反应就是让他们住院治疗。其实，关于住院治疗可以挽救生命或者能够帮助有自杀倾向的人这一点，并没有确凿的证据。时至今日，我都认为：在大多数情况下，在门诊就能很好地处理有自杀倾向的患者。事实上，我的一个学生所做的一项研究表明，住院治疗并不像人们长期以来认为的那样有效。

尽管我在华盛顿也很受挫，但我骨子里绝不会轻言放弃。据我所知，还没有学者在自杀领域很有建树。所以，当我来到华盛顿大学时，我还是选择将自杀作为研究重点。

最终，我开设了一门对有自杀倾向的人进行评估和干预的研究生课程。该课程需要周末两天时间才能完成，对临床心理学研究生和精神病学领域的学生开放。每周五晚上，我都会从分享葡萄酒和比萨饼开始上课，学生们必须回答三个问题。第一，"什么是死亡？"第二，"一个人是否拥有自杀的权利？你是否拥有这种权利？"第三，"是不是所有人都拥有阻止他人自杀的权利？你是否拥有这种权利？"我邀请学生们花十分钟左右的时间写下对这些问题的思考，他们会针对每个问题进行分享，也可以通过提问进行澄清，但不允许随意聊天或是反对某人的观点。

多年以来，大多数学生的观点是：没有精神疾病的成人才有自杀的权利，精神疾病患者无权自杀。直到最近，越来越多的学生开始认为：精神疾病患者也有自杀的权利。同时，他们也认为作为心理治疗师有权阻止他人自杀。

安德烈·伊凡诺夫是我早期的合作者，她参加了我开办的自杀主题工作坊，她把在工作坊的体验描述为对治疗师有价值的准备工作。她提道："在面对有自杀倾向的患者时，如果你不清楚自己关于这些问题的立场，就无法及时妥善地处理。"凯利·克尔纳（Kelly Koerner）同意她的观点："你必须十分清楚自己的立场。"她最近提道："如果你认为生活令人绝望，唯有自杀才能摆脱痛苦，那你就需要很清楚这一点。我认为人们确实拥有这种权利，但作为治疗师，我的职责就是建议人们活下去。通过玛莎的课程，你会发现自己的底线，因此在实践中就会更有章法。"

我指导的研究生迈克尔·阿迪斯最近回忆起自杀工作坊时说道："那个工作坊对我来说是一次体验的过程，我发现每个人都有对待生命的方式，也发现了我在看待他人特定方式时的真实感受，我还发现了我的盲点。如果就这个议题深入思考，问题将会层出不穷。这不仅会引发理性层面的困惑，也会触动你的情绪，当你和那些真正悲惨的人们打交道时，你会强烈地感到惊慌失措。"

迈克尔的说法很贴切地描绘出了我开设自杀工作坊的初衷。在学生们各抒己见之后，我通常会亮明我的观点。首先，从道义上来说，我认为自己没有自杀的权利，因为我名声在外，我如果自杀，就会伤害很多人。其次，我认为有思考能力的成人当然拥有自杀的权利，但这并不包括处在精神疾病发作期的人士。然后，我认为我有权采取一切可能的措施，比如在短期内剥夺某人的自由，激烈撞击这些人的家门，致电他们的亲属，告诉当事人，如果他们自杀我可不会找人帮忙照顾他们的猫，等等。

我是这么告诉学生的，我有权利说服别人按照我的意见来，有权利出于某些理由参加示威游行并阻断交通，有权力参与市长门外的抗议团体，与之类似，我坚信自己有权利努力劝说某人不要自杀。但这并不是说我就从来不会把就要自杀致死的人送往医院，我在实际中确实会这么做。这里的矛盾在于，我会在原则上坚决反对做某些事，同时也能接受在确有必要时去做这些事。

只有有自杀倾向的人，才能真正明白那是一种怎样的状态。我自己当然体验过，但仍然很难完全用语言形容那种滋味。面对想要自杀的人，你不得不心生怜悯。只是，正如我以前的一位患者在一次全国会议上说到的："爱或许能支撑我活下去，但爱却对我的痛苦束手无策。"我在听到她这么说时，脑海中浮现的正是当年我在生命学院的治疗师约翰·奥布莱恩医生。

来自美国自杀预防基金会（American Foundation for Suicide Prevention）的数据显示，2017 年（可获得完整数据的最新年份），全美有超过 4.7 万人自杀身亡，截至 2015 年，有超过 50 万人因为自伤行为被送往医院救治。

苦海无边，众生皆苦，如同置身于我之前比喻的那间"荒凉陋室"。

第 21 章

首次获得基金：研究行为治疗和自杀

刚到西雅图时，我称得上是全世界最坚定的行为主义者。我坚信行为治疗，认为必须开展临床试验以证明自己的观点。我会将行为治疗作为帮助别人解脱痛苦的主要工具。

为了实现这一夙愿，我需要花数年时间进行准备，让自己适应新的环境，需要制定行为治疗的具体方案，并且申请华盛顿大学人类学研究部的基金项目，等等。

但是，就在我继续推进这些工作之前，威尔康奈尔医学院的约翰·克拉金（John Clarkin）邀请我为一本关于抑郁症的书撰写其中有关自杀的一章内容。在某种程度上，这是赠予我的一份礼物，因为这会促使我用整整一年的时间投入对所有自杀相关文献的研究。

在这个过程中，我发现这个领域还存在很多未解之谜。我在阿瑟·斯塔茨的"社会行为主义模型"（social behaviorist model）的基础上开发出了一个自杀行为模型。我还在天主教大学时，就发现他提出的这个模型很有吸引力。本质上，有自杀倾向的人会感到羞耻、绝望和孤独。他们会感到生活不值一过，似乎死亡才是唯一出路。写作这一章促使我的思考更加连贯，它可能是我迄今为止写过的最好的东西。实际上，当我二十多年前还在塔尔萨夜校读书时，就已经开启了最天真的冒险之旅，我很想深入研究这个主题，写作这一章书稿正是将我的这趟冒险之旅推向了高潮。

书稿于 1981 年正式出版，我那时已经开始了一项关于行为治疗预防自杀有效性的初步研究，项目名称是"自杀患者的评估和治疗"。

长期以来，人们常常混淆自杀（suicide）和自杀企图（suicide attempts）这两个术语。如果某人实施自我伤害，到达就要成功自杀的那个点，毫无疑问，你可以称之为"自杀"。但是，如果某人因为故意自伤入院治疗，情况就有些模糊不清了。治疗师通常会迅速将其判断为"自杀未遂"，意思就是患者的自杀努力失败了。但我们必须牢记，在治疗师将那些没有真正造成死亡的自杀行为和故意的自伤行为视为问题时，当事人很可能将它们视为问题解决之道。研究表明，自伤可以让人平静下来。我更倾向于使用"姿态性自杀"（parasuicide）⊖这个术语，它包括自杀和无自杀倾向的故意自伤（non-suicidal intentional self-injury）这两种情况。

关于研究对象，我会致电当地医院："请把你们最严重的病例转过来，请把那些最容易自杀、最难治疗的患者送到我这里来。"他们都求之不得，转介过来的都是一些最近多次尝试自杀和自伤的人。我的理由很务实：如果我选择的研究对象没有严重的精神障碍和高自杀倾向，被试就很可能自行恢复。在这种情况下，我的研究就无法清晰无误地评估我的治疗效果。

一年前，我向美国国立精神卫生研究所申请了一项研究基金，其中

⊖ "姿态性自杀"，是指一种表面上的自杀行为，例如服毒或自伤，但并不以死亡为目的。——译者注

展示了我设计的 12 周行为治疗计划，旨在帮助那些最痛苦、最悲惨的人。我对这个计划的治疗效果充满了信心。

事实再次证明，我可不是只有一点点天真。

国立精神卫生研究所委员会到访：弄洒的咖啡

据当时在国立精神卫生研究所临床研究项目部任职的巴里·沃尔夫（Barry Wolfe）回忆说："我听说了这个为期 12 周的行为治疗计划，了解到它针对的是严重的精神疾病患者，我最初的反应是满腹狐疑。我不认为玛莎的这个项目能在那么短的周期内取得进展。我的意思是，毕竟她的工作对象可是那些经常企图自杀的女人。"

不过，国立精神卫生研究所团队显然很欣赏我正在尝试做的事情，也确实拥有一些权限为我提供帮助，他们之后出台了很多官僚规定，那时我再想获得帮助就非常困难了。巴里说："所以情况就是，尽管我们的结论是不能批准这个项目，但我们认为玛莎很有才能，决定与她合作。"巴里有一个同事，他当时并没有直接参与审批我的项目，据他回忆："我们觉得玛莎能和这些人一起工作非常勇敢，因为大多数治疗师都会竭尽全力避免和她们接触。"

在接下来的几个月里，国立精神卫生研究所团队极富耐心地与我进行电话沟通，逐步重新制订出了一个更加贴近现实和具有可行性的计划。即便有他们的帮助，我还是需要更多地学习关于这个人群的知识。我感觉自己正在反复以一种富有创造力的方式沿着"问题 – 解决方案 – 问题 – 解决方案"这条路径行进。

有一次，国立精神卫生研究所的一个评审委员会在西雅图实地考察了我的工作。巴里还记得那次访问的情形，他回忆说："委员会成员有来自范德堡大学的汉斯·斯特鲁普（Hans Strupp），他是精神分析学派的顶尖研究者，还有来自匹兹堡大学的儿童行为治疗师玛丽亚·科瓦奇

（Maria Kovacs），她也非常出色。"这些人的造访相当令人畏惧，特别是来的都是那么杰出的学者。这对我来说是一件大事，我十分紧张，当场就把办公室的一壶咖啡洒在了地上，弄得一塌糊涂。他们需要我重新煮一壶咖啡吗？我很不好意思地询问道。得到的回答是：不必了！那感觉就像是"还是让我们直奔主题吧"。

于是，这些专家开始讨论我的"研究－治疗"计划是否具有前景，这个计划是否和前人对疗法的研究存在雷同之处。其中有一位评审专家认为我治疗的是边缘型人格障碍患者。我当时几乎没听说过边缘型人格障碍，幸好我们团队有一位精神科医生，他很了解边缘型人格障碍并且赞同专家的意见。边缘型人格障碍患者具有很高的自杀倾向，很适合作为我的研究对象。

为了能够获得国立精神卫生研究所的资助，我必须以有正式诊断的人群作为研究对象。边缘型人格障碍患者符合要求，而自杀行为本身不能算作研究对象。所以，我要开展的将是一项有关边缘型人格障碍的研究。尽管我弄洒了满满一壶咖啡，但最终还是获得了资助。

多年以后，当初的一位评审专家为我揭晓了我获得资助的真正原因：我对自己的工作太富有激情了。委员会专家们一致认为，假如真有人能够开发出一种成功干预有自杀倾向的人的行为治疗，那个人就一定非我莫属。

Building a Life
Worth Living

第 22 章

"绣球花时刻"

1978 年，大约在我搬到西雅图一年后，我参加了在华盛顿特区的沙勒姆心灵成长学院的暑期项目，学习如何成为一名心灵导师。

1973 年，我到天主教大学任教不久后就听说了沙勒姆学院。这是一家面向公众的，以促进社区和个人心灵成长为使命的组织。我报名参加了一个为期两年的课程，期间需要进行大量阅读并撰写论文，每周要花一晚上的时间参加小组聚会，最后还要参加一次深度静修。我在芝加哥时，安塞姆曾建议我在静修时保持止语，除此之外，我就再也没有接受过有关静修的正式指导了。

我在沙勒姆学院的经历可谓喜忧参半：一方面，关于如何在这个世界上生活，这段经历让我对此有了更深的理解，并因此十分受益；另一方面，这段经历也会令我感到不安，对于这个课程的某些部分，我深感震惊，而且时至今日都无法解释。

这个学院的院长是蒂尔登·爱德华兹（Tilden Edwards），他是国家大教堂的一名圣公会牧师。另一位院长杰拉尔德·梅（Gerald May）也是一名圣公会牧师，他是存在主义心理学家罗洛·梅（Rollo May）的哥哥。蒂尔登和杰拉尔德都是非常棒的老师。杰拉尔德教会我什么是"愿意"（willingness），他在之后完成的著作《意志与心灵》（*Will and Spirit*）中对此另有详述。

不能照镜子

20 世纪 70 年代中期，我在沙勒姆学院学习的第一年，每周都会上一次课。学员们围坐在一起，时而进行冥想，时而做些其他心灵修习。有时，老师也会问我们一些简单的问题，但其实这些问题十分深奥，有点像禅宗修习中的"公案"，我在大部分时候都不明就里。

例如，有个问题是："我是谁？"嗯，这很容易，我想：我是一位教师。过一会儿我才明白，这个问题更像是在问："谁…是…我？"提问者的真正意图在于引发我的思考："如何从心灵层面看待自己与周围一切事物及全体生命之间的联系？"另一个问题是："想法从何而来？"我的反应是："这算什么问题？想法来自大脑内部神经元突触之间的放电。"可是，这么回答就会再次显得索然无味。

学习期间，有个练习要求我们必须找到一位搭档，然后坐在他的对面，凝视对方的眼睛半个小时。保持沉默，不要用任何方式表达情绪。这是一种相当深刻的体验，而且通常你会发现很难抑制自己不动，哪怕仅是脸上闪过一丝笑意。你不妨试试看，很快你就会明白我的意思。

在最后一堂课上，老师要求每个人都在镜子前坐一个小时，很简单，就一动不动地看着自己就行。但当我坐在那里望着镜中的自己时，我就开始毫无预兆地大哭了起来，根本无法停止，我不得不起身离开。

时至今日，我都不清楚当时到底发生了什么，但确实就是有过那样一次经历。

因为我没能完成那门课，所以我决定在第二年重修整个课程。这一次，当他们问"想法从何而来"时，我回答说："从右到左。"仅此而已，没什么意思，这样就行。我知道自己比去年有所进步。这个问题是为了让你观察自己的大脑，看看有什么想法浮现。我在第二次尝试时通过了整个课程。

"绣球花时刻"

以上是 20 世纪 70 年代我在华盛顿沙勒姆学院的一些经历，它给我留下了深刻的印象。搬到西雅图之后，我在成长为心灵导师的过程中渴望获得更多的指引，于是决定重返沙勒姆学院。

关于从西雅图到沙勒姆的多次访问经历，我大都无从忆起，但我确实记得在两年前参加过一次为期三周的进修课程。我最终没有完成结课论文，所以没能获得证书，不过这并不妨碍我在实践中担任一些人的心灵导师。

但是，在沙勒姆学习期间发生的一件事给我留下的印象异常深刻，对我而言那是一个醍醐灌顶的时刻。

我多次从西雅图到沙勒姆访问。有一次，在参加沙勒姆暑期课程时，我当时正坐在教室里，我的注意力从全班同学面前的老师身上转移到了窗户外边。透过窗户，微风轻拂中，我看见了一朵很大的花，那是一朵蓝色绣球花。我漫不经心地端详着那朵花，心中涌出一份笃定的感觉，这种一体的感觉毋庸置疑。这就是我的开悟时刻——我的"绣球花时刻"。

看起来这似乎是一个很普通的情境，其实，人们的开悟体验通常都发生在日常的生活情境中。比如在路上开车时，或者只是盯着火车站滴答滴答响着的大钟时，你会突然之间悟出一些深刻的真理，它们可能是关于你自己、世界的永恒真理。

在禅宗里，人们说："当你以慈悲的方式行动时，会发现自己本具慈悲；当你以开悟的方式行动时，会发现自己本已开悟。"这句话的意思是，你已经"是"了，只是你自己不知道罢了。这正是那一天我身上发生的事情。

一切皆是爱，一切都很好

开悟时刻是我在沙勒姆学院修习时收获的一份宝藏，另一份宝藏则来自杰拉尔德·梅，他教会我什么是"愿意"。

"愿意"是指向现实敞开心扉，是说"与宇宙融为一体"并且投身其中，在当下为所当为。"愿意"意味着：在需要的时候，你就去洗碗，就去扶起一个摔倒的人，放下那些永远无法赢得的战斗，即便其中有些能赢，也要放下；放下想要"对"的渴望，即便你是对的，也要放下；做需要做的事情，即便你并不想做，也要去做。一旦拥有"愿意"，你就能优雅地接纳正在发生的事。你还可以这样理解"愿意"，它让你全然接纳宇宙的因缘。"愿意"是放弃瞬间升起的怒火。杰拉尔德·梅说："愿意，就是将活着的每时每刻视为奇迹，对它俯首称是。"

"愿意"的反面是"执意"。"执意"关心的是对现实的控制，这类似于"要么听我的，要么滚蛋"，它是关于"正确"与否的。于是，就会导致你和现实之间发生一场征战，让你消耗情绪和能量，但最终一无所获。"执意"和你真正需要做的事总是背道而驰。

"愿意"的概念引起了我的强烈共鸣，而且我发现它也能有效帮助患者，帮助他们创建值得过的生活。我之后将"愿意"融入了 DBT 的痛苦耐受技能。

回想数年前，我就曾经历过一次"愿意"之间的斗争，这个过程很有趣，并且让我清晰地看到了一个人不能用意愿向意愿开战。

那一次的具体情况是：我提议我的实验室开展一个针对高风险患者（阿片类药物成瘾者）的项目，我必须首先获得院系的批准。我很清楚，事情不一定会那么顺利，我必须多用一些社交手腕，但这种事对我来说很有挑战，特别是对于我非常热爱的事情。这个项目的细节在这里无关紧要，成功与否更取决于我接下来和系主任以及几位临床专家的会谈情况。我很清楚，这些人会因为这个项目的确存在风险而对其持怀疑的态度。

我知道如果听凭激情的驱使，我会对他们的拒绝表示愤怒，那就很可能让这个项目付诸东流。于是，我决定使用"相反行为"技能，力图更好地理解他们的观点。

在会议前一天的晚上，我就开始练习理解他们的观点。每当我顺着他们的思路想时，就感觉内心跳出了一份"愿意"，它在说："不，你不能那样做。"然后，我告诉自己："请你不要再遵从你的'意愿'！请你停止遵从你的'意愿'！"我一遍又一遍地重复这句话。每当出现"我是对的，他们是错的"这种想法时，我就会说："请你不要再遵从你的'意愿'！"但是，最终这两种想法都无法胜出，情况真的很糟糕。

第二天开会时，我们坐的是那种带滚轮的转椅。我和两位同事一起参会。每当我开始激动时，就会把椅子往后挪动一些，我的同事们则会把椅子往前挪动一些，表明他们的观点，直到我的情绪平稳下来。尽管这是一场战斗，但我最终还是做到了在整个过程中基本保持镇静。

这一切结束后，我必须要弄清楚为什么"相反行为"没有奏效。我发现一个人无法做到用"愿意"对抗"愿意"（当我说，"请你不要再遵从你的'意愿'！请你停止遵从你的'意愿'！"时，这就仿佛是在命令一只小狗）。然后，我会考虑："我真正害怕的是什么？"我真正害怕的是他们剥夺我的学术自由，而这正是我人生的最高价值。当我意识到了这一点的时候，我想：他们可以挤压我的科研空间，但无法剥夺我的学术自由，因为我有终身教职。我逐渐平静了下来，这样想对我很管用。

每当发现某个 DBT 技能对我自己无效（比如此处的"相反行为"）时，我就必须弄清楚什么技能会有效。就我申请这个项目来说，真正有效的技能是"愿意"——我自愿去了解他们的观点。"愿意"就是：投身生活，为所当为。

身体的力量

心理学中最迷人的洞见之一就是：一个人的身体会对他的感觉产生强有力的影响，这点往往出乎意料。人们不仅能够通过剧烈运动和节奏呼吸来改变身体内部的化学反应从而改变情绪，而且也能仅仅通过改变身体姿势和面部表情来实现这一点。

你会发现当自己生气时，这种情绪会表现在你的身体上，你会嘴角下垂、双眉紧锁，整个面部肌肉都很紧张；你的整个身体会很僵硬，拳头紧握。当你感到快乐时，你的脸就会很放松，微笑时嘴唇上扬，身体和拳头也都十分舒展、放松。

换言之，你的情绪会塑造你的整个身体姿势。此时，心理的力量战胜了身体。研究表明，相反的情况也同样成立：如果你刻意采用表达愤怒或愉快情绪的体态，就会更容易体验到和身体姿势相一致的情绪。因为此时身体的力量战胜了心理。

"微微一笑"和"愿意之手"

我决定将身体对心理的影响力整合进来，以便服务于两种特定 DBT 技能中的意愿，这两种技能分别是"微微一笑"（half-smiling）和"愿意之手"（willing hands）。

我会告诉患者"微微一笑"是一种利用身体来接纳现实的方法。例如，如果你在想起某个令自己讨厌的人时能够"微微一笑"，就会帮助自己更加接纳和理解这个人。这一点看着像是天方夜谭，其实千真万确。

这种技能的具体操作方法如下：首先，按照从头顶、下巴再到下颌的顺序来放松你的脸——放松脸上各个部位的肌肉（额头、眼睛和眉毛；脸颊、嘴和舌头；牙齿稍微分开）。如果你感到这么做很困难，请尝试先让面部紧张起来再练习放松。

其次，请你将嘴角略微上扬并觉知嘴唇的动作。微笑的意思就是轻扬嘴角，保持面部放松。然后，请尝试露出一种安宁的神色。以上这个完整练习正是我们的大脑和面部进行沟通的一种方式。研究和经验都已表明这种方法有效，敬请尝试！

"愿意之手"是帮助你用身体来接纳现实的另一种方法。愤怒情绪往往和接纳现实背道而驰，它是想要改变现实的一种动力。有时，愤怒情绪是很恰当的；但在危急情况下，你通常更需要使用某种方法来帮助自己接纳现实。"愿意之手"的灵感来自作家、诗人及和平运动家一行禅师的修行实践，这个技能有助于你接纳现实。

这个技能的具体操作方法如下：如果你站在地板上，请将双臂从肩膀处自然下垂，保持胳膊伸直或是在肘部弯曲；放松双手，向外伸出双手，大拇指朝向身体两侧伸开，手掌向上，保持各个手指放松。如果你是坐着，可以将双手手背放在大腿上。你还可以选择仰躺下来，将双臂放在身体两侧，伸开双手，掌心朝上。以上每一种姿势都能体现出平和，请利用这些姿势帮助你实现目标：接纳发生的一切，不向现实宣战。

"微微一笑"和"愿意之手"这两个技能都需要勤加练习，只要每天随时操练，效果就会很棒。前不久我有一位患者是个十几岁的孩子，她和我描述了这些练习带来的帮助。她当时正处在一个公共场合，有个人对她态度生硬，甚至很无礼。于是，这个女孩越来越生气，很想要冲动而愤怒地回击这个人。她告诉我："然后，我想起了你说的'愿意之手'，就当场练习了起来，效果简直难以置信，我的愤怒情绪完全平息了。"如果你也能这样练习"微微一笑"和"愿意之手",你就能改变情绪,随之改变行为,从而避免冲动地做出一些令自己后悔不迭的事情。

接纳意外

我曾经和埃德提到我希望的墓志铭是,"她的回答是'Yes'"。这句话的含义就是:我会带着"愿意"度过今生,致力于改善人们的生活,让我们的世界更加美好。

杰拉尔德·梅在《意志与心灵》中写道:"假如科学充当起'执意'的奴仆,它就只能徘徊在意义之门的外边。"为了真正踏入其中,"执意"必须为"愿意"让路,"执意"必须臣服于"愿意"。人们在"神秘"面前必须放弃"掌控"。○

如果你带着自己的"执意"进行科学探索(试图控制结果,或是认为自己能够预知结果),那你将止步不前。为了获得成功,你需要带着"愿意"接纳科学研究中的一切发现,即便研究结果与你的预测截然相反——这正是一种自愿向"更多可能性"敞开的"愿意",前提是你真正想要这么去做。为此,你必须具备承认错误的能力,同时也能保持最坦诚的谦卑,这种乐趣有时会远远超过想要"正确"带来的感觉。为此,你必须愿意承认他人的研究会胜过你,愿意与人合作并联合署名,而且最重要的是:你必须愿意首先分享研究发现的真相,而不是考虑政治、公众及专家意见以及如何获得更多的资助和个人财富。

我有一位很杰出的老师威利吉斯,我很快还会提到他。正是在他的指引下,我开始认识到宇宙的本来面目。有种说法是物理学家都是神秘主义者,"万事万物"诞生于"本无一物"。基本质量和基本现实全都是"一体"。我也会这样告诉患者:一切皆有因缘。对于发生的现实,我们

○ Gerald G. May, *Will and Spirit: A Contemplative Psychology* (New York: HarperCollins, 1982), p. 8.

或许不清楚背后的缘由，但这并不意味着它的出现是无缘无故的。

这个世界上存在能够"体验"的领域，也存在可以"表述"的领域。科学属于能够用语言"表述"的领域，而"精神性"则属于体验的领域。

在描绘味觉体验时，如果一个人没有亲自品尝过，那无论你怎样描述自己的味觉体验都无法让他真正领会，除非他能亲自品尝一下。心灵之旅已经指引我重视"非评判"（being non-judgemental）和"全然接纳"（radical acceptance）。"精神性"对我的生活产生了巨大的有益影响，所以我很希望将"精神性"转译为行为主义术语，从而能够在心理治疗中更加有效地帮助患者。

但是，我首先必须获得终身教职。

第 23 章

为终身教职而战

在学术界，获得终身教职是至关重要的，这不仅关系到获得工作保障，还是为了追求创新研究的自由。在评定终身教职时，你在终身教职委员会的同事做决定时会重点考虑以下因素：申请人所获基金项目的数量、发表文章的质量和数量、教学质量、得到的专家推荐信，以及评审委员会对于申请人是否适合获得终身教职的判断，最后这一点也很重要。

同时，政治手腕也非常重要，可惜我并不擅长此道。

我申请终身教职是在 1982 年，那一整年我都在为这件事奔忙。在西雅图大学绝对不存在第二次机会：要么成功获得终身教职，要么在下一学年另觅他职。我发表的论文数量足够，参与撰写自杀相关章节的图书也已经出版了。我并不是那种看似势在必得的人选，但我会不断努力以增加胜算。尽管心理学系会有一些人对我的存在感到很不舒服，特别是对我做的那类工作颇感不适，但同时我也有十分强大的盟友，尤其值得一提的是鲍勃·科伦伯格（Bob Kohlenberg）。

"玛莎的问题有部分原因在于她所面对的那些患者，"鲍勃回忆说，"人们很可能不愿意承认这一点，我甚至都不清楚他们是否意识到了这一点。但我很清楚，很多人在面对那些精神高度错乱的患者时确实深感不适，这是其一。其二，玛莎需要极其努力地推动这项难度巨大的工作，所以她对老师和学生的要求都非常高，引发众怒也就不足为奇了。"正如我提到的那样，我并不擅长玩弄政治手腕，或者说至少我在当时很不擅长。

关于临床工作者和患者互动的"适当方式"，院方有着非常严格的规定。鲍勃对此给出了清晰的解释："那些人认为患者举止良好，按时出现和离开，一周后再来见你，平时不会打扰你。"他说："患者无权随时给你打电话，否则就会被视为'侵犯边界'，据说这是出于对患者利益的考虑，需要让患者有章可循。而玛莎却指出，'你们这么做主要就是为了保护你们自己，对于患者来说并没有帮助。'她的态度十分明确，很有玛莎的风格。关于怎样做才能给患者提供最大的帮助，她一贯旗帜鲜明，她认为现行医疗体系并不是很适合她的患者。"

我那时指导的博士生埃德·希林回忆说："终身教职评审委员会委员都是一些'硬核'科学家，而玛莎开展的是临床研究，所以会有一些人认为她的研究不值得被重视。"

从开始就加入我团队的安德烈·伊凡诺夫描述说："玛莎申请终身教职的过程惊心动魄，当时研究团队开展的所有活动都浸润在这种紧张气氛中。我当时 22 岁，很难理解我们系怎么可能不授予她终身教职。玛莎非常活跃，她所做的研究都是'生死攸关'的重要课题，我觉得这很可能会让一些选择一般研究课题的同事对她敬而远之。"

据我的室友凯利·伊根回忆，我当时在学校里很不受欢迎。凯利说："她是个女人，刚来不久，野心勃勃。"而那时整个学院的教职员工都是男性。"男老师们经常对她横挑鼻子竖挑眼，他们会建议你不要和玛莎共事，否则就会对你也没什么好印象，但是，这一切似乎都不会干扰玛莎。

她本就希望拼尽全力走出一条属于自己的道路，她也确实做到了。"

　　和我在同一个月申请终身教职的一共有 4 位同事。在初期评审会上，其中有一位同事针对我使用的统计数据发起猛烈抨击，认为我用的数据类型是错误的，这点对我非常不利。幸运的是，曾经撰写过史上最佳心理学统计图书的艾伦·爱德华兹刚好也在场，他挺身而出为我辩护道："你在说些什么？她的统计数据特别棒。"

　　最终，评审委员会几乎全票通过了我的申请，只有一票弃权。一切看似充满希望，接下来就只剩争取大学理事会的赞成票了。大学理事会的职责是确保各院系不把终身教职授予权贵亲友、劣迹斑斑者、研究做得很糟糕的学者以及因为其他各种缺陷理应被拒之门外的人士。

　　但是，当时是 20 世纪 80 年代初期，华盛顿和美国其他地区一样也陷入了金融危机。该州正打算削减大学院系的雇员。即便终身教职评审委员基本全票通过，大学理事会还是拒绝了我的申请，并回复说："她是做临床工作的，不是真正的科学家——她选错了领域。她应该去医学院精神科工作。"同年，还有另一位女士的申请也遭到了拒绝。那我们小组的另外两位男士情况如何？他们都只获得了大约 60% 的赞成票，他们申请的结果如何？

　　嗯，他们两位都成功获得了终身教职。

你可能令我折腰，却不能将我打倒

　　系主任对我说："别担心，玛莎，你迟早会获得终身教职。他们将会再次投票，到时我会在场，你一定会如愿以偿。"如果教职员工坚持，我就有机会接受第二次投票选拔。于是，我开始游说所在系的每位员工，我会这么说："瞧，他们认为我是因为在咱们系所以才不应拿到终身教职，因为我做的是'应用'研究，不算真正的研究。你是怎么看的？你觉得我应该怎么做？"在游说过程中，我感觉自己十分专注，没有大喊大叫，说些"这不公平"之类的话。我只是十分平静地和周围同事们就此进行商讨。

鲍勃很支持我，他说："我在员工会议上举出了一个很有说服力的例子，为了向同事们说明如果玛莎离职将是我们的巨大损失。确实会有一些人议论纷纷，指出玛莎目前的研究进展还很有限，但我会告诉他们，玛莎正在治疗的是其他任何人都不会接手的患者，他们并没有意识到针对该人群开展研究本来就非常棘手。"

学院院长拒绝介入此事，他不愿意推翻大学理事会对我的否决。但负责临床培训的主任对我十分支持，并尝试去和院长说情，但再次遭到了院长的拒绝。这时，我已经多次被拒了。但是，院长最终同意说："好吧，我会读一读她的全部论文再做决定，但我需要先出城两周。"这个过程真的很折磨人。

院长回到学校已经是 12 月下旬了，那是周五的一天，成败在此一举。我几乎要发狂了，就等着院长的最终决定。系主任尽力安抚我说："别担心，玛莎，你会获得终身教职的。"直到上午时间过半还是没有消息，事到如今，我开始认真怀疑自己还能否得到肯定答案。很快就到中午了，然后到了下午，依旧杳无音信。

下午 3 点钟时，我们还在等待。"我受够了，"我说，"我要回家。"我步行经过 20 个街区后回到了自己的家。夜幕已经降临了，我感到十分平静。

回家后，我放了海伦·雷迪（Helen Reddy）的歌《我是女人》（*I Am Woman*），这是我最钟爱的战斗号令。

> 你可能令我折腰，
> 却不能将我打倒，
> 拜你所赐，
> 我会更加坚决地实现最终的目标。
> 卷土重来，我会更强大。

不再是初出茅庐，

拜你所赐，

我会更加坚信来自灵魂的呼唤。

我坐在沙发上，在黑暗中自言自语："如果我想要做这项工作，就必须拿到终身教职。如果我不能获得终身教职，我就会接纳这一点：我现在就不应当做这项工作。这两种结果我都能面对，但如果我真想做这项工作，我就必须获得终身教职。"

门铃响了，我去开门。是系主任到访，他手里拿着一瓶香槟。

他向我伸出手来，眉开眼笑地说："祝贺你，玛莎。"

第 24 章

DBT 的诞生

　　美国国立精神卫生研究所曾经资助我这项研究的目的是验证行为治疗对高自杀倾向患者的有效性。具体来说，是考察行为疗法能否比当时的主流治疗方法（主要是精神分析疗法）更有效。接下来，我会介绍这项研究的情况。

寻找治疗中的平衡点

　　这项研究共有四个目标。第一，开发一种可靠且有效的度量，用以评估故意自伤和自杀企图，即针对疗效开展评估。第二，开展一项关于新疗法的小规模试点研究以评估疗法前景是否可观。第三，编制一本配套的治疗手册，即操作指南，供我在开展随机临床试验时参照，同时也供之后的医生在治疗同类型患者时参阅。在实现以上三个目标的基础上，研究的最终目标是通过开展随机临床试验来评估这种新疗法的有效性。

这项治疗计划旨在将问题解决、自信训练和一般行为治疗结合起来。我在这项研究中担任首席治疗师，为患者（大多数是女性）提供每周一次（长约 1 小时）的个体咨询。我们会讨论过去一周困扰她们的问题，共同探索一些崭新的练习方式，看看是否能够给她们带来帮助，这正是行为治疗的典型工作方式。同时，其他团队成员会通过单面镜观察我们的治疗过程，记录哪些治疗方法有效或无效。例如，如果患者冲我大声喊叫，或是中途离开治疗室并声称得不到我的认可等，团队成员就会将我当时采用的治疗方法标记为无效。

在每次会谈结束后，我们的团队（通常由 7 ～ 8 位成员组成）会针对这次治疗会谈展开讨论。大家集思广益，我也会充分利用这个时机决定在治疗中应该保留或是摒弃哪些方法。随着治疗的深入，我们得以不断完善治疗手册。就我了解的情况而言，以我们这种工作方式开发出的治疗手册，在当时即便不是首屈一指，至少也是同期最先进的手册之一。具体来说，这本手册的开发是建立在精准观察治疗实践的基础之上，而不是建立在承袭相关治疗理论的基础之上。

一般行为治疗（一种改变技术）并不奏效

一旦确立了疗效的评估标准，我就可以着手开展关于新疗法的小规模试点研究[⊖]。刚开始这么做时，我立刻发现自己进入了未知领域。通常来说，患者走进治疗室，我们开始交谈，她会告诉我她在生活中遇到的难题，以及她为什么认为自己的生活并不值得过下去。我们必须要在她

⊖　确立疗效评估标准和开展疗法的探索性测试正是作者在上文中提到的开展这个研究项目
　　的第一个目标和第二个目标。——译者注

提及的众多问题中识别出哪一个才是导致其自杀行为的元凶。这个核心问题可能是：她坚信没有人爱她，人们憎恨她，或者她就是很想去死。我通常在面对这些情况时会这么说："别担心，我会找到针对你这种情况的治疗方法。"然后，我就会翻阅现有的行为治疗手册，从中找到合适的治疗方法。

在接下来一周的会谈中，我会和患者一起探索我认为能够解决当前关键问题的方法，讨论我们能够一起做出的改变。但是，对于任何试图改变患者行为的做法，他们的典型反应都是："什么意思？你是说我才是问题的症结吗？"

患者会变得十分沮丧，有时会陷入沉默，有时则起身大声喊叫，甚至会扔椅子并摔门而去。他们会说："你根本就不想了解我有多么痛苦，你就只惦记着改变我。"

大多数患者都曾有过极为深切的痛苦经历，他们过往的人生都很悲惨。而且，他们都极度敏感，治疗师任何看起来不承认他们痛苦的举动，希望他们改变自己的任何建议或暗示，都很可能会令他们感到被冒犯。而一般行为治疗恰恰聚焦在帮助人们改变自己，这种做法显然会令他们异常警觉。

对于这些患者而言，他们似乎在情绪层面完全无法自我保护，这种情况就仿佛是全身都经历了三度烧伤的患者，即使是最轻微的碰触也会令他们极度痛苦，但他们生活中的每个人却时时刻刻都有可能戳到他们的痛处。这些患者会将任何希望他们改变的建议视为人身攻击或对他们的进一步否定。这会让他们的情绪失控。

"地狱"的诸多版本

我最终意识到，这些患者显然需要我以慈悲之心去认可他们，表达出我对他们苦难背后的种种因缘的深刻理解。我必须要站在他们的角度看待这个世界。而在开始这项研究之前，我完全不清楚这些人的生活会痛苦到令人难以承受。现在，我必须找到一种方法，让治疗师和患者都能接纳已经发生了的悲剧。

当时，我还没有将这些患者的痛苦与我自己的痛苦联系在一起。我的过往经历和他们大多数人的都很不同。我能够理解通常意义上的痛苦、孤独和被拒绝的感受，但我之前还没有意识到为了更好理解他人的痛苦，就必须将这些痛苦和我的个人遭遇联系起来。（特别是当你将意图锁定在留意他人时，你就很难联想到自己。）

当我真正聆听和看见这些患者时，我会感到自己与他们同在。当他们向我讲述他们的人生故事时，我会以一种相对微妙但颇有意义的方式陪伴他们。这种情形在治疗师身上并不少见，我们都曾与患者共同哭泣，也都曾和他们一起体味过撕心裂肺的痛苦。在此，我想分享自己从亲身经历中体会到的一点，或许会有些帮助，那就是：我真的了解"地狱"的模样，也知道如何从中逃脱。"越狱"之路异常艰辛，仿佛渡过一片苦海，但我也很清楚这一点：生而为人，你能做到！

将"接纳"作为新的治疗目标：依然行不通

于是，我不再强调让患者"改变"，而是全心全意帮助他们"接纳"目前的生活境况。我将治疗的新目标设定为充分认可患者的悲惨生活。我很熟悉无条件积极关注的态度，这种策略由人本主义心理学家卡尔·罗杰斯提出。我也深谙"支持疗法"（supportive therapy），其关键就是提供一种强有力的治疗联盟，治疗师需要争取赢得患者的充分信任，而且也会充分给予患者认可。我当时的想法是："没问题，接纳就是正解，我会转变策略。"

当我把治疗焦点放在"接纳"上时，患者对此的反应和把治疗焦点放在"改变"上时同样强烈。他们会问："你这是什么意思？你都不准备帮助我吗？就打算把我完全抛在苦海里然后袖手旁观吗？"这样一来，患者会哭得更凶，或是会花更长时间缄默地坐着，也更有可能直接摔门而去。

随着研究的进行，我开始练习来回腾挪舞步，练习前进后退、来来回回地移动，尝试在促成"改变"和提供"接纳"的动态过程中找到恰当的平衡。这个过程就如同走钢丝，稍微偏向一边都很可能让我从钢丝上摔下来。

"要挟式"治疗

我的学生们经常会戏谑地将我们的治疗方法称为"'要挟式'治疗"。这个过程是这样的：我一开始会花很多时间用于认可患者，基本不会忙于改变他们，为的就是让患者承诺坚持到下次会谈之前都不会自杀。一旦我和患者建立了良好关系，我就会利用咨访关系进行强化，在他们表现出有效行为时，给予更多的积极反馈；当他们表现出问题行为时，我则会表现得相对冷淡，让他们看到其行为的消极后果。

对于有自杀倾向的患者，我通常会先询问他们是否认为自己死亡之后就会更加快乐。他们似乎认为自杀能够终结苦难。我会指出，没有数据证明这是真的。相反，有些人认为自杀者会下地狱，还有些人认为如果自杀就必须重新开始你的人生。倘若果真如此，我肯定不会自杀！

我们的团队会持续观察治疗会谈的过程并提出反馈意见。结果没用多长时间，我们就发现了一种模式。患者的生活中曾经发生过很多悲剧，他们自身也有很多问题和障碍，而在治疗过程中，患者希望进行针对性治疗的焦点问题也会不断发生改变。他们可能会认为上一周的议题在这一周已经无足轻重了，现在迫在眉睫的是另外一个更加重要的议题。如果我刚刚还在试图解决某个问题，患者此时可能又抛出了另一个问题，而且后面这个问题明显要比之前的那个问题更加令人苦恼。他们可能会说"我真的难以忍受"或"我要自杀"之类的话。我意识到我的患者所面临的一个核心问题就是：他们缺乏耐受痛苦的能力。

帮助人们掌握痛苦耐受技能

我必须教会患者如何在某些时刻能够在一定程度上接纳痛苦，以便接下来能够聚焦于更加重要的问题，例如处理某些危及生命的行为和人际关系议题。当时是 20 世纪 80 年代初期，心理治疗界还没有专门教授接纳技能的方法，也没有关于痛苦应对的具体方法。毕竟，教授接纳技能并不是行为治疗师的必修课程。

正因如此，我才有动力开发一系列痛苦耐受技能，最终累计开发的这类技能多达十几种。我曾经介绍过 TIP 技能（体温操纵、剧烈运动、规律呼吸和成对肌肉放松），假如我之前就擅长这些技能，一定能更好地应对那场发生在华盛顿公寓的火灾。此外，痛苦耐受技能还包括我曾经提到的"微微一笑"和"愿意之手"这两个小技能。

这里再介绍一种技能：STOP 技能，它能帮你避免把糟糕的情况变得更糟。这一技能可以阻止你跟随本能冲动立刻行动。患者的父母经常反馈说，这种技能对他们大有裨益，能够帮助他们应对和孩子相处时出现的困难情境。这能帮助他们不乱发脾气！我相信你一定深有同感，在很多人（也许是所有人）的生活中，STOP 技能都会大有用武之地。

STOP 技能的具体含义如下：

* Stop（**叫停冲动**）：叫停那份立刻采取行动的冲动。
* Take（**退后抽身**）：退后一步，从当前境况中解脱出来。
* Observe（**观察现实**）：观察，以便针对当前发生的事情收集信息。
* Proceed mindfully（**正念前行**）：正念地做接下来的事情，针对既定目标，评估确认当前的最佳选择并付诸行动。

接下来，我会更加详细地介绍 STOP 技能的每个步骤。

叫停冲动

首先，当你感觉自己就要完全被情绪控制时，请立刻叫停！不要做出任何反应。请保持一动不动！就只是静静地待着！这会阻止你在情绪的驱使下行动，避免贸然行事，请保持自制力并铭记：你是情绪的主人，或者至少可以成为情绪的主人。

示例：如果有人用一些言语激怒你（比如说些侮辱你的话或一些不实且伤人的话），你很可能会产生攻击此人身体或是对他实施言语攻击的冲动。但这样做很可能并不符合你的最佳利益，很有可能令你受伤、入狱或是遭到解雇。如果你冲动行事，很可能也会说出一些同样不实且伤人的话语。因此你需要及时叫停冲动，保持镇定，不要跟随攻击性冲动去行动。

退后抽身

当你陷入困境时，你或许很难立即想到应对之道。请多给自己一些时间，让自己冷静下来、审时度势。无论是你的思绪，还是身体，都需要从当前的环境中退后一步，不让自己继续困在其中。不妨先做一次深呼吸，然后继续多做几次，直到你感觉自己重新获得了掌控感。不要让你的情绪控制你的行为，请铭记：你不是你的情绪，不要让情绪获得对你这个人的主导权。

示例：假设你正在过马路，没有注意到有辆车在向你开来。司机停下车，下车后便开始辱骂和推搡你。你这时很可能有一种想要揍他脸的冲动，但你很清楚这么做会让冲突升级，给自己招致更大的麻烦。所以，你首先要做的就是对自己喊停，真正做到退后抽身，从而避免陷入冲突。

观察现实

接下来，你需要观察自己的内部和外部正在发生些什么，在当前的情况下，还会有谁牵涉其中？他们都在做些什么或者说些什么？确保自己做出有效决策的一个重要前提就是不要草率得出结论。收集有关事实的各种信息，从而更加充分地理解当前发生的事，然后做出最佳选择。

正念前行

接下来，你不妨问自己这个问题："我希望从当前的情况中获得什么？我的目标有哪些？我做出哪些选择会更有可能改善当前的情况，做出哪些选择可能会让情况恶化？"请进入你的"智慧心"（我会在第 31 章中详细阐释这个概念），向它求教如何处理当前问题。当你冷静下来，能够掌控局面，并对当前情况有了初步了解时，你才能更有效地处理问题，而不是让情况变得更糟。

示例：你下班回家时已经很晚了，因为你的车子在回家的路上爆胎了。你刚进家门，爱人就开始对你大声喊叫，指责你欺骗他，而且高声辱骂你。你显然会变得非常生气，本能的冲动就是骂回去，但你希望能够更加巧妙地处理这种情况。于是你选择停下来，从你爱人的状态中退后一步。你观察到厨房里堆着很多空啤酒瓶，意识到他很有可能喝多了。你也清楚在他醉酒时与其争辩徒劳无功，他很可能会在第二天早上和你道歉。于是你选择正念前行的方式，继续向爱人解释爆胎的事，安抚他的情绪，然后上床睡觉。第二天早上，等他清醒时，你们可以充分讨论昨晚发生的事情。

我相信，如果你能学会使用 STOP 技能，就不会在回想某个情况时感觉麻烦缠身，也不会做出很多后悔不迭的事情。

DBT 算是新生事物吗

我用了几年时间开发出 DBT 的早期版本，这个版本还很不完整，尚且缺乏能令 DBT 像现在这样非常有效的一些重大革新（比如，发展出有关接纳与改变的平衡技能，提供一整套行为技能，以及要求治疗师以团队方式开展工作等）。不过我当时最主要的困惑是：DBT 算是新生事物吗？它是否不同于以往的各种疗法？

我给几位值得信赖的同行写信，向他们描述我的工作进展，并且直截了当地询问："你觉得我开发的这种疗法是全新的疗法吗？还是说它只是一般行为治疗的另一个版本？"

特里·威尔逊（Terry Wilson）现任罗格斯大学心理学教授。我曾在 20 世纪 80 年代初致信于他，他那时刚刚出任行为治疗促进协会的主席。特里回复道："你在疗法中对痛苦耐受和接纳的强调可谓独树一帜，这些内容并不属于一般行为治疗的范畴。"事实证明，DBT 所强调的接纳确实是它和一般行为治疗的关键区别。

运动、速度和流动

在开发 DBT 的过程中，我有时必须准备好跟随患者的脚步，有时又必须引导患者到我希望他们去的地方。这就要求我具备非常开阔的思维方式，跳上一曲我称为"运动、速度和流动"的"舞蹈"。患者和治疗师双方都要平稳而快速地进入一个新的地方，而"运动、速度和流动"几乎成了我们的口头禅。治疗师需要清楚什么时候应该推进，什么时候应该提供支持。来回往复，这是一种有机且难以按治疗方案执行的流动。想要解释清楚这个过程并非易事。

我之前的一位学生比阿特丽斯·阿兰布鲁会换个角度看待这个治疗过程，她说："玛莎对患者的热情和关爱非常深切，但同时她也会这样告诉患者，'你这种做法是错误的，别再这么做了。我很理解你为什么这么做，很清楚这是因为你很痛苦，而且这些痛苦无法止息。但现在，是时候结束了。'玛莎具备极好的临床敏感性，这有助于她潜入患者的心灵深处。"

相比一般行为治疗而言，我们正在开发的这种崭新的治疗方法对治疗师的要求会更高，这不仅因为 DBT 治疗师面对的患者的情绪通常都极不稳定，也因为他们面临着患者很可能自杀的真实威胁。你应该可以想象，和这些患者工作有多耗精力。作为治疗师，我们需要富有慈悲，同时又不能让自己深陷患者当前危机的恐惧之中。在 DBT 的治疗规范下，患者有权利 24 小时随时拨通治疗师的电话。再强调一次，治疗师必须富有慈悲，还必须能够全然投入本职工作，即指导患者使用有效解决危机的 DBT 技能。此外，DBT 治疗师必须愿意在一定程度上实施自我暴露。因此，也就难怪 DBT 治疗师的职业倦怠率居高不下了。很多 DBT 治疗师在工作了三年左右之后就会转去其他领域。但与此同时，DBT 也是一种能够让治疗师自己深感自由和解脱的治疗方法。比阿特丽斯说："这种疗法允许我成为我自己，同时允许我个人作为一名治疗师来发挥效用，而不仅仅是为患者提供支持。"

我的另一位学生安妮塔·朗古对此表示赞同，她说："如果想要精通这种疗法，就必须非常清楚该疗法的组成部分；同时，作为 DBT 治疗师，我完全可以本色演出。我不需要戴着治疗师的面具，扮演不同的角色。我就是我，非常真诚，直截了当，敢于表达自己的想法。另外，我也会在脑海中存有治疗方法，用以指导决策。我并不是非要变成另一个人才能胜任 DBT 治疗师的工作。"

"直言不讳"的功用

DBT 中有一项技术是"直言不讳"（irreverence）。我天生就喜欢直言不讳，想到什么就说什么，从不自我省察。我的这种做派经常给我惹麻烦，但学生们发现，我的这种"直言不讳"也常常会很有帮助——推进令治疗师一筹莫展的治疗。

"直言不讳"的意思就是说出一些人们意料之外的事情。研究表明，人类的大脑在处理意料之外的信息时会比处理意料之中的信息更加深入。这些意想不到的内容会吸引患者的注意力，也许能让他们摆脱诸如厌恶治疗或过度自我憎恨等心理惯性。具体情况请参考以下示例。

患者：我要终止治疗！

治疗师：好吧，你需要我帮助你转介其他治疗师吗？

治疗师这样表达并不代表他冷漠、无情。治疗师必须在一种充满温暖和认可的背景中这样回应患者，需要让患者了解到治疗师很理解他们的悲惨境况及其背后的原因。我面对的患者通常在沟通时都会相当直截了当，所以他们对于我这种同样直接的沟通方式通常都会有很积极的回应。

患者：我的生活太可怕了，我过得这么悲惨，真的很想死去，这样就能摆脱一切痛苦！

治疗师：你知道吗？完全没有证据表明你如果死去就会感觉好受一些，何必要冒这种风险？

查尔斯·斯温森是第一位我在诊所之外培训的 DBT 治疗师，那是在 20 世纪 80 年代末，在诊所之外开展培训确实很有挑战。他之前的受训背景是精神分析，因此他来学习 DBT 算是踏入了截然不同的领域。下面这段故事由他来讲述。

从一开始，玛莎就担任我的心理督导师。我将每次会谈的录像发给她，她通过电话给予我指导。每次通话，她总是一上来就说，"好的，我已经看过录像了，你是想听好消息还是坏消息？"我回答说："还是先听好消息吧。"然后她就会说："你非常善于认可患者，我想这或许和你的精神分析受训背景有关；你的思维也非常活跃，我认为这还是得益于你的受训背景。"

　　然后我会问："那么坏消息是什么呢？"她回答："难道你就不能表现得更加风趣一些吗？你的状态不像是在做治疗，而像是待在教堂里，这种状态需要改变，你能不能表现得'放肆'一点？我希望下周通话时，你至少能有那么一次可以不经思考就直言不讳。想说什么就直接说，看看结果会怎样。"玛莎说得完全正确，我确实思虑过度了。这也是源于我的精神分析受训背景。

　　最终，我才弄明白为什么要"放肆"一点。那一次，我给一个十几岁的男孩做治疗，青春期男孩的内心可能会很阴暗。他对我说："我为什么要接受你这种成年人的治疗？我可真不想奉陪。像你们这样的成年人哪里知道外面的世界发生了什么？哪能了解当今世界的一片乱象？是谁造成的？是孩子们干的吗？不是！是你们这些成年人把这整个世界弄得乌七八糟，而且你们每天都还在继续搞破坏，到头来却让我接受一个成年人的治疗？"我是这么回应他这番话的："我懂你的意思，但你搞错了。这个世界比你说的还要更糟糕，也比你能想象的更令人难以忍受。我甚至都无法和你说明白这个世界有多么丑恶。"然后，这个孩子就问："真的吗？"显然，我这么说引起了他的注意。我回答："是的，但我不能继续和你这么聊，否则我们两个都找不到活着的意义了。"瞧，我的这种回应就相当"放肆"，这些话完全出乎他的意料，结果他真的愿意继续接受我的治疗。

　　大多数人谈到自杀议题时都很严肃。当然，这确实是一件很重要的事情。但是，总是那么严肃并不能解决问题。偶尔使用"直言不讳"策略，以幽默、温暖和支持性的方式说话也可能十分奏效。这种做法可能会很出彩，有时结果会完全出乎意料，该策略的关键在于把握时机。例如，患者可能变得很生气，对我大声喊叫，说她的朋友会在她去世后照顾她的小狗，这时，我会回答说："好啊，我会告诉他们别管你的小狗。如果你想让小狗活着，你就必须活着。"

患者和治疗师都需要接纳

我开发的这种疗法并不是主流的心理疗法，其中一个原因在于我接受的是科学和科学研究方法方面的学术训练。我并没有接受过专门负责治疗患者的临床医生正统训练，这反而有利于让我跳脱"治疗模式"，毕竟"治疗模式"通常会受到很多极其严格的规则的约束，而且这种模式也会让患者越来越脆弱。一方面，医生对待患者的态度十分温柔，将他们视为受伤的、亟需呵护的对象；另一方面，医生又会对患者做出很多评价，并不认可他们本来的模样。我曾经在石溪分校学过如何应用科学的心理疗法，但其实我在去那里学习之前就已经有了自己比较成熟的治疗哲学。我的治疗哲学与爱和慈悲有关，这在之后成为我开发 DBT 的驱动力。

可以这么说，我走上开发 DBT 的道路主要源于我认识到了以下两点。首先，我必须接纳患者本来的模样，同时接纳他们的悲惨生活。其次，患者也必须接纳他们自身的悲惨生活。我还必须接纳患者发生变化的缓慢节奏，接纳他们的攻击和愤怒，以及他们对我提出的希望和建议的拒绝。我还必须接纳他们确实存在自杀风险，我会因之遭到起诉。我们双方真正需要的就是接纳，对此我深信不疑，但我当时还不知道如何才能做到接纳以及如何教授有关接纳的技能。

治疗师团队

和有高自杀倾向的患者一起工作非常富有挑战。你会体验到诸多矛盾的情绪：一方面，你很想要掌控患者的生活，把他们从他们自己手中拯救出来；另一方面，你又很容易沉溺于慈悲和同情中，对患者的绝望、悲惨感同身受。但以上这两种极端的方式都并无助益。和有高自杀倾向的患者一起工作的治疗师本身就很需要获得情感支持。正因如此，我提出了对治疗师团队的要求。

治疗师团队主要承担两项职责：第一，确保治疗师具备工作效能，并且工作方式是在 DBT 的治疗框架内；第二，为治疗师提供支持以减轻职业倦怠。以团队工作的方式就像是为治疗师们提供治疗，由团队成员充当彼此的教练和顾问。治疗师团队也会达成共识，即所有患者都由团队共同负责。如果团队里有一位患者自杀了，那么当治疗师团队的某位治疗师在之后被问到"你治疗的患者中是否出现过自杀的情况"时，就应该给予肯定的回答，即便他或她本人并没有亲自治疗过这位患者。对于所有患者，治疗师团队中的每个人都责无旁贷。

指导 DBT 治疗师的六项规则

我针对 DBT 治疗师开发了一套包含六项咨询共识的规则，其中我个人最喜欢的一项就是"难免犯错"的共识（fallibility agreement）。人非圣贤，孰能无过。这项共识意味着我们必须接纳所有治疗师都难免犯错的这个事实，接纳治疗师的错误可能会给患者造成痛苦和折磨。我们会在这项共识中这样描述："治疗师们都很愚蠢。"这项"难免犯错"共识和其他五项共识⊖非常重要，它们能够为团队的每一位治疗师提供支持。

截至 20 世纪 80 年代，我们已经取得了相当不错的进展，并且我对我们选择的方向充满了信心。将"改变"技能和"接纳"技能相结合，这对于心理治疗来说是一种崭新的方法。现在，我们需要为这种新疗法起个名字。

⊖　其他五项共识分别是：辩证共识（dialectical agreement）、医患共识（consultation-to-the-patient agreement）、一致性共识（consistency agreement）、限制观察共识（observing-limits agreement）和现象学共识（phenomenological agreement）。

第 25 章

辩证：矛盾之间的对立统一

在那个时期，我的行政助理是伊丽莎白·特里亚斯，她的丈夫是一位在大学任教的马克思主义哲学家。有一天，我和伊丽莎白谈论起我正在开发的疗法，她说道："玛莎，你的这种疗法非常'辩证'！"

我之前从来没有听说过"辩证法"（dialectics）这个词。于是我在查阅韦氏词典后找到了这个词的定义："一种为了发现真理而检验和讨论矛盾观点的方法。"我更倾向于将它视为是"矛盾之间的对立统一"。

"辩证行为治疗"似乎很适合作为新疗法的名字，它能够体现出让人们"寻求改变"和鼓励他们"欣然接纳"这二者之间存在的对立。

辩证无处不在：拥抱对立面

大自然中的万事万物都是在相互矛盾的两种力量之间寻求动态的平

衡。例如，离心力作用会让地球有飞向太空的趋势，而太阳对地球的引力则会制衡这种趋势。我们人类胳膊和腿的运动都是源于两种相互矛盾的肌肉力量之间的制衡作用，这两种矛盾的力量分别由负责弯曲四肢和负责舒张四肢的肌肉产生。当你的肱二头肌启动时，手臂就会弯曲，而当你的肱三头肌发挥作用时，手臂就会伸直。这些例子都很具体，更严谨地说，辩证法就是通过拥抱对立面来寻求答案。

正是这种矛盾之间的对立引起了伊丽莎白的注意。在她发现这一点后，我也开始逐渐了解到辩证法在过去的 150 年里一直是众多社会科学和自然科学的哲学基石。于是我对自己说："嗯，既然辩证法适用于科学领域，那么它也能为我所用。不妨就叫它'辩证行为治疗'吧。"这个决定仿佛源自一种顿悟，我好像是发现了自己在直觉上早就心有灵犀的疗法名称。

在为新疗法命名不久后，我就打电话给我们学校的哲学系老师说："你能否派个人来教授我和我的学生们有关辩证法的内容？"

辩证的态度允许对立双方共存：你可以很虚弱同时又很强壮，你可以快乐，也可以悲伤。在辩证的世界观中，万事万物都处在不断变化的状态之中。并不存在绝对的真相，也不存在相对的真相，也没有绝对的对错之分。真相会随时间而演变，过去秉承的价值观很可能在今天已不再适用。辩证是一个寻求"这一刻"的真相的过程，这个真相源自从对立走向统一。

辩证的世界观和我在上一章中提到的"愿意"也很契合："愿意就是让你对现实全然开放，和宇宙合为一体，投身其中，在此刻为所当为。"

我告诉学生们我将接受这种崭新的观点，而且我很需要他们的帮助。我是这么说的："嗯，我们现在必须找出新疗法中所有不辩证的东西，然后将它们转变为辩证的。"学生们闻听此言后很可能会翻翻白眼，不过他们对我这种做派早已习以为常。在开发新疗法的过程中，我总是会有很多新想法冒出来。

接受辩证法，是当时一个最为重大的方向性转折。这种情形就像是我们跳上了一辆时髦的欧式子弹头列车，它开进了车站。这趟列车正是"辩证号快车"！车门已经开启，我们一跃而上，列车呼啸着驰向远方。我心中暗想："这很不错，我要看看这趟列车将会把我带向何方。假如它最终无路可走，我再另觅他途就是。"

截至目前，这条路一直都还行得通。

交互性：治疗过程如同平衡"跷跷板"

大多数人在看待现实时很容易采用"非此即彼"的态度，以至于难以看到"整体"或者看到"彼此同在"。我们经常受困于矛盾的观点，无法从对立走向统一。我们并不具备同时认同矛盾双方的观点的能力，比如像以下这些叙述就很难得到我们的认同："我很想和你待在一起，也很需要独处时间""你忘记到我的船停泊的渡口接我，你依然很爱我""我想在回家之前完成这一章的写作，也很想现在就停下工作赶快回家"，等等。我们所有人都面临着上述的类似情形。如果不能反躬自问"我在这里有没有将什么东西拒之门外？我看待现实的视角是否过于偏激"，我们就会给自己带来麻烦。

从辩证的世界观出发，由于世间万事万物都是互即互入的，所以追责无从谈起。因为一切发生的事情都是环环相扣的，皆事出有因。如果你缺乏辩证的视角，就会将 A 的发生归咎于 B，这是一条线性归因的"单行道"。而在认为事物彼此相互作用的辩证世界中，我们会认为 A 会对 B 产生影响，B 也会对 A 产生影响，这个过程将会循环往复地展开，也就是说，二者之间具有"交互性"。我在开发 DBT 时，"交互性"在心理学领域还是一个崭新的概念。

如果你能够采用"交互性"的视角思考问题，就会了解到一切发生的事情都自有缘由，也就没有什么可责备的了。每一种行为都事出有因，如果能够了解特定行为背后的原因（无论这种行为有多么令人不快或者伤人），你就能够理解这种行为。

我的很多患者都曾经遭受过来自父母的伤害，这种伤害可能来自父母双方，也可能只是来自一方。我相信，对于大多数人来说，无论他们的父母曾经做过什么事情，能够继续爱着自己的父母总会比和他们形同陌路更好，毕竟那么多曾经因父母而遭受创伤的人士依然渴望能继续对父母表达爱意。于是，我会试图帮助他们弄清楚这一点：他们对父母的愤怒和理解可以并存。诚然，父母的所作所为理应受到谴责，但同时这些行为也都事出有因。换言之，父母的行为模式会受到他们自身经历的影响。（例如，我的妈妈之所以竭力改变我，正是因为外婆艾琳曾经通过努力成功改变了她。）事实上，我们可以在深爱父母的同时对他们的所作所为持保留意见（甚至持反对意见）。

治疗师必须帮助患者在对立中寻求统一，帮助他们发现被自己遗漏的东西。在很多次治疗会谈的过程中，我都会对自己说："寻求统一！我现在还没有发现的是什么？"例如，有一位患者想要去医院，我不想让他住院，于是一场"战斗"就此拉开了帷幕。这里的"辩证"体现在哪里？患者认为他如果不住院就很可能自杀（我对此完全不能理解），我认为如果他住院才更可能自杀（患者对此完全不赞同）。我们要如何在对立中寻求统一？那就是找到一种方式确保他无论作何选择都不会自杀，这就成了我们需要解决的问题。

我确实花了很长时间才真正意识到蕴含在患者企图自杀或是实施自伤背后的辩证法。无论是企图自杀，还是实施自伤，都可能会让一个人感觉更好，同时感觉更糟：这两方面的感觉都真实不虚。如果我不能劝服患者一直活下去，那我会转而和他们商议争取延缓一些时间。假如患者提出还能坚持一周再自杀，我就会提出请他坚持两周，就这么继续下去，直到我被患者拒绝。如果患者坚决不同意延缓自杀，那我就会尽量在彼此的意见中寻求一致之处，我会这么说："假如我们能够找到一种方法，让你的生活变得有价值，那你是否愿意继续和我一起努力来争取过上这种生活？"我这么询问时得到的几乎全部是肯定的回答。如果遇到故意自伤的患者，我可能会这么问："假如我们发现了一种无须自伤就能摆脱烦恼的方法，你愿意尝试用它替代自伤吗？"到目前为止，患者都一致表示同意。

DBT 治疗就如同是在玩跷跷板，我在这一端，患者在另外一端。治疗过程就像是跷跷板的两端一上一下的过程，我们每个人都在跷跷板的两端不停地上来下去，尽量让跷跷板保持平衡，这样我们就能一起停留在跷跷板的中间位置，然后再一起攀升到一个更高的层次，这种说法很贴切。这一"更高的层次"代表着成长和进步，可以被认为是在上一个层次的对立之间实现了统一。然后攀升过程会再次开始。我们待在一个新的跷跷板上，再次试图到达中间位置，继续努力向更高的层次攀升，依此类推。

治疗有高自杀倾向的患者时面临的挑战在于，相比玩跷跷板的情形而言，我们现在其实在一根竹竿上寻求平衡，这根竹竿用铁丝高高悬吊在大峡谷的半空中，摇摇欲坠。假如患者在这根竹竿上后退一些，而我这时为寻求平衡也后退一些，然后患者再次后退，如此一来，我们就都面临着跌入谷底的风险。（竹竿并不是无限长。）我的任务不仅是保持"竹竿"的动态平衡，而且还要尽量让我们双方都能朝着"竹竿"的中间位置移动，而不是向两端移动。

治疗师必须能够同时站在对立双方的立场思考问题："一方面，你感到很悲惨，很想去死，对此我能够感同身受，我知道你会时常觉得生活特别痛苦，活下去异常艰难；另一方面，我也想象得到你会发生自杀这样的悲剧。我知道你经常认为没有人在乎你，同时我也相当确定你清楚我就很在乎你，你养的猫也很需要你，如果你仔细想一想，就会明白你的父母也很关心你。我坚信你能够创建一种值得过的生活。即便在你哭泣的时候，你也要充满希望地相信：你一定会拥有值得过的生活。"

接纳"变化无时无刻都在发生"似乎很务实也很普通，但正是对这一规律的接纳令我们的治疗方法发生了转变。在 20 世纪 80 年代，精神分析学家坚持认为保持治疗的稳定对于维持患者良好的心理状态至关重要。例如，他们主张每次会谈都要固定在同一个房间，屋里的各种家具摆放也要维持原貌。但我认为："这大错特错，我们不会这么做。"我们的任务是帮助患者更好地适应各种环境。我们每个人都需要学习如何"与变化共舞"，说不定调换一下房间还会有些许的帮助。

开启一程意想不到的心灵之旅

你是否曾经发现自己会受到一种外部力量的驱使而去做某些事？

那是 1983 年年初，在我拿到终身教职之后不久，我正在学校心理学院大楼的走廊上踱步，看到系主任办公室的门是敞开的。我走进去对他说："如果我将一个季度的教学工作挪到另一个季度完成，也就是在一个季度里完成双倍工作量，那么，我能不能在不休假的情况下休息一个季度？"系主任问道："嗯，那你想去干什么？"我脱口而出："我想去一间禅寺。"

系主任的反应是："这和你的工作有关系吗？"我回答说："当然有关，绝对有关。我想去那里学习有关自我接纳的方法，这样才能更加有效地向患者教授接纳技能。我对禅修实践所知不多，但我很清楚它是关于如何在现实生活中践行自我接纳的，我必须前往禅寺学习如何践行接纳。"

系主任同意了我的计划，我走到大厅后，差点晕了过去，我真不是开玩笑。我当时想的是："天啊，我刚才都干了些什么。"

难以捉摸的心灵体验

那时，我在我常去的礼堂里带领一个冥想小组。每周的练习形式都是一样的。参加者围坐在一起，大多数人盘腿坐在地板上。（但我不会盘腿而坐，我从孩提时代就不擅长此道，如今依然不会盘坐，我会改为坐在一把椅子上。）我们会练习大约一个小时的静默冥想，然后我们每个人轮流分享我们的经历，以及任何我们认为重要的事情。

我在每周的冥想小组活动中都感到很无聊，我并不是说听其他人分享冥想体验会令我烦躁，事实上我很享受那个环节。我主要烦躁的对象是我自己，我在冥想时总会期待获得某些超越自我的体验。我很期待能够再次经历"绣球花时刻"，而它却迟迟没有发生，这令我备受煎熬。

在前往华盛顿沙勒姆心灵成长学院学习的数年之前，我就经历过"绣球花时刻"。我很需要相关的建议来帮助自己如实地接纳生活。（我最终才明白，你越是积极地渴求那种体验，就越是在背道而驰。你必须全然投入生活本身，无论发生什么都要保持开放，而这正是接纳的真意。）

十年前，我还在华盛顿生活时，就已经接受了杰拉尔德·梅关于"愿意"的理念，"愿意"本身就是接纳的一种形式。但这些显然并不足够，我需要继续学习才能让自己放下对那种崭新体验的持续渴求，才能真正教导患者如何践行接纳。于是，我致电询问沙勒姆学院的朋友："谁是世界上最棒的冥想老师？"我认为既然要做这件事，就要跟随最好的老师学习。朋友为我提出了两个人选：第一位是加利福尼亚州北部沙斯塔禅寺的住持豪恩·吉尤-肯尼特禅师（Houn Jiyu-Kennett）；第二位是德国本笃会的禅宗导师威利吉斯·耶格尔（Willigis Jäger）。我决定这两个地方都去尝试一番。

我在那个时期非常注重精神生活，经常前往静修中心。我会不时和身边朋友开玩笑说："嗯，我应该去一间禅寺体验一番。"其实我当时对禅宗所知寥寥，而现在时机恰好成熟，我已经准备好真正去体验一番了。

当时，我的脑海中应该一直在翻腾着两件事。其一，我在实践中确实需要掌握更好地教授患者接纳技能的能力；其二，我体验到了一种深层的但几乎没有被表达出来的渴望——想要探寻更加深刻的自我。正是这二者驱使我在那天走进系主任的办公室，我完全是凭直觉向他提出的申请。

接下来，我打电话给沙斯塔禅寺说："我希望能够到你们那里住上三个月。"他们的回复是："不行，您只能来这里度过周末。"我询问缘由，对方回答说："因为你很可能不喜欢住在这里，我们认为对于那些从没来过这里的人来说，在决定参加长期禅修之前最好能够先尝试两天再做决定。"我心中暗想："这有何妨？"我一点儿也不在乎自己是否会喜欢在那里的体验。

不过实话实说，我确实对即将深入的禅寺生活一无所知，并且感到很害怕。当时，我的朋友朱迪思·戈登一直安慰我说："玛莎，你应该知道，并不是接下来的每个时刻都必然会令人感到可怕和痛苦。"

我扪心自问："说真的，做出这样的选择还需要我付出什么代价？这些代价相对于我所期待的收获而言完全不足挂齿。"所以，我整理好我的办公室，告诉临床培训主任我的去向，打包好了露营装备和够穿三个月的衣服，然后于 1983 年 8 月 20 日正式启程，动身前往 500 英里之外的沙斯塔禅寺。

第 26 章

学习接纳技能

我原本可以沿着 5 号州际公路行驶，直抵沙斯塔山小镇。如果抓紧时间，开车到达目的地大约需要 10 个小时。但是，我最终选择的是沿着偏僻的路线蜿蜒行进，以便欣赏沿途的壮丽风景，同时还可以寻找合适的地点露宿，这前前后后总共花费了 10 天的时间。我将长途旅行的过程写成日记，它读起来感觉就像是一位沉思的远行者在太平洋西北部的旅途见闻。

下面的段落摘自我刚刚踏上旅途时的日记。

1983 年 8 月 22 日　俄勒冈州麦凯的边境营地

嗯，此刻的我坐在篝火旁，距离一处湍急的溪流大约有扔一块石头的距离，我的提灯亮着，旁边放着一本书，我已经搭好了帐篷，随时可以进去休息，也已经吃过了晚餐（在这种简陋的条件下，我甚至还给自己制作了麦麸面包，做法是将松饼混合起来搅拌，放在露营用的煎锅上，再倒扣一口锅作为盖子，然后把煎锅放在篝火上烘烤，最后烤出的面包还真不错）。

昨晚，我在胡德山对面的湖畔找了个搭帐篷的地方，那里的风景确实很优美！我的左边是一家人，右边是一对女同性恋伴侣，前边还有一群年轻的男孩／男人。总之，我的身边围绕着一些情侣和家庭，大家都兴致勃勃。我没有戴耳塞，我从晚上 10 点一直睡到了第二天早上 9 点！而且中间只醒了一次……

通向自由之路

沙斯塔禅寺是一间奉行默照冥想（曹洞宗）修行传统的禅寺，这种修行方式的重点是留意想法的出现但不要被它们吸引。这间禅寺也会为诸如我这样的禅客提供修习机会，很多禅客都渴望学习冥想并接受心灵训练。

在海拔 4000 英尺的地方，6 座质朴的石头建筑坐落在高大的松林和茂密的灌木丛中，共占地 16 英亩。向东走几英里就是雄伟的沙斯塔山，山顶处海拔要比沙斯塔禅寺高出 1 万英尺。这里的环境真是令人叹为观止，不仅十分宁静，而且颇为险绝。这些建筑是意大利石匠在 20 世纪 30 年代建造的，初建时是作为一家旅馆专门接待开车至此的游客。周边还有其他一些装饰着佛像、铜钟和铜锣的建筑，零星散落在蜿蜒的山道两旁。

吉尤－肯尼特禅师于 1970 年创立沙斯塔禅寺。1924 年，她出生在英国，而后在一个质疑社会性别角色的环境中长大。成年后的她想要到英格兰教会担任牧师，但是教会规定女性不能成为牧师，于是她转信佛教。她曾经在日本求学，是日本曹洞宗禅修学院授权到西方任教的首位女性。同时，她也是一位充满激情的女性主义者。她会为传统的佛教礼仪谱曲。

我在沙斯塔禅寺度过的第一天快结束时写下了这句话：

我来到这间禅寺，顿觉陌生，同时又有种归家之感。

我们每天都要进行九次睁着眼睛的冥想，我每次都要挣扎着不至昏昏睡去，我一直都会看到重影，就好像是一只眼睛挪到另一只眼睛的位置后看到的图像。我把这个情况告诉了指导老师，他让我不用担心，只要决定好重点使用哪一只眼睛来看就行，然后继续按照要求练习冥想，我都照着他的吩咐做了。

还得补充一点，我的后背一直都很疼。

我感到非常孤单。

我真的很想再回到位于华盛顿斯波坎的静修中心。或许我会在这里待一个月就离开，然后去参加斯波坎的禅修课程。

或许，我将在这里获得安宁，我必须先全力以赴尝试一番。毕竟，我好像在刚到任何一个新地方时都会颇感不适。

我们每天在禅寺的作息都十分规律，通常在清晨四点半时，禅寺的钟声就会"划破"黑夜，开始响起学员们轻柔的脚步声，他们是去进行当天的第一次冥想。我们的禅客小组有 8 位成员，大多数是男性。女性修行者会睡在冥想室或者禅堂的地板上。每天清晨只有 15 分钟准备时间，我们必须快速收拾好睡袋和毛毯并将其放到抽屉里，然后沐浴更衣。我们能够学会在短短 15 分钟内完成这些任务，也足以令人惊叹。

我们会进行一个小时左右的冥想，然后开始吃早餐。大家会围坐在禅寺食堂的木制长桌上用餐，那里的素食是我吃过的最美味的素食。每个人都有自己专属的餐盘、银制餐具和餐巾，餐盘平时会放在厨房架子的指定位置，需要用时才会取下。我们在入座之前会鞠躬行合掌礼，然后各自到餐桌前的指定位置就座。接下来，会有人摇铃，我们再次行合掌礼。盛放菜品的餐盘会依次传递到每个人面前，我们继续行合掌礼。禅寺规定我们需要根据饭量取用食物，不要多拿，也不必少取。用餐过程需要全程止语，大家低眉垂目，专注于当下，一切都按部就班。领衔导师对我说："玛莎，我们留意到你在吃早餐时没有进入练习状态。"（嗯，我一直在观察长桌上的动静，想看看接下来会上一些什么菜。）

早餐后，我们会到农场执行分派的工作任务。我很热爱在这个过程中的全部体验。每当遇到其他组员时，我们需要做的就是低眉垂目，不要和他人进行目光对视，要始终保持静默。在很多人聚集在禅寺的情况下，如果想要保证每个人的私密性，唯一的做法就是大家彼此之间都不看对方，也不关注对方。

午餐也需要遵循相同的惯例。我们会进行更多的冥想练习，接受禅宗教义的指导。有时，我们会倾听吉尤 – 肯尼特罗禅师的指导录音。在这个过程中，总会有一位男士呼呼大睡、鼾声如雷，这真是我们练习接纳的绝佳机会。接下来，我们会继续劳作一段时间，结束后去吃晚餐，然后进行晚间祷告。随之也就迎来了一天中的休闲时光，我们这些禅客被安排在一间很小的静修室内，可以阅读、缝纫、写信、饮茶，基本就是那样待着，期间允许自由交谈。最后，我们会进行一天中的最后一次冥想，然后就上床睡觉了。

这里的安排对我来说还是非常陌生的，我相信并不是只有我很想弄清楚我们到底在这里干什么。与此同时，我也很清楚这里的生活正是我心灵之旅的一部分，这趟心灵之旅始于我数年前在华盛顿那家静修中心时的修习。感觉像是重新找到了真正的自我。

适应新的生活节奏

真正让我迅速兴奋起来的是我们在农场的劳作。我们有时会用手推车搬运羊粪，有时会采摘豆子、挖沟或是在花园周围浇筑水泥来铺就一条崭新的小路。在某一个星期，我和我的一位朋友被"逮到"在摘豆子时聊天，我们整个小组为此受到的惩罚就是晚间不允许享受喝茶时光，也包括不能再享用非常美味的甜点。幸运的是，我们组的其他成员都因此练习了接纳。

今天的工作很愉快。我被分配到施工小组，任务是用铲子挖地基，修建一条全新的人行道。这个工作太有趣了！我前两天在花园那边修路的时候就学会了挖地基，在那里的工作也很好玩。我是施工小组里唯一的一名女性，突然感觉自己很有男子气概！心中仿佛在说："我是女人，我很强壮……"

这些工作以及这里的一切最令人感到振奋的一点是：这是一个奉行性别平等的空间。在我整个人生中，就属这里的环境氛围最不涉及性别歧视。感觉就像重新回到了妈妈的子宫里，是如此安全和舒适。我欣喜若狂，以至于才待了几天就开始认真考虑放弃西雅图的生活，一直住在沙斯塔禅寺。我越来越痴迷于这种想法，在我的日记中可以清晰看到这份念想贯穿始终。即便是在冥想期间，这些念头也会暗自滋长，这可不行。我必须和它们斗争。

冥想对我的艰难考验不仅体现在我很容易因为各种思绪而分神，它也对我的身体构成了相当大的挑战。我的后背在冥想期间非常疼痛，整个左肩都很紧绷，而且我不知道目光应该注视何方。我感觉万分疲劳，双手也很不舒服。我唯一能做的就是保持清醒。每当谈及冥想时，人们似乎很难想象出心神安宁的画面，真的是这样吗？我的禅宗导师解释说，我的背痛和疲惫很可能是因为我不能接纳或者拒绝处理自己内在的某些问题或障碍。我对这种说法表示怀疑，我认为我需要的只是找到更合适的坐姿。

冥想带给我的另一项挑战是，我需要保持双目低垂，不能东张西望。别忘了我可是一位科学家，科学家的天性就是好奇。所以我很清楚这个要求对我来说真是强人所难。

在开始练习冥想的第一天下午，就有一位初阶客座导师提醒说我太爱东张西望了。我最初听到他这么说觉得很丢人，但最后还是接受了他的批评，将之视为很有价值的指导。做到专注需要反复练习，不过我最终还是学会了保持专注。我必须全然活在当下。也就是说，不要再一直惦记你想做的事，放下想弄清楚每一件事的渴望，同时放下你的一切渴求，这就是自由之路。后来，我将这一练习融入 DBT 以帮助人们提高痛苦耐受的能力，除此之外，我还将很多其他禅宗练习转译成了 DBT 技能。放下诸般渴求，接纳即成自由。

掌握接纳技能需要持续练习

在沙斯塔禅寺，你必须努力工作，但同时又不能把任何特定的工作视为"好"工作，或者比其他工作更"高级"，更值得你花时间。因此，如果你正在扫地，同时铃声响起，提醒你要去做接下来的另一件事，那么你就应立刻停止打扫。如果你坚持认为："我不要停下，必须完成手中之事才能做下一件事。"这种态度就成了一种"我执"，这表明你奉行的是"为所欲为"，而非"为所当为"。

沙斯塔禅寺的另外一项规则是：不要在未经他人请求的情况下施以援手，因为这种主动帮助他人的行为背后很可能是为了你自己。这种情况在治疗师身上很常见。我经常告诉身边的治疗师要确保他们做的是对患者有益的事，而不是让他们作为治疗师感觉良好的事。

琼是这里的另一位禅客，她总会让我感到心烦意乱：

——她每次鞠躬都太用力了；

——她做事追求尽善尽美，好得有点"太过了"；

——我感觉她追求的就是"我比你强"；

——我很肯定她每次吃饭时都会把手伸得过长，用手指将盘中餐刮到盆干碗净，分毫不剩；

——她会将餐盘中的所有食物都分成一层一层来吃（比如，将吐司面包上的层层奶酪分别取下，或者把馅饼的馅料取出，等等。这样做很可能是为修习一次只吃一种食物）；

——我真是对她厌烦透顶；

——我发现自己也很道貌岸然，而且很势利傲慢。琼在来禅寺之前只是一位图书馆的接待员，而她来到这里是因为想要出家（这很快就能实现）。这件事在我看来多少有点不公平，她简直就是"一步登天"！她给我的就是那种感觉！

从上述日记片段中可以看出我那时对琼的反应有些过激，足以说明掌握接纳技能绝非一蹴而就。对此，我需要自我辩护一番，我对琼的反感是发生在我刚学习接纳不久之后。但假如我在当时能立刻充分汲取和内化禅宗的这一核心原则，或许我就不会对琼如此"深恶痛绝"。我在之后的多篇日记中也提到了琼的类似事情，我竭力把自己对她的负面反应视为练习接纳的良机。

不过，学习接纳的进程颇为缓慢，我想大多数人都会有同样的感受。掌握接纳技能需要反复练习，而且确实永无止境。这和学习一切新鲜且富有挑战的技能一样。即便是在 30 年后的今天，在我已经禅修多年并且最终成为禅宗导师之后，我依然需要持续练习接纳。

DBT 技能可以用作生活技能

回顾早年在西雅图的时光，那时的我深信自己能够开发出为期 12 周的行为治疗，成功帮助有高自杀倾向的人群走出苦难与悲痛的深渊，后来，我对此深表惭愧。实际上，DBT 并没有真正为那些生活悲惨之人提供"治愈"之道，即没有产生类似抗生素可能治愈细菌感染或是暴露治疗可能根治某种恐惧症的那种疗效。相反，DBT 逐渐发展成为一种帮助人们创建值得过的生活的方法。

　　我在本书前面的部分介绍过一些 DBT 技能，包括相反行为、痛苦耐受（比如 TIP 之类的技能）、情绪调节和 STOP 技能。接下来，在继续讲述我的人生故事的同时，我还会介绍更多的 DBT 技能——尤其是正念技能和全然接纳的技能。它们能够帮助患者创建值得过的人生，也很适合作为生活技能。事实上，这些技能适合所有人，每个人都将从中受益，而不是仅仅适用于那些有着严重行为障碍的患者。这些"生活技能"会帮助我们生活得更加充实，更加能够对自己的心灵富有觉知，同时也会增强你与自己及他人之间的联结。无论人们所处的生活环境如何，掌握DBT 技能或生活技能的不二法门都是持续练习。随着时间的推移，我们对 DBT 的运用会日臻娴熟，但依然需要终身练习。

　　这一点和禅修是一个道理。

　　事实上，我曾在日记中这么写道："待在这里就好像是在接受治疗。"沙斯塔禅寺会为这里的人们提供支持并给予非评价性的反馈。我很快就发现这种体验将会有助于疗愈患者，这种疗愈并不能够直接治愈疾病，但它可以滋养人们的存在本身——让人们开放地欢迎自己的灵魂。与此同时，这种方式也很有挑战，正如我在日记中提到的："待在这里就如同接受治疗，一个人必须直面自己！"我可以肯定我确实在努力尝试那样去做。

　　不过，我那阵子一直都在苦苦求索，希望弄清楚自己的人生方向和使命。

　　我深感困惑。一方面，我觉得自己现在做的工作正是奉我人生使命的召唤，我承诺要返回"地狱"帮助他人"越狱"，而且认为自己现在选择的方式正是完成使命的最佳路径。

　　我深信自己能够有所贡献，为了取得成效，我需要继续坚守在科学领域。

　　另一方面，我也会突发奇想：假如只拿一半薪水就足以支持日常开销，我就能继续留在这里，同时不至于丢了工作。

　　我反复思索，试图兼顾生活中这些相互冲突的方面。我在禅寺生活了一个月后，就有一位特别棒的女士加入禅客小组，她就是森德·威尔斯。她也正在心灵之旅上探索。她计划成为一名禅师并创建一个冥想社区。

　　我和她花了很多时间商讨如何一起开展这个项目。（实际上，我们彼此之间说的话太多了，上一次我在采摘豆子时，就是因为和她喋喋不休过于"喧闹"才被训斥。我敢肯定，你和我理解的"喧闹"完全不是一回事。）我们继续商议，并且花了不少时间撰写可行性项目计划书，也会利用晚间的闲暇继续商讨。

　　但是，所有这些想法，包括创建冥想社区和半日兼职工作，全都因为我简单且有力地认识到了下面这一点才被明确叫停。正如我在日记中所写时那样：

　　不行！我的患者还在等我！

　　我绝无可能做出任何让自己抛下患者的事情。我的确离开他们来到了禅寺修习，但我这么做也是为了未来能够更有效地帮助他们。毕竟面对深陷痛苦的人们，你所能给予的最大慈悲就是"有效地"施以援手。

　　我在来禅寺两周后，就给我开展治疗的诊所打电话了，然后了解到我的患者安吉拉（化名）在我离开后情况一直非常糟糕。她被收治入院，彻底失控，于是被转到了加护病房。她用毛毯将自己裹起来，然后点燃毛毯。院方不知拿她如何是好，安吉拉告诉他们我是她的治疗师，但她没说我离开了。

　　我在日记里是这么写的：

　　我对她的痛苦感同身受！
　　她已彻底失控，但我知道她的内心深处拥有她所需要的全部力量，她一定可以重新掌控生活。
　　我能够感受到她。

我也曾如堕地狱。

但目前，她还在向外寻求自己需要的一切。

天呐，我全然了解她正在经历的那种空虚感，分毫不差！

我愿意和她一起哭泣，替她受苦，但我分身乏术，这世界上受苦的人那么多，我不知道如何是好。

就在我去沙斯塔禅寺前不久，我妈妈被诊断出患有癌症。我尽量多给她寄明信片，几乎每天都寄。她偶尔会给我回信，她的信让我既困惑又心碎。

妈妈给我写了这么多美好和满怀爱意的信。我想知道如果有一天我再也不能收到这些信会怎样。（当然，想到这些我又哭了。）我不想让她离开人世！她这个人或许很讨厌，但她写的信却很动人，说不定她写的信才是她内心的真实写照。哎，想到这点我便哭得更加伤心了。

当我还在她身边时，她总是盯着我的外表、言谈和吃相（总会说"玛莎，你要吃得慢一些"），而且通常对我百般挑剔——她从来不会真正认可和接纳我本来的模样。她确实很爱我，这一点可以肯定，但她并不是真正喜欢或欣赏我这种人。对她而言，婚姻和孩子至高无上，就像那个时代大多数塔尔萨女性一样。

不容选择的"自由"是一种假象

在沙斯塔禅寺待了大约一半的时间时，我感觉我需要独自进行一次长程冥想。但未经允许，我不能临时变更在禅寺的计划，于是我找到寺院法师，向他解释我"想要做"也是我"需要做"的事。

他看着我，微笑着说："嗯，如果你需要那么做，就应该那么做。"听到他那么说，我觉得很振奋。他接着说："你知道我们这次并不举办长程冥想，但是禅寺门口的街角处就有一家假日酒店，你可以去那里独自静修三天，完成后再回来。"他的这些话仿佛是当头一棒。我喃喃自语道："也许是我搞错了，我再仔细考虑一下吧。"

我最后当然没去假日酒店。法师正是用这种方式迫使我自省："嗯，我真正想要的是什么？我真的是想一个人离开，还是想留在这里？"

我想清楚了，我希望继续留在这里修习。

将法师的这种策略迁移到心理治疗中并不困难。当某位患者说"我真是受够了……我想要换一位治疗师"时，其实她通常不是真想另外匹配一位治疗师，她真正渴望的是有人能够帮助她减轻痛苦。针对这种情况，我通常会这么回应："嗯，你希望我帮助你介绍一位新治疗师吗？"这就类似有孩子吵闹说："我真受够了，我要离家出走。"其实，她并不是真想离家出走，而只是想要她妈妈不再做那些烦她的事情。这时，妈妈可以说，"嗯，你需要我帮你收拾行李吗？"

在这些不容选择的情况下，"自由"就成了一种假象。人们感觉自己似乎可以选择，可以接受帮助来达成特定目标，但其实这是一种假象。患者并不是真正想要更换治疗师，孩子也不是真正想要离家出走。我经常遇到这种情况，通常都会直言不讳地予以回应，迫使患者关注其真正渴望的东西，这种策略非常有效。

这是我从禅宗中学到的简单"一招"，我可以把它运用到心理治疗当中，但我不想止步于此，而是希望将禅修的各个方面都整合融入心理治疗过程。我之后对德国禅师威利吉斯的访问之旅终于帮助我实现了这一夙愿。

但在谈及那部分之前，我还需要针对我所理解的"接纳"给出清晰的描述，尤其是要说明"全然接纳"（radical acceptance）的含义。

第 27 章

不仅仅要接纳，更要全然接纳

我很想给你讲一个我自己的故事，以作为不能全然接纳而导致失败的反面教材。

那是在 1991 年年初，我有幸与朋友兼同事埃德娜·福阿约好一起去以色列度假，埃德娜的女儿在当地生活。我当时正在英国剑桥休假，撰写我的 DBT 专业图书。你们现在已经很了解我了，应该知道我热爱旅行，很喜欢探索新的地方。于是，我租用了一辆车，计划去参观一下戈兰高地，该地区在当时经常发生武装冲突。埃德娜和她女儿担心我独自开车游荡会很不安全。于是她们给予我各种指点："当你在路上开车时，无论是谁叫你，你都不要停车，即便是警察也不行。"埃德娜告诉我："你一旦停车，就很可能遭到绑架。"

我就这样启程了，眼前的这条路似乎能带我抵达目的地。于是我便沿着这条路径直驶向戈兰高地。我发现原本铺设整齐的道路逐渐变得坑坑洼洼，车子开始在一条土路上颠簸行进，后来走着走着干脆没有路了。我能看到远处山道上行驶的汽车，但不知如何才能抵达那里。我想自己肯定是在哪个不应该转弯的路口拐错了弯，走错了路。我觉得自己的这个推断一定符合事实，为此感到有些恐慌，决定原路返回并坚定地告诉自己："我不赞同你慌不择路，原路返回是最佳方案。"于是，我继续沿着那条路往回行驶。

过了一会儿，在我面前突然出现了一个那种典型的以色列集体农场，于是我下车和那里的人们攀谈。天色渐晚，我必须回去了，但问题是我迷路了，每条路貌似都通往悬崖。我开始担心汽油不够用，也担心埃德娜会来找我。这时恰巧还有个骑马的人从我面前疾驰而过，尘土飞扬。这一切开始让我感觉像是在做一场噩梦，我很担心自己会被抓起来，然后我的朋友们会发现我这人可真是个倒霉鬼。

我停车鼓励自己说："玛莎，你拥有博士学位，一定能想出逃离这里的办法。"于是我给自己制定了一条新规则："如果你发现自己走错了一条路，那你就不要再走这条路，因为再走依然会错。"不过我当时发现，所有看起来正确的路其实都是错误的，而其他那些路似乎都通向悬崖。我就这样在那里兜了好几个小时的圈子。

但我最终还是安全回来了。

我给自己制定的这条新规则"当你发现自己走上了一条错误的路时，不要再走一遍，因为依然会错"正是"全然接纳"的示例，其实在那一刻之前，我一直都没有真正理解这条规则。这种情况就好像你把钥匙放错了地方，找遍所有明显之处都没找到，然后你会开始搜索那些不太明显的地方，但还是没有找到，于是你就会再去检查一遍刚才已经找过的明显之处，但这样做也不会突然就有好运降临。你必须接受这个事实：如果你搜寻明显之处未果，再去搜寻就纯属浪费时间，钥匙不可能在那些地方。我觉得我们所有人都会经常犯这种错误。

我的禅师给我讲过一个有关接纳的故事，是他在另一位心灵导师安东尼·德梅洛（Anthony De Mello）的著作中读到的。

有位男士购买了一幢新房子，计划在房子后院建造一个美丽的花园。他遵从园艺书籍中的详尽指导，十分卖力地在花园里劳作，但花园的草坪上还是会经常出现很多蒲公英。第一次发现那些蒲公英时，他认为只要简单地把它们拔了就行，但事情没有这么简单。于是，他开始使用除草剂，短期内还挺管用，但很快这些蒲公英就又长出来了。然后，他就更加卖力地劳作，双管齐下，一边拔除蒲公英，一边施用除草剂。一时间蒲公英全部消失了，或者说至少他深以为然。

但是，第二年夏天，蒲公英又卷土重来。于是，这位男士认为问题出在草的种类上，他花了一大笔钱铺设全新的草皮。这招很奏效：蒲公英全部消失了，他欣喜异常，开始尽情享受他的美丽花园，但蒲公英很快又再次现身了。

有个朋友告诉这位男士，其他邻居的花园都会有这些令人讨厌的杂草，于是他就跑到所有的邻居家劝说他们清除蒲公英。邻居们都照做了，但依然无济于事，蒲公英还是会接着长。

到了第三个年头，这位男士已经被激怒了。他先是向当地专家请教，阅读更多园艺相关的书，还是没能找到彻底解决蒲公英的方案；然后，他写信给美国农业部寻求建议，深信那些人肯定能帮上忙。

数月之后，他收到了一封官方回信，非常兴奋，觉得这次终于有人能帮上忙了！他撕开信封开始读信："尊敬的先生，我们认真考虑了您的问题，并且咨询了我们所有的专家。经过慎重考虑，我们为您提出的最佳建议是，先生，请您学着爱上那些蒲公英。"

我经常会给患者讲这个故事，希望他们能够充分领会，并在合适的时机告诉自己："嗯，我知道蒲公英又来了。"换句话说，问题不会轻易消失，想要继续前行，最佳方式就是尽己所能与问题和平共处。

"全然接纳"是指你要完全如其所是地向真实存在的现实开放，而不是和现实"发飙"，并且任由自己的愤怒情绪滋长。那么，"接纳"和"全然接纳"又有何区别呢？我通常会这样向患者解释：

"**接纳**"就是承认或确知发生的现实真实不虚，并且放弃与现实的斗争（和想要发脾气的冲动）。

"**全然接纳**"则是运用你的心智、心灵和身体去接纳一切，接纳来自你灵魂深处的东西，打开你自己并允许自己全然体验发生在此时此刻的现实。

我的一位患者更喜欢用"全然承认"来代替"全然接纳"这个词。其实它们说的是一回事。

接受过 DBT 治疗的患者通常会这样描述"全然接纳"：

帮助我渡过难关的 DBT 技能有很多，最初的一项就是"全然接纳"。那意味着我必须接纳我在感到很抑郁的同时尚可正常生活，我在感觉抑郁的同时还能继续工作。我们必须全然接纳自己在此时此地的状态，同时还要继续生活；必须学会接纳在抑郁的同时依然拥有人生。而且，我们的确可以相当好地做到接纳，逐渐懂得好事和坏事完全可以并存。例如，我今天过得糟糕透了，同时我还能出门散步、遛狗。这种接纳真的令人十分愉悦。这也是在学习如何发现一种值得过的生活。我可以感到抑郁和悲伤，但那并不等于我在生活中毫无乐趣，只有无尽的抑郁和悲伤。我从 DBT 中学到的至关重要的一课是"一切终将逝去。"

青少年患者最喜欢的技能正是"全然接纳"。因为它意味着：该是什么就是什么，一切发生的事自有因缘。他们渴望父母能够全然接纳他们本来的模样。他们意识到唯有接纳才能令改变发生。

针对治疗师和患者的接纳

治疗师必须接纳患者，这意味着不仅仅要接纳，更要全然接纳。治疗师需要从灵魂深处接纳患者。这一点做起来并不总是那么容易。治疗师通常都不愿意治疗这些患者，大多数治疗师都想将他们赶出治疗室。所以，我们必须如实接纳患者本来的模样，必须接纳治疗进程会异常缓慢，必须接纳患者第二天就可能自杀的事实，也接纳我们会因此遭到起诉的可能性。

当我逐渐认识到这一切之后，我才算真正踏上了开发 DBT 的旅程。

对我的患者来说，接纳会异常艰难，因为他们的生活通常都极度悲惨，可以说他们是这个星球上生活得最痛苦的人，他们的痛苦和烦恼都异常强烈，而且他们会经常攻击治疗师。我自己就经历过很多次这种攻击，我的学生们也经常来到我的办公室，不停地抽泣说："他们冲我大喊大叫，还辱骂我，他们怎么能那样对我说话，这些人真可怕，我再也无法忍受了。"我一般会这么回应学生："请留意，你不能因为患者有问题就讨厌他们，因为我们的工作就是帮助他们解决问题，他们现在已经在你办公室里把所有问题都展现出来了，基本上这些就是我们需要治疗的问题。他们的这种展现对我们来说有益无害，当然这个过程会令你感到非常艰难。"

对于患者而言，接纳正是改变的第一步。为了改变自己真实的模样，你首先必须接纳自己真实的模样。现实就是现实，如果你不喜欢它，当然可以改变它。以下是有关全然接纳的六个要点。

* 想要从痛苦中解脱，就要从内心深处接纳现实。让自己全然遵照现实，放弃与现实的斗争。
* 接纳是"越狱"的唯一路径。
* 只有当你拒绝接纳痛苦时，痛苦才会对你"穷追不舍"。
* 接纳意味着你决定耐受痛苦。
* 接纳是去了解现实。
* 接纳某事并不等于评判其为好事。

假如你能够"臣服"于现实生活，全然接纳生命原本的模样（心甘情愿、毫无怨憎、不带愤怒），那你就获得了立身之本，就能站稳脚跟，继续前行。请不要再问："为什么非得是我经历这一切？"所有发生之事已然发生，全然接纳意味着停止挣扎。

问题在于告诉一个人何为全然接纳和如何全然接纳可是截然不同的两件事。很难用语言完全解释清楚什么是全然接纳，它真正发生在一个人的内心世界。或许你并没有像我那样的开悟体验，但通过践行全然接纳，你就能在生活中勇往直前，不断地成长并改变自己。

接受过 DBT 治疗的人们常常会这么说：

全然接纳改变了我的人生。我的心理治疗师经常问我："你是否想逃离'地狱'？"我会回答："我当然想。"然后治疗师会说："那你必须练习全然接纳。"全然接纳有时真是异常艰难，特别是在遇到令人难以忍受的痛苦时，但全然接纳的确非常有效。

接下来介绍的这项技能也涉及全然接纳，那就是"转念"（turning the mind）。全然接纳很难一蹴而就，你必须反复练习，必须练习朝向接纳"转念"。这就像是你走在一条路上，总会不停地误入歧途，而真正的方向只有一个，那就是"接纳"，走其他岔路都表明你在"抗拒"。所以，"转念"是说你需要不断转换思维以确保自己行进于"接纳"之路上。

这个过程或许非常艰辛，你必须反复投身练习，这就如同持续穿行在伸手不见五指的迷雾中，然后在某个时刻，突然云开雾散。好消息就是如果你能持续朝向"接纳"练习"转念"，那么你最终将会收获更多践行接纳的机会。真正那样去做之后会发生什么？嗯，你的痛苦将会减轻。痛苦变成了普通的疼痛。

寻找一个种满郁金香的花园

全然接纳和"愿意"很相似，最早是杰拉尔德·梅为我指明的这个方向，他向我介绍了"愿意"这一优美理念。"愿意"意味着你要允许这个世界如其所是，而且无论现实怎样，你都愿意投身其中。

每当我试图解释"愿意"时，我就会将生活比喻成玩牌。请想象你正在玩纸牌游戏，你会抓到属于自己的一手牌，别人也一样。现在，玩牌的目的是什么？那就是要把你手里的牌都打出去，对不对？游戏规则就是这样设置的：抓牌，然后出牌。

所以，当你抓到自己的一手牌时，别人也都抓到了他们的牌。假如就在这时，有位牌友突然对他抓到的那手牌深感气愤，很不满意，把牌都扔了出去并说："我不喜欢我的牌，我想要一手不同的牌。"你可能会劝他说："但这些就是你抓到的牌。"他继续说："那我不管，这不公平！"你再次强调："嗯，可是你抓到的就是这样的一手牌。"可是，他根本听不进去，只会一直嚷嚷："不！我不想要这副牌，我不玩了。"

面对这种情况，你会做何感想？你还想继续和他玩下去吗？应该不会。而且你认为最后谁将赢得这场牌局，肯定不是遍地扔牌的那个家伙。事实上，为了能够有机会赢得牌局，我们就必须继续玩，尽力打好抓到的这手牌。"愿意"体现为对现实的接纳。

我在之前的章节中说过下面这句话，其实它也非常优美地道出了愿意和全然接纳的本质，所以我想在这里再次引用它。

如果你是一朵郁金香，就不要努力成为一朵玫瑰花，请寻找一个种满郁金香的花园！

我也曾提到过，我的所有患者都是"郁金香"，但他们却都想努力成为一朵"玫瑰花"。这样做毫无意义，只会把自己逼疯。我发现他们中的有些人缺乏培植他们想要的花园的园艺技能，但幸好我们每个人都能通过学习来掌握这些技能。

第 28 章

继 续 前 行

　　威利吉斯·雅格尔是德国本笃会的禅宗导师，他曾到日本学习禅修，并于 1981 年在德国巴伐利亚北部创办了一家禅宗冥想中心。他富有远见，也有点激进，他把基督教、禅宗传统和现代科学的洞见结合在一起，以获得一种超越忏悔或宗教的体验。

　　他的这种做法激怒了天主教会，枢机主教约瑟夫·拉辛格（Cardinal Joseph Ratzinger）曾于 2002 年禁止威利吉斯在德国公开发表演讲。经过短暂的沉寂之后，他继续挑战教会权威且公开发表言论。

　　不过，我第一次见到威利吉斯是在俄勒冈州波特兰的静修营，那时的他还不像后来那样"臭名昭著"。那是在 1983 年 11 月，我刚刚离开沙斯塔禅寺没几天。威利吉斯当时留了一头白发、皮肤黝黑且很有主见，他本人充分诠释了什么是"魅力非凡"。我们会面的地点是一间狭小私密的房间，我当时感到有些胆怯。

威利吉斯一上来就问我："你今年多大了？"我觉得这个问题很奇怪，直接回答说："我今年 40 岁了。"他打量我一番后说道："这个答案太无聊了。"接下来我们两个人就在那里呆坐了一分钟，也许还不到一分钟，然后他再次问道："你今年多大了？"这一次我回答说："永恒（forever）。"他笑着说："不错，看来你的禅修体验已经颇为深入。"

在禅宗的世界里，不生不灭，唯有永恒。用威利吉斯的话说，就是去体验我们每个人都是同一本源的各自显化。追本溯源，众生一体。

置身于完全陌生的环境

沙勒姆学院的朋友们曾建议我跟随威利吉斯学习，但是沙斯塔禅寺禅客小组的成员则会这么告诫我："不，你不要去，加入那边的小组会令你非常痛苦。"他们想要表达的是威利吉斯那里对于修行者的身体状态和情绪能力的要求都会更高，不过我完全听不进去这些劝告。于是，在 1983 年 11 月 11 日，也就是在我离开沙斯塔禅寺大约一个月之后，我决定启程前往威利吉斯在维尔茨堡创办的禅修中心，我在倍感兴奋的同时也有些许不安。我原计划只待一个月，结果却待了四个月之久。

在沙斯塔禅寺，我身边经常围绕着"传法"之人，每隔两天就会有法师用英语教授心灵课程。我们这个禅客小组还会由一位受训中的僧人专门负责照看，也就是说每个人在这里都能够获得关于禅修的个性化反馈。

但是，德国本笃会禅修中心的情况却很不同，这里没有老师给予我们很多有关修行的建议，主要训练模式是威利吉斯和学生进行"一对一"的会谈，他经常会用半小时时间为学生们"开示"，学生们总是全神贯注地聆听，即便那些内容都已耳熟能详。

但是，威利吉斯在和学生单独会谈或是给大家"开示"时通常都会使用德语。我因为找不到人帮忙翻译，所以基本上什么也没学到，不过我还是能够感觉到他的这些教导很有吸引力。我能够"感觉"到自己可以完全融入会谈，即便我对他谈论的内容一无所知。我的这种体验发生于内在，如同禅宗所说的"悟"。

我在去德国前曾经告诉自己："你到那里可以是为取悦老师，也可以是为学习，但你不能二者兼得，必须选择其一。"我最终选择学习，这绝对是明智之举。人们通常将我奉为导师，我也的确经常充任导师，但令很多人无法理解的是，其实我也很喜欢做一个追随者。

冥想带来的挑战

威利吉斯每隔数周就会在本笃会禅修中心举办禅修营，这种禅修通常被称为"摄心禅修"。"摄心"从字面意思来看是"触及心性"，它传递出禅宗的核心教义：众生一体。为期六天的摄心禅修旨在让你和同修共同体验这种"一体感"，而并不是为了实现"开悟"之类的个人目标，尽管"开悟"有可能随之而来。

本笃会禅修中心的学习临近结束时，我在给妈妈写的信中提道："真的难以描述我在这里的经历，无法言说，我完全投身其间，一切尽在不言中。"

摄心禅修的核心是密集冥想，每天要完成 3～4 次，每次持续大约半小时。大家盘腿坐在地板的垫子上，保持背部挺拔、睁开双眼并全程止语，也可以坐在蒲团上让臀部略高于地面，面向墙壁。这些训练旨在让我们向内探寻并如其所是地留意当下的现实，单纯地留意，而不加分析（这么做对心理学家来说真的很难）。单纯观察而搁置分析，这正是冥想的要义。

我之前提到过，我不能盘腿而坐，那会引起我腿部的剧痛。于是，我只好找到一把椅子坐着练习。我们会将双手放在大腿上，掌心朝上，然后开始冥想。有时就只是练习禅宗呼吸，即"数息"：吸气时数一，呼气时数二，再次吸气时数三，再次呼气时数四……依此类推，一直数到十，然后再从一重新开始数，整个练习过程都是周而复始地数呼吸。我在教授冥想时会告诉我的学生，练习要点在于每次只关注一个对象，而且无论它是什么，练习目标都是达到头脑清晰、情绪平和的状态。

像水牛一样行走

就禅修传统而言，通常在坐禅间隙会穿插一次长约五分钟的行禅。我问禅修中心的老师如何行禅，她毫不犹豫地回答说："就是像水牛一样行走。"很遗憾，我没有一听就懂。于是，我给自己定下规则：我就仿照旁边人走路的模样走路就行。

威利吉斯非常推崇行禅，在摄心禅修期间，他有时会要求我们到花园小径或林中小路上行禅，要保持双目低垂，他还指导我们说："你们要成为行走本身。"行禅其实比你想象的要难——不能任思绪纷飞，不能东张西望，也不要声声入耳，就只是行走，并且成为行走本身，而在这个过程中，分心会给你带来挑战。我时常体会到自己是在"经历行走"，而不是"主动行走"，这正是威利吉斯所说的"成为行走本身"。

有一天，我在摄心禅修时行禅，突然回忆起自己曾在精神病院多次看到患者双手绞在一起走来走去。于是我在行禅时也会把双手绞在一起，是为致敬所有的精神病患者。我很想对他们说："你们今天不必再绞紧双手了，因为我已经为你们做了。"我至今仍然保持着这种习惯，后来，我在美国领导摄心禅修时仍然会绞紧双手。

摄心禅修实践

本笃会禅修中心的每一次摄心禅修都会持续六天，每天都是遵循同样的规程。我们会在黎明前起床，坐禅吃早餐，然后继续坐禅和行禅，接下来是午餐时间，基本就是这些安排，直至一天结束。或许听着有些奇怪，但其实摄心禅修真的会令人感到精疲力竭，因为这些练习会消耗大量精力和能量，集中注意力对大脑而言是非常艰辛的工作。我的朋友马丁·博胡斯在谈及第一次练习摄心时说："我觉得那比爬山还要累。"

除了学员和禅师之间必要的互动，摄心禅修需要全程保持止语。本笃会禅修中心的每次摄心禅修通常会有一百多位参加者。学员们需要排队获得和威利吉斯或另一位导师的交谈机会。每当威利吉斯摇响一个小铃铛，学员就可以进去向他提问，请他解惑。然后，他会再次摇铃示意，学员依次进入。

禅修也分等级，高阶学员通常会站在队伍前排，他们主要钻研"公案"，即一些似是而非的禅宗故事和寓言，帮助人们了解并深入其真实自我，学习向禅师展现个体的本性。位列高阶学员之后的是那些还没获准参究公案的学员，接下来才是那些"在家"的修行者，这其中就包括我，我排在那条长队的末尾。我很喜欢这样，毕竟我在我的实验室永远都是排头兵，而在本笃会禅修中心却位列末尾，这是一种十分美妙的平衡之道。

通过公案学习

接下来，我来列举一些简单的公案，比如，"天上有多少颗星星""让禅寺的钟声停下"和"让富士山挪动三步"。还有一个公案很经典："请问狗有佛性吗？"我能听到你在问："啊，玛莎，这些问题的答案是什么？"不过，我不会告诉你答案，就像我从来不会告诉我的学生答案一样，因为直接揭晓答案会让学生一无所获。

公案通常不会像一般问题那样拥有标准答案，比如"太阳距离地球多远"或是"地球上有几大洲"这类问题。同时，公案也不是虚无缥缈、超自然的幻想。在参究公案时，学生们不需要分析，而是需要通过冥想和整体思考"直抵"答案。参究公案并不是智力活动，你需要做的是保持全然开放，允许答案自然浮现。一旦发现了它们，你将欣喜若狂，那种感觉就仿佛是："哇！真不敢相信，我竟然做到了！"（顺便说一下，针对"天上有多少颗星星"这个问题，肯定不能以某个具体数字作答。）

参究公案是一种洞察现实本质的方式，而我们通常只会用一种支离破碎的方式感知现实。洞察现实本质意味着我们能够亲见佛性，亲证万物同源和宇宙一体。

学生会向导师报告答案，似乎自己的答案是唯一的，其实每一则公案都可以有很多解，只要学生给出的答案能够契合这则公案蕴含的普适真理即可。学生需要通过表演或者演哑剧的方式来向老师呈现他的答案。我有时会变得太理智、太善于分析，所以威利吉斯会经常告诫我说："留意你正在陷入概念，玛莎，不要陷入概念。"每当这时，他会摇铃示意，我就会放下现有的思维方式，转而探寻崭新的方式。

与威利吉斯相处是一件幸事

我很喜欢明斯特施瓦尔扎赫禅寺的简约之美。这里的一切都很美，里里外外都是。禅修道场正对着一个很大的金锣，禅寺内部的禅修室布置得很简洁，摆放着精心装饰的插花，用餐时，桌上也会摆放一些小花。室外的花园里流淌着好几条小溪，矗立着各式各样的雕像。这里的一切都颇具禅意。

这座禅寺建于 20 世纪 30 年代晚期，但其实这里从公元 8 世纪开始就建有一座禅寺，之前的那座在 18 世纪被大火烧毁了。禅寺的周围很有田园风情，往西不到一英里就是美因河。

我在这里度过的大多数时光都非常快乐，就像我在沙斯塔禅寺时一样。但是，本笃会禅修中心有一位同修很沮丧，他似乎对我表现出的开心颇为愤怒。我告诉他："我如果开心，就会忍不住表现出来。"根据辩证法，我完全可以在某个时刻为我生活和旅途中的不同方面同时感到很开心和很难过。

不过以上说法并不适用于我的背痛。我试过了几乎所有的策略，散步虽然有助于缓解，但并不能根治背痛。有一天，我在坐禅时体验到了强烈的背痛，然后突然意识到其实它完全"无关紧要"，既然这种疼痛并不会让我真正面临危险，那我就没有必要那么重视它。这份洞见让我获得了重大的突破，帮助我之后安然度过了很多疼痛更加严重的时刻。

我本来不想提及身体疼痛，但在我无意间和威利吉斯说起时，他立刻就想要帮我解决这一问题。他把我带到楼上的禅修室，让我平躺在地板上，我照做了，但很快就有人敲打我的腿，提醒我那样做很不妥，我拒绝睁眼和回应敲打我腿的人，就只是一直躺着练习冥想。不过，我觉得自己还是不适应躺着冥想的方式，于是我尝试找到一把带有扶手和靠背的椅子坐着练习。我在大腿上放了一个垫子，将胳膊放在垫子上来支撑肩膀，这样能帮助我在练习时减轻背痛。

然而，就像这样坐在椅子上坐禅需要保持相当谨慎的态度。人们会很自然地想要从众，做"应该"做的事。冥想练习时，你"不应该"坐在带扶手和靠背的椅子上，而是"应该"盘腿坐在地板上。但是，我的练习究竟是为了让他人印象良好，还是为了让自己学有所得？我当然会选择坐在带扶手和靠背的椅子上，让自己以相对舒适的姿势学习冥想练习。本笃会禅修中心的工作人员每次见到我坐在椅子上练习，都会说："玛莎又是这副模样，快点从你那女王宝座上下来吧！"然后，他们就会尽力将我从那张带有扶手的红色大椅子上拖拽下来。

在我和威利吉斯会谈时，他会使用非常流利的英语。会谈时间很快就从 5 分钟增加到了 10 分钟，然后延长到了 15 分钟，比他和其他学生的会谈时间都要长。这或许多少是因为我听不懂德语，他想多补偿我一些会谈时间。为此，他和我说过很多次："玛莎，我希望你能理解我今天讲的内容。"随着时间的推移，我们之间的联结日益深厚，很像我和之前在洛约拉大学的心灵导师安塞姆之间的那种联结。

在那个时期，我时而欣喜若狂，时而又深切悲伤。有一次，威利吉斯对我说："玛莎，你一直都在受苦。我自己已经不再受苦，但我能明白你的苦楚。"这番话对我而言如同一份充满爱意和认可的抱持，仿佛他能洞悉我的灵魂，看见我的痛苦烦忧，然后将它们捧在手心。我感觉自己深受他的滋养，但我同时也会因为想要在禅修上更加精进而备受煎熬——我需要参悟公案，忍受冥想时的身体疼痛以及痛苦情绪的爆发。我一定对威利吉斯发过这些牢骚，他听后会这么问我："这么说你想退出，是不是？你不想继续修行，是这样吗？"

事实上，我的确想过退出。但当我听到他这么问时，内心深处的第一反应就是："不，我绝不退出，我绝对不会半途而废，我是你最忠诚的追随者。"以上这些话，我几乎是冲他喊着说出来的，这于我而言是一个关键时刻。

禅与"一体"

摄心禅修的体验就是"体验"本身，和智识完全无关，这就是禅。它的重点在于你如其所是地存在，体验"存在"本身。这类似于下面的情形，你在火车站抬头望向站台的大钟，意识到那就是大钟，它就是那个模样——万物如其所是，别无其他。

我们通常会将宇宙视为是彼此分割的部分以一种创造性的方式互动并结合而成的整体。但在禅宗里，在现实中，万物相联，众生一体。我们每个人都是"一体"、本源、现实本质的一种"显化"。

简明而重要的收获

我之所以前往沙斯塔禅寺和本笃会禅修中心学习，初衷都是为了掌握接纳技能。禅的本质可以归结为接纳发生的现实、接纳生活的现状。

我在本笃会禅修中心进行摄心禅修期间，有两个简明、实用的练习对我
之后开发DBT的全然接纳技能影响很大。

第一个练习是指，在吃饭时，包括威利吉斯在内的所有人都必须端
坐在座位上，直到餐厅里的每个人都吃完才能离席。我本来吃饭就很快，
这点一直都令我妈妈很气恼。所以，在本笃会禅修中心吃的每一顿饭对
我来说都饱受折磨。静坐和冥想早已令我精疲力尽，我只想快点吃饱喝
足后能躺在床上小睡一会儿以积蓄精力继续冥想。遗憾的是，我们都必
须等待最后一位用餐者吃完才能离开，而且总会有人吃得很慢很慢。每
当这时，我的耳边就会响起咔嗒、咔嗒、咔嗒的声音，这是还在吃饭的
人使用刀叉接触餐盘时发出的声响，这种声音持续不断，而我必须耐心
等待，直到它们销声匿迹，一切归于安静。如果说有什么真正教会我全
然接纳，那就要归功于这样的经历。

必须等所有人都吃完才能离席的这条规则对于练习全然接纳可谓效
果显著，于是，我在之后自己带领禅修时也会引入这个练习。

第二个提升我全然接纳技能的练习是"帮厨"。在禅寺的厨房里，每
个人都各司其职，我通常负责洗碗。我做事总是很有条理，因此会迅速
完成这类任务。但是，你一定猜得到……我的工作伙伴却都全无章法，
做事拖延。为此，我需要再次练习全然接纳，无论是否喜欢，我都必须
保持耐心。为了纪念这份经历，我后来在自家厨房安装了一个很大的喷
水式水龙头，它和禅寺厨房里的一模一样，这样每当我使用水龙头时，
就能提醒自己要在每一天中都练习全然接纳。

终于拥有了自己的"家"

在本笃会禅修中心，我们有时会在"家庭餐桌"上一起享用简单、
美味的素餐，围坐在长桌边，威利吉斯和其他导师就可以很方便地看到

房间里所有的参与者，包括工作人员、短期访客和我，我是这里的第一位也是唯一一位长期访客。在"家庭餐桌"旁坐下用餐前，每个人都需要先站在座位旁，等待所有人到齐，然后一起鞠躬入座。

能够在"家庭餐桌"入座对我而言并非小事，威利吉斯经常招呼我坐在他身边，特别是我在 1983 年 11 月首次到访之后的数年间，威利吉斯常说："玛莎，过来挨着我坐。"然后，在我离开之前，他身旁的位置就成了我的专属座位。他的这种态度让我感到自己被深深地抱持着，这份被当作家庭成员且被全然接纳的深刻体验对我产生了前所未有的疗愈力量。

妹妹艾琳曾对我说："玛莎，你从小就没有属于自己的家，没有你真正需要的那个家。"艾琳所言不虚，而当我坐在威利吉斯身边时，平生才第一次理解人们所说的"回家"过圣诞节究竟是何意。此后多年，我都会一直回到本笃会禅修中心过圣诞节，时至今日他们对我来说依然是"家人"。

在首次拜访本笃会禅修中心之后的那些年，我逐渐认识了很多同伴。其中，特别重要的一位就是比阿特丽斯·格里姆，她是一位教授默观祈祷和心灵舞蹈的老师。因为她的缘故，我也爱上了跳舞。在那些温暖的晚餐后的时光，我们小组的同修都会到室外宽敞的车道上翩翩起舞。跳舞的时光真是令人非常快乐。

我们跳舞时会手牵手围成一圈。我现在在美国举办禅修营或是其他聚会时，跳舞都是必备节目。我之所以让人们跳舞（让治疗师结对跳舞，让患者结对跳舞），就是想让他们能够彼此联结。我自己也会和患者一起跳舞（前提是他们愿意），因为我认为这种方式最能够让他们体验到"一体"的感觉，并且能够提醒我们每个人都要保持正念。我在和治疗师团体工作时也会邀请他们跳舞，大家都叫它"DBT 之舞"。我也会要求治疗师遵循这种模式，回去后和患者共舞，就如同我们在治疗师团体中一起跳舞那样。

心存善意的自私时刻

我于 1983 年 11 月来到本笃会禅修中心，原计划待一个月，但归期很快就到了。一想到要离开，我就感到无法承受，我需要继续深入学习，才能真正将我在中心的所学融入 DBT 技能。

想都没想，我就拨通了系主任的电话，请求他再给我三个月的时间继续学习，在这期间可以不用付我薪水。我本以为我的提议合情合理，毕竟我这么做是为了之后能够给患者提供更高质量的心理治疗，而且这三个月我也不要薪水。

但我后来才明白，这种做法算是我平生一切麻木不仁之举中最糟糕的一例。

首先，我完全忽略了我本应在下学期承担具体教学任务这一事实。其次，我的离开会导致一些学生因为没有导师而无法毕业，有谁会接替我来指导他们？我的学生安德烈·伊凡诺夫现任哥伦比亚大学教授和莱恩汉研究所（Linehan Institute）所长，她当时对我深表愤怒，时值她在做毕业论文，却中途就被我"抛弃"，为此她有五年时间没有理睬我。（我们在五年之后恢复了联系。）再次，我当时才刚刚获得终身教职，同事们会认为既然我刚如愿就跑掉，为何当初还要给我终身教职？

说真的，多年以来，我为自己犯下的这个愚蠢错误付出了看似不明显其实相当巨大的代价。

我当初致电系主任请求延长三个月假期时，他最开始大概是这样反应的："你这是什么意思？你现在有了终身教职，却想着离开，然后让大家都来给你收拾烂摊子？你可真是自私至极。"但他最终无论如何还是同意了给我延长三个月假期，而且他后来对我说："玛莎，你的本意不错，但你经常意识不到自己的言行对身边人会产生什么影响。"他所言极是，我当时只考虑到了我自己和我的需要，一心念及如何最有利于我开发新疗法，而完全没有顾及我这么做给别人造成的影响。

一种紧张而不安的感觉

每当我在摄心禅修中出现越来越紧张的情况时，比如我开始因为妈妈而哭泣时，威利吉斯就会建议我外出散步，投身于大自然。那里的山谷的确非常美丽，远远望去是皑皑白雪覆盖的群山，那是我见过的第一个可以和西雅图自然风光相媲美的地方。在散步时，我的所有感官都会浸润在这般美景之中：色彩缤纷的花朵，阵阵袭来的花香，拂面而过的微风，林中传来的鸟鸣……如果我全心投入其中，我真的可以感受大自然的丰富多彩。那座山谷深深触动了我的五种感官。

我在那年冬天 11 月首次拜访本笃会禅修中心时，其实并没有对那座山谷有如此丰富的感官体验。不过，随着时间的流逝，我关于那里的诸多记忆（在不同时间的记忆）已经被捆绑成了一个整体。所以，很容易想象，初次访问时，我真的能闻到花香、感受到微风拂面并听到鸟儿鸣叫。人类的想象力就是这么神奇。

在禅修中心待了四个月，每隔数周就要参加一次摄心禅修，这种强度确实称得上"密集禅修"，更何况我不会错过分毫的学习机会。但我之后发现，这种修行方式对我的大脑来说是很重的工作负担。

并且，我一直都有一些令人不安的感受，我开始担心并鼓励自己说："你是一位心理学家，一定可以做点什么来帮助自己。"于是，我走了很长一段路。从禅修中心直接走到城里，一走就是好几个小时，一个街区接着一个街区，还不忘数一数墙上的每块石头。我提醒自己，只要我能保持专注，我就没事。最终，我的那些感觉平息了下来。

我必须放下那份渴求

在沙斯塔禅寺时，老师就曾指出禅修的终极目标是体验开悟，更何况我已经真切体验过那种具有转化性的"绣球花时刻"了，尽管我当时并不知道那就是开悟。所以，我再一次开始渴求我曾经拥有的那种体验。

因为无法入睡，我经常会在夜间散步。有一天晚上，我正走在回禅寺的路上，在一个转角处站了一会儿。只是站在那里。我突然意识到，我的大脑中一直都在上演"肥皂剧"。我一直在反刍，就像抑郁了一样，不停反刍、忧虑、内疚、难过、自我批评。然后，我又突然灵机一动："稍等，我不是必须要打开那个讨厌的肥皂剧频道，那一切都毫无意义。"想到这点，我有一种自由的感觉。在那个阶段，我还在苦苦渴求之前的那种开悟体验。但意识到自己必须放下那份渴求，必须放下想要再次体验开悟的渴求。

一次未经规划而投身体验的旅程

威利吉斯经常建议我和他一起旅行，有时是一日游，有时可以多玩两天，由我来充当向导。我在旅途中会继续给妈妈写信，现在回头看那些信，我会发现自己真是"经受"了一次冒险之旅。1月17日，抵达苏黎世；1月23日，抵达卢塞恩；1月24日，抵达蒂罗尔；2月1日，抵达慕尼黑；2月4日，抵达加米施；2月18日，抵达因斯布鲁克。看到这些记录，你应该能够明白我们的旅行节奏。部分我寄给妈妈的明信片上会印着美景或群山，但大多数印着教堂和一些优雅的老式建筑，例如，乌兹堡大教堂的正厅，因斯布鲁克皇家教堂，还有慕尼黑最著名的主街，在那里能看到中世纪建造的大门。每当我走进一间教堂，就会为我妈妈点燃一支蜡烛以表达祝福。

我给她写的明信片大部分都是在简单记录我观察到的事。

妈妈你好，我现在正在开车返回乌兹堡的路上。我参加的课程在今天早上差不多就结束了，我们留下来等待威利吉斯为两个孩子完成受洗礼。您一定会很喜欢这些孩子！其中一个是三岁的小女孩，她穿着白色长裙，脖子上系着粉色丝带；另外一个是五岁的小男孩，他穿着蓝色天鹅绒裤和西班牙式的短背心，外面穿着一件带褶皱花边的白衬衫，他也打着粉色领结。还有一个九岁的小女孩在旁边吹着长笛，我们一起唱歌，点燃蜡烛……接下来的沉思冥想课程将从下周三晚上开始，持续四天，然后是六天的摄心禅修（这些课程对我来说大同小异），完事儿后我们就会回家。

我写这张明信片时已经接近那年的 2 月底了，就在我返回西雅图的前几周。我已经"熬过"了相当漫长的旅途，当时我的心境和四个月前刚启程时的心境已然迥异。我用"熬过"而没有用"度过"一词，是因为沿途发生的一切几乎完全不受到我个人的控制。

在那期间，我一直都在和一种由不断加剧的"低价值感"引发的消极情绪抗争，同时还要消化因尚未完成心灵追寻而生发的痛苦，我经常发现自己泪流满面。

后来，我收到了妈妈寄来的一封信，她在信中用"我最亲爱的女儿玛莎"作为开头。她的这种叫法让我难过至极。我开始在接下来的每次摄心禅修时忍不住大哭起来。我说的"大哭"是真正意义上的大哭，我会从清晨醒来一直哭到夜晚坐禅，整整一天都会大哭不止。

就在我大哭了一整天的那个晚上，我去见了威利吉斯。我一边啜泣一边和他说，"我一直在哭，但我不知道原因。"我确实不清楚自己因为何事泪流不止，我根本没想过这或许和妈妈有关系，我那时并不能肯定我是因她而哭。威利吉斯只是看着我，然后说："你继续哭吧。"随即摇铃示意让我离开，我照做了。他对此事的立场是："并不是必须找到你哭泣的原因，你也没必要为此做些什么。一切都是它本来的样子。"

几天之后，我终于不再哭泣，我当时一定已经身心俱疲了。我又去见了威利吉斯一次，告诉他我已经停止哭泣了，他回应道："嗯，那你清楚是怎么回事吗？"我回答说："我不清楚。"他说："好吧。"然后再次摇铃示意我离开。我这两次见他时发生的事其实如出一辙，核心就是：在禅宗的世界中，无须启动思考。一切事物出现又消失、来来去去。禅，就是如其所是地看见和体验现实本身。

唉，我大多数时候都会忘记禅宗的这个要义。每当我在禅修中启动思考，威利吉斯就会对我说："玛莎，如实观察就好。"然后他就会摆出一副仿佛在拉小提琴的姿势，继续说："就是这样，别无其他，这就行了。"有天晚上，我感到焦虑不安，于是打电话问他："威利吉斯，你能过来再给我拉一次'小提琴'吗？"于是，他过来如法炮制了一番：举起双臂，仿佛在前后拉琴，并继续说道"玛莎，就是这样，别无其他，这就行了"。这些正是我所需要的。

我和威利吉斯在会谈时并不是只讨论我经历灵魂暗夜的那些时刻，有时他也会给我一些很实用的指导。那阵子有个家伙经常坐在我旁边，他不但不刮胡子，还一直摇晃座椅、抚摸下巴。我能听到他的手指在抚摸粗糙胡茬时发出的摩擦声。于是，我问威利吉斯："你就不能做点什么让他停下来吗？"

为此，他给我讲了下面这个故事："玛莎，古时候的禅师们会跑到小溪旁，那里的水车依靠溪水的冲击不停转动。禅师们坐在溪水之畔，聆听水车发出'咔嗒、咔嗒、咔嗒'的声响，正是为了练习'放下'。对你来说，那个家伙和他发出的烦人声音就像'咔嗒、咔嗒、咔嗒'，你要练习'放下'，回到他身边，继续前行！就当他也是一架'水车'就好。"

如同我之前所言，一切都关乎持之以恒的练习。

带走两件礼物

我从和威利吉斯相处的第一年及之后那些年的时光中收获了两件礼物。接下来先谈谈第一件礼物。我很早就意识到，禅宗实践的有些部分可以被转译并融入临床心理治疗。但我的这份信心有一点错位，因为这个"转译"过程比我当初想象的要复杂得多。我最开始进行的那些尝试均以失败告终。后来，我几次往返德国向威利吉斯求教有关接下来该如何尝试，并获得了他的很多建议。然后我真的成功地将禅宗实践转译成了 DBT 技能的根基，也就是我称为"正念"的那些技能。它们十分重要，是我们在教授 DBT 技能时首先就会涉及的技能。正念是指专注于你当下所在之处并对此予以不加评判的接纳。正念是通往接纳的大门，我会在稍后章节中详述正念的部分。

我从威利吉斯那里收获的第二件礼物非常重要，同时也完全出乎我的意料。

我刚到本笃会禅修中心时，完全没有想过要成为一名禅师或者一名禅宗导师，但在这些年之后，我最终同时获得了这两种身份。你应该能够想象，那是我心灵之旅中一个十分重要且意料之外的阶段，下一章会就此详述。

不再"想家"

除了上述两件礼物，我还收获了一些属于我个人的礼物。

我最开始前往本笃会禅修中心时，深陷在持续的自我匮乏感之中，经常自我怀疑，充满绝望。我在大多数时候都会感觉很糟糕，但并不知道自己出了什么问题。

我早年在芝加哥生活时，有幸遇到了我的心灵导师泰德·维埃拉和安塞姆。他们两位都能够看到我的心灵本质，而且都很爱我，但那些爱并不足够。在我最初和威利吉斯交谈时，我就知道这是不同的感觉，这将是非常重要的体验。在他面前，我能够用一种前所未有的方式谈论我的渴求。

威利吉斯对我这种渴求的认可也达到了前所未有的深度。

有一次，我问他："我为什么会有这些感觉？我到底出了什么问题？我要解决的是什么问题？"他沉默片刻，回答说："玛莎，你的问题就是你想家了。"我之前提到过，我已经将本笃会禅修中心视为自己的家了。

所以，当威利吉斯说出"想家"这个简单的词时，我觉得很契合我的情况。我劝慰自己说："嗯，这就对了，我只是想家而已，我并没有什么问题，也不是得了精神疾病。我只是渴求——那种感觉正是渴求。"这样想来，纵然灵魂的阴霾并没有完全消散，但它确实被稀释了。

爱是威利吉斯给予我的另一个珍宝。或许"给予"这个词用在这里并不贴切，因为爱并不是你可以给予某人的什么东西，就像是一盒巧克力那样。"爱"就是爱本身。我逐渐感受到自己被威利吉斯以一种全新方式爱着——我是第一次体验到那样被爱的感觉。泰德·维埃拉和安塞姆也很爱我，但他们的爱和威利吉斯的不是一回事，安塞姆的爱更像是把我推上神坛的崇拜，而不是纯粹的爱。当然，埃德也很爱我，但他的爱也很不同。当我和威利吉斯在一起时，我会有一种深深的归属感，感觉我终于回家了。他能够看见我的本质，这种看见在我的人生中仿佛是第一次。

他的爱纯粹且强烈，源自他对我的全然接纳。这份爱改变了我。从此之后，我再也不会没有家人，不会想家了，也不会形单影只并深陷孤独。

我终于是我自己了。

第 29 章

保持初心，活在当下

那是 2010 年 6 月的一天，我来到威利吉斯在本笃会禅修中心的房间，在那之前我已经参悟了很多公案。威利吉斯拿出一纸证书扔给我说："你现在是一位禅师了！"我大吃一惊："我当不了禅师，我连公案都还没有参完！"他回答说："你已经参悟了那么多公案，剩下的一定也没有问题。总之，你现在是一位禅师了。"

可以这么说，作为学生的我到了这个阶段应该再去找一位禅师来检验自己的水平。于是威利吉斯把我介绍给了帕特·浩克，他和威利吉斯一样，身兼天主教牧师和禅宗导师的双重身份，他居住在亚利桑那州的图森市。不久之后，帕特就开始帮助我带领专门为心理治疗师开办的禅修营。

天主教至圣救主会重生中心坐落在 150 英亩的沙漠灌木丛中，毗邻图森市西北部的巨人柱国家公园西区。那里的景色十分优美，令人叹为观止。日出日落时的阳光将群山笼罩在浅紫色或深红色的光晕中。那里被霍霍坎人奉为圣地，重生中心周围的区域还保留了很多神圣的古代岩画。

帕特带领禅修营的目标是，将我为自己寻觅而得的"正念"带给更多的心理治疗师，并指引他们根据他们自己想要探寻的程度进入禅宗的世界。我和另一位有丰富禅修经验的治疗师锡达·孔斯担任帕特的助理。帕特在我生活中占据的位置越来越重要，我们的关系很像我和威利吉斯的那种关系。

帕特愿意帮助我成为一位好禅师，但我从来没有请求过让他帮我成为一位禅宗导师。

帕特最终还是在 2012 年把我推到了禅宗导师的位置，那时我和他已经合作了大约有十年。他的身体日渐虚弱，来日无多，很想指定四位弟子为禅宗导师。当时，他的很多学生都想成为禅宗导师，帕特的一位密友曾对我说："玛莎，你是这里最棒的禅师。"我询问他何出此言，得到的回答是："只有你根本不在乎能不能成为禅宗导师。"

帕特因为病重，在不久之后就去世了。不过，每当我带领禅修营时，我都会感到自己与他同在，他会经常来到我的身边，如同一层轻纱飘落在身，抚慰着我。

我也会经常想念帕特，每每念及他，我都会想起我们之间的一次交流。我以前相信，在帮助患者消除危及生命和干扰治疗本身的行为之后，心理治疗最重要的一个目标就是让患者变得快乐。毕竟所有人都希望在生活中更加快乐。我有一次在和帕特交谈时突然想到了这点，于是就问他："帕特，你已经是一位禅宗导师了，难道你不会时刻都感到快乐吗？"他回答说："玛莎，更准确地说，你是不是想要问我是否拥有这样一种自由，自由到能够不再必须满足自己的种种渴求，自由到可以放下原以为必须满足的一切渴求？假如拥有这样一种自由，你的生活会不会更加快乐？"

帕特所言极是。如果我们能够接纳生活所安排的一切境遇，而不是选择生活在"我必须拥有我所没有的"这种"暴政"信念的统治下，那我们的状况一定会改善很多。这并不是说要让我们陷入彻底的被动，绝非如此。这意味着我们应该投身于重要的目标，并且全然接纳目标可能不会实现，彻底放下"必须拥有"的执念。

同时，接纳现实。

不再刨根问底

我可以算是一名非正统的禅宗导师，我的风格和其他导师的有所不同。我会将舞蹈融入禅修，也并不恪守很多传统的禅修仪轨。有一次，我问威利吉斯是否愿意看我如何带领禅修和为学生开示，以便寻求他的指点。他的回答是："玛莎，我没必要这么做，我知道你很棒。"

成为一名禅宗导师，就如同纵身跃入一个水池。我过去常常会在水池中不断扑腾，沉下去，浮上来，就这样上上下下。但我现在就只是安坐池底，不必再浮到水面上呼吸。这些事情无法言传。所以，现在我就是我，我不必再浮上来呼吸所谓新鲜的空气。

禅宗常会提到"初心"（beginner's mind），它的意思是：你在此刻的全部体验都是崭新的，而每一个崭新的时刻都是一个起点。现在，此刻是唯一的存在。这是多么神奇！唯有当下，别无其他。"初心"即是意识到这一点。整个宇宙尽在当下，这令我赞叹不已，我只顾全然投身其中就好。

起初，我喜欢分析一切事物："这是什么意思？那是什么意思？"凡事都要刨根问底。

如今，我不再刨根问底。万物如其所是，如是而已。

第 30 章

将禅修引入 DBT 临床实践

我从德国归来，带着满腔热情。我希望我的研究生们也学习禅修，然后可以和我一起把禅修融入 DBT 技能。

我邀请了一位禅师来给我的研究生们授课。他来之前，我告诫我的学生们：你们进房间之前要脱鞋，不能迟到。如果迟到了，教室的门就会关上，必须要等下一次禅师敲钟的时候才能进来。

禅师来了，他穿着袈裟，安坐如钟。学生们脱了鞋走进来，都没有迟到。禅师讲了禅的哲学和修行，然后请大家提问。一名学生问："玛莎说，我们迟到的话会干扰到您，是这样吗？"

禅师回答说："哪里有什么干扰？"他当然是对的。如果心中本无一物，就不会受到干扰。万物自在，不增不减。我本应理解这个基本的禅理，但是从我给学生的告诫里可以看出我当时显然还没有完全理解。

我经常向我的禅修学生和 DBT 学员们讲起这个故事。我还告诉他们："如果正念练习的时候你的手机响了，不用着急关手机。如果你咳嗽了，不用为了止住咳嗽而站起来。如果你开始流泪哭泣，别去多想你是否打扰了别人。继续坐在那里就好。"

我那时候正在冒险进入一个令人敏感的领域。沙斯塔禅寺是一间禅宗祖庭，威利吉斯本人既修习禅道，同时也是一位基督徒。而我则是一名在非宗教性质的州立大学任教的心理学教授，正在用严格的科学方法开发一种心理疗法。正如我的同事鲍勃·科伦伯格所言："这些在当时就是异端邪说。我会直接告诉玛莎，'这太疯狂了。'时过境迁，现在把禅修引入心理治疗已经成了主流。"那时，我的导师，纽约州立大学石溪分校的杰瑞·戴维森也建议我不要在行为疗法的圈子里提及禅修。

我谨慎地避免和患者讨论禅修和默观祈祷，除非我确信这个患者拥有丰富的心理资源。可是，我又多么希望我的患者可以像我一样感受禅修的妙处！我坚信，禅修正是他们所需要的。我必须找到一个把禅修融入临床治疗的办法！

"我不'做'呼吸，玛莎"

西雅图港景医疗中心是华盛顿大学[⊖]的附属医院。我决定在那里试验崭新的 DBT 理论和技能，一些有行为障碍的患者自愿加入我的技能训练小组。

遵循禅修的惯例，我让每个参与者进房间之前先脱鞋。这第一步就进展得不顺利。很多参与者都不愿脱鞋，我也无法解释为什么一定要脱鞋，所以就放弃了这个要求。接着，我要求参与者们席地而坐，再次遭到了拒绝。同样地，我也想不起来为什么坐在地上更好。一个患者后来

⊖　美国有两所华盛顿大学。玛莎任教的这所是位于华盛顿州西雅图的 University of Washington，另外一所是位于密苏里州圣路易斯的 Washington University，是一所私立大学。——译者注

告诉我，坐在地上让她觉得很尴尬。我猜测也许坐在地上让她觉得自己太突出，甚至有点傻。以她的经验，人们很少坐在地上。

等大家都坐在椅子上，我让参与者做一个很短的冥想练习，观察我们自己的一呼一吸。我还没说完，一个人就打断我说："玛莎，我不想要'做'呼吸。"另一位患者接着说："如果让我'做'呼吸，我会死掉。"所以这个练习又不了了之了。

我对自己说："好吧，那就别做呼吸练习了。"我们来练习行禅，我说："请大家站起来，排成一列走起来。这个练习的要点是缓慢地走，把注意力集中到脚的感觉上，尽量放下可能出现的杂念。"我让所有人在我后面排成一列，缓慢地在楼道里行进，就像我无数次行禅那样。几分钟以后，我回头一看，发现身后一个人也没有，所有人都留在了房间里！

对于我的新事业来说，这显然不算是一个好的开始！

把禅修实践转译为临床实践的挑战

我在沙斯塔禅寺和威利吉斯身上学到的东西非常重要，但是我不知道怎么描述我所学到的。我得把一切都转译成具体的行为疗法步骤。我必须开发一套适合每个人操作的、不会让人望而生畏的实用技能。

在港景医疗中心测试这些技能的同时，我也会向威利吉斯请教。他会指出他看到的缺点，哪里我做对了，哪里我做错了。我们就这样反复进行修正。

两年以后，我终于能够把 DBT 的核心技能写入培训手册了，这些核心技能是其他所有技能的基础。我把它们描述为"从东方冥想修习中转译过来的心理和行为练习"。正如我在第 29 章中提到的，这些核心技能即"正念"技能。

第 31 章

正念：我们都有智慧心

关于正念的定义有很多不同的说法，我个人是这么理解的。

正念是有意识地把注意力放在当下这一刻，不评判、不执着。正念的反面是自动的、习惯性的、机械的行为。当我们正念时，我们是清醒而警觉的，像守卫着关隘的士兵。当我们正念时，我们拥抱每一个时刻的到来和流逝。

正念修行是不断地把我们的注意力拉回到此时此刻，不断地提醒自己放下评判，放下对当下想法、情绪、感觉、行为、事件或者生活状况的执念。

闭上眼睛，接纳现实会变得很困难。同理，要接纳正在发生在我们身上的事情，前提是意识到正在发生的事情。我们必须睁开双眼，用心观察。许多人会说："我可是一直睁着眼睛的。"但是，其实他们看到的并不是此时此刻。他们看到的是已经发生的过去，是尚未到来的未来，是自身的种种困扰。他们看到的是自己的想法，是其他所有别的人。他们似乎看到了所有，唯独没有看见此时此刻。

修习正念是让我们可以把注意力仅仅放在一件事情上，即我们身处的这一刻，这唯一的一刻。正念的美妙之处是，当我们真正"看见"当下这一刻时，我们会发现，我们在看着整个宇宙。如果我们可以和这一刻融为一体（这唯一的一刻），这一刻就将慢慢绽放，向我们呈现此中蕴含的惊人喜悦。承受生命中的苦难的力量正源于此。练习一次正念并不能让我们具备这种能力。因为正念并不是一个要去抵达的坐标位置，正念是原点。正念修习就是在每次偏离后自然地回归原点。正念修习是关注当下的一呼一吸、当下迈出的这一步、当下的这一次挣扎。正念是我们睁开心灵之眼的此时此刻、觉察、觉醒、关注。

智慧心的内涵

心理学家很早就认识到我们每个人都有两种相反的心智状态："理智心"（reasonable mind）和"情绪心"（emotion mind）。

当你的理智占主导，情绪和价值观不能有效平衡理智的时候，你就处于"理智心"。这是你依赖逻辑来做规划和评估的理性部分。当你完全处于理智心的时候，事实、逻辑、理性、可操作性变得高于一切。爱、负罪感、悲伤等诸多情绪变得无关紧要。当你处于理智心的时候，你的认知可以被形容为"冷"。

当你的情绪占主导，理智不能有效平衡情绪的时候，你就处于"情绪心"。当你完全处于情绪心的时候，就会被你的情绪、感受和冲动左右。事实、理性和逻辑变得不再重要。当你处于情绪心的时候，你的认知可以被形容为"热"。有些人可能会说你无理取闹。

理智心和情绪心都可以帮助我们做出好的决策。但仅有少数情况，理智心或者情绪心只需其一。生活里遇到的大多数情况都相对复杂，需要更加开放地将二者都融入进来。

正念的技能有助于平衡理智心和情绪心以帮助个体做出明智的决策。情绪心和理智心之外的第三种心智状态是走这二者之间的一条中间之路⊖，我称之为"智慧心"。智慧心是理智心和情绪心的融合。智慧心在情绪体验和逻辑分析之上叠加了对直觉（intuition）的应用。我们很难定义"直觉"，但是我们每个人都知道它是什么。直觉是一种在特定情境下突如其来的判断，虽然我们并不知道自己的判断从何而来。比如当你遇见一个陌生人时，几秒之内你就可以断定自己不能相信这个人。比如当你走进一间房间时，你立刻就能感到有潜在的危险。

修习正念和智慧心是创建值得过的生活的关键一步。有了这一层基础，人们能够拥抱更实用的技能，包括人际交往技能、情绪调节技能和痛苦耐受技能。这几组生活技能是 DBT 的核心技能。

患者经常发现在刚开始的时候掌握正念不太容易，但是一旦掌握了，他们就会爱上正念。初尝正念果实的人可能会说：

我以前就知道正念，但一直不知道它是否对我有用。学习 DBT 让我真正了解到正念会如何帮到我。正念帮助我正确对待反刍思维和自我憎恨。与让这些习惯给我的情绪火上浇油相反，正念教会我放慢思考的节奏，放慢对坏念头的加工，重启脑回路，然后问自己："这个让我难过的思绪起源何处？"这样，你就会明白是什么让你陷入了困境。

智慧心的起源

我将从两个不同的角度提出智慧心的概念。

首先，我希望我的患者明白，精神疾病并不能定义他们人生的全部。有太多时候，人们只从狭窄的视角看待精神疾病患者，"她患有精神分裂

⊖　DBT 里有一个技能训练是 middle path，即"中间之路"。——译者注

症""他是边缘型人格障碍患者""她得了抑郁症",如此种种。精神疾病变成了定义患者全部人生的标签。我告诉我的患者:"不,精神疾病不是你的全部。毋庸置疑,你曾经做过错误的决定。但是你仍然有拥有智慧心的潜能,有能力找到适合自己的方法。你只是还不知道怎么发挥你的潜能,请让我帮助你。"

患者经常说:"绝对不行,我做不到。我没有智慧心。"我会回答说:"每个人都有智慧心,你没感知到它不代表你没有。"虽然我们也感觉不到自己的肝脏,但并不代表它不存在。

曾有一个患者是这样描述的:"首先,我的问题是'我怎么才能知道我要什么',但最终我知道了。我知道我要做什么才能获得安全感,我要做什么才能不孤独。"

其次,我从患者的问题行为入手。"辩证法在这里是怎么体现的?问题行为的对立面是什么?"我那时认为问题行为的对立面是智慧,所以才有智慧心这个概念。智慧心很快就成了 DBT 正念技能的重要部分。

其实,我犯了一个错误。问题行为的对立面不是智慧,而是正常行为。当我意识到这一点的时候,这个概念已经深深植根于 DBT 的实践中了。

解除了最初的疑虑之后,大多数患者开始喜欢上智慧心这个概念。在个人层面,它让人感到被认可,而我的患者们非常渴望被认可。事实上,谁又不是呢?这时再放弃智慧心这个概念为时已晚。而且,智慧心不仅对患者非常有效,它本身也可能是正确的:我们每个人都有拥抱智慧的潜能。

有件事建立了我对智慧心这个概念的信心。在一次小组技能训练进行到一半时,一个患者突然站起来说:"我走了。"然后开始向门口走去。"好吧,"我说,"你可以离开,但请先告诉我,这是不是你智慧心的决定?"患者停下脚步,深呼吸,然后看着我说:"确实不是!"他接着说:"但我还是要走。"他的智慧心知道他应该留下来,可是他的情绪心却一定要离开,最终他服从了他的情绪心。很神奇的是,在情绪非常激动的同时,他依然可以接触他的智慧心。智慧心让人们用一种全新的方式做出有效行为或是表现出智慧。当然我们是否选择听从智慧心则是另外一回事。

刚开始的时候，智慧心的概念并没有包含心灵的元素，那些要到后来才有。

DBT 治疗师们也喜欢上了智慧心的概念，它的某些元素在患者和治疗师之间引起了强烈共鸣。我诊所的前副主任凯蒂·科斯伦德（Katie Korslund）是这样描述智慧心的力量的：

我想起了那些有自杀倾向的患者，在他们生命中最黑暗的夜晚，当他们苦苦求索生命的意义，求索自己和外界的纽带时，智慧心和其他 DBT 技能正是天赐的礼物。通过不断练习智慧心和其他 DBT 技能，他们可以敞开自我，建立和宇宙的联结。我曾经通过电话给正在自杀念头中苦苦挣扎的患者讲述智慧心，智慧心给他们带去了希望和慰藉，让他们得以熬过漫漫长夜。

智慧心和我从威利吉斯那里学到的理念完全吻合。进入智慧心和我们认出并进入与宇宙合一的状态是一回事。

学习发掘智慧心

寻找智慧心就像是在收音机上搜索一个频道。刚开始你会听到很多杂音，连歌词都听不清，但如果你持续微调，信号就会越来越强。最终，你找对了频道，届时，歌词会变成你的一部分。

但是确信你处于智慧心中并不简单。我在讲授智慧心的时候，会画一口井，然后解释说：

这口井藏于你的内心，它将汇入一片象征着宇宙智慧的湖泊或大海。

你可以深入井下去求索智慧心。但是向下求索之路上有一扇活板门。当门被打开的时候，你可以沉浸在智慧的海洋中。但是当这扇门被关着，又下着雨时，活板门（井盖）上就会有积水。你可能会错把雨水当成智慧的海洋。这意味着如果你不给自己一些时间，不从别人那里聆听反馈，你就无法确定自己是否处于真的智慧心中。有时候你觉得自己进入了智慧心，但可能只是假象。所以，你必须检查以确认你进入的是真正的智慧海洋。

一些练习"智慧心"的方法

* 想象一个美丽的晴天，你在一个清澈蔚蓝的湖边。把你自己想象成一块小石片，扁扁的，轻轻的。你被扔到了湖里，在平静清澈的湖水里轻柔、缓慢地沉向平滑多沙的湖底。
  o 在你缓慢、曲折地下沉到湖底的时候，请把注意力放在你所见之物和你的感受上。
  o 留意湖水的平静，感受其中蕴含的深深的宁静。
* 想象你沿着一个螺旋形的楼梯，向下蜿蜒到你内在的中心。从楼梯最高处，非常缓慢地沿着楼梯向下，越走越深。
  o 关注你的感受。可以坐在台阶上休息，或者打开下楼途中的灯。不愿再向下走了，就停下来，不要强迫自己走得更远。留意这里的安静。当你抵达自己的中心时，把你的注意力放在那里——或许在你的丹田附近。
* 深吸一口气，对自己说："智慧。"再呼气，然后对自己说："心。"
  o 先把你的全部注意力集中在"智慧"这个词上，接着把注意力集中在"心"这个字上。
  o 像这样反复练习，直到你感到自己已经安住于智慧心了。

决定用"正念技能"命名

我曾经决定把 DBT 和我的心灵之旅分开。我很不想看到 DBT 被认为是一种基于宗教或者心灵的治疗，因为这会分散大家对 DBT 疗效的注意力。但当我在为这套新技能找一个合适术语的时候，我读到了一行禅师的《正念的奇迹》（*The Miracle of Mindfulness*）。这本书是最好的冥想入门图书之一，现在是一本经典著作。

以下是几句他的名言：

美丽意味着做你自己，你不需要被别人接纳，你只需要接纳你自己。

吸气，让身心平静下来。呼气，微笑。活在当下，因为这是唯一的时刻。

一行禅师的理念引起了我的强烈共鸣。他对"正念"这个词语的使用非常吸引我。它抓住了这一部分技能训练的核心，即让人们在关系领域和现实世界里拥有更高的效能。

但是，这里有一点需要注意：一行禅师是一位教授冥想的佛教徒。这使得"正念"这个概念看上去"出生于"心灵领域，而这正是我想要避免的。我对自己说："太糟糕了。"我只能继续寻找。

后来，我拜读了哈佛大学社会心理学家艾伦·兰格（Ellen Langer）的著作。自 20 世纪 70 年代末以来，她一直在研究这样一种观点：我们大多数人都处于一种无意识的状态，正念是一个人能否有效生活的必要条件。斯坦福大学心理学家菲利普·津巴多（Philip Zimbardo）曾这样评论兰格教授的理论："她创新而广泛的研究和她令人信服的写作方式让正念不再拘泥于禅修冥想的一隅天地，并将其推广到了日常生活当中。"

"这就不同了，"我想，"如果科学界对'正念'已经有所研究，那么我使用这个术语就有例可循。"兰格的著作《专念》（*Mindfulness*）得到了广泛的好评。"这就没有问题了，"我想，"我可以用这个术语。虽然不是我发明的，但没有关系。这个术语完美地概括了这些技能。"它们正是滋生于"正念"的土壤中。

后来，我又参阅了马萨诸塞大学医学院的乔恩·卡巴－金（Jon Kabat-Zinn）的研究。他在1979年创立了正念减压（MBSR）课程体系。他比我更早开始研究正念的力量，而且是从医学和生理学的角度。我不是一位正念的研究者，而是一位正念的实践者。所以我觉得，我可以称自己为第一个把正念通过DBT引入心理治疗的人。现在，正念已经是很多心理治疗的必要元素了。

正念作为一种修习已经有上千年的历史了。在东方和西方的传统里，都早就有正念的影子了，只是称谓不一样而已。近来，西方的科学家们开始研究正念。换句话说，古老的心灵修习传统和现代科学殊途同归。现在，越来越多的人认为正念可以为人类活动的许多领域注入力量。

正念贯穿整个DBT，而旅程的起点是治疗师自己开始修习正念。提醒治疗师"保持正念"就是提醒他："请关注，请把注意力集中在当前的治疗会谈上，集中在你的患者身上，不要去计划晚餐或者回顾上一个咨询。"

我们经常因为被其他事情分散了注意力而不能活在当下。修习正念技能会对患者的其他行为有深远的改变，这些改变会让患者过上更有效的生活。

教会患者更有效地生活是DBT的主要目标。

最后，我想引用一些我很喜欢的有关人类与自然联结的格言来结束这一章。

难道高山、大海、天空不是我和我灵魂的一部分吗，正如我也是它们的一部分？

——拜伦勋爵，诗人

我们没有发明任何东西，真的。我们借鉴，然后重新创造。我们发掘，然后发现。所有的都是被赋予的。我们只需要睁开双眼，敞开心扉，与现实融为一体。

——亨利·米勒，小说家

生命中偶有宝贵的时刻：我们会理性而直接地感受到，我们自己和他人、自然之间的边界只是幻觉。大道归一才是真相。停滞不变也是幻觉，永不停歇的流动和变化才是永恒，既于细微处，也于宏大处。

——查伦·斯普瑞特奈克，"女性和心灵"主题作家

第 32 章

DBT 进入临床试验阶段

为了检验 DBT 能否有效帮助有高自杀倾向的患者，我需要开展一项随机临床试验。这项临床试验将会比较 DBT 和常规治疗的疗效。谢天谢地，美国国立精神卫生研究所的朋友们从头到尾都很支持我们，在 1980 年拨给了我们一笔经费来进行临床试验。

试验从一组包含 60 名 18～45 岁的女性开始。所有人都符合边缘型人格障碍的诊断标准，并且在过去 5 年里有两次以上的准自杀经历（严重自伤，不论是否有自杀意图），其中至少一次发生在过去 8 周内。经过几轮的治疗前评估，一些人退出了试验。

最终有 50 名女性参加这项研究。她们被随机分成两组，一组接受 DBT 治疗，另一组接受一般行为疗法治疗（这就是随机试验中的"随机"部分）。这项随机试验要持续一年时间。在持续了 4 个月、8 个月以及 12 个月的时候，各有一次对参与者的评估。（一年时间远比我原先乐观估计的 12 周要长得多。美国国立精神卫生研究所的同事们的建议和我尝试使用 DBT 的经验让我做出了延长试验时间的决定。）

　　理想情况是，临床试验自然结束，数据分析顺利完成，我们齐声欢呼"妙不可言"，然后开香槟庆祝。不幸的是，这些都没发生。我的学生海蒂·赫德于 1989 年加入这个项目。她之前有丰富的评估临床研究结果的经验，所以她的任务是分析从临床中获得的原始数据。"我们一度甚至都不知道这项研究会不会成功，"海蒂说，"没人有十足的把握说这次试验的结果一定是积极的。虽然看上去进展不错，但是以前也有很多研究在一开始都很有希望，最后却一无所获。"

　　科学工作者要警惕主观解释试验结果的做法——从数据里总结出本不存在的积极结果。最有效的方法是冷静和客观地分析数据，然后看它告诉了你什么。如果它告诉你的和你的预期相左，那你应该心存感激，因为你能从中学到一些新东西。一句老话可以换个理解："我信故我见。"你应该明白这其中的深意。

　　但是，最终我们的结果（至少是大部分结论）是非常积极的。我们组织的部分结论如下：

　　首先，和对照组相比，我们发现接受 DBT 的患者的准自杀行为的频率和医疗风险有显著降低。接受 DBT 的患者每年只有平均 1.5 次的准自杀行为，而对照组患者每年的平均准自杀行为高达 9 次。其次，DBT 让更多的患者愿意继续接受治疗。一年时评估的患者脱落率（患者终止治疗的比例）仅为 16.67%（24 个患者中，只有 4 人终止治疗，其中一人自杀）。而对照组的患者脱落率高达 50%。再次，接受 DBT 的患者住院天数更短。接受 DBT 的患者一年平均住院 8.46 天，而对照组是 38.86 天。

　　换句话说，临床试验表明，接受 DBT 的患者比接受常规治疗的患者更不可能有自伤行为，而且更愿意继续接受治疗。然而，我们也确实提到了，尽管两组患者报告的抑郁程度、绝望程度相当，并且都有自杀念头，也都失去了生活目标，但是两组之间仍存在显著差别。这个结果出乎我的意料，但是后来我才意识到创建一种值得过的生活比减少自伤行为需要更长的时间。

为什么 DBT 对有高自杀倾向的患者有效，而传统的心理疗法都失败了？这是一个好问题。DBT 和传统疗法不一样的地方是它结合了一些人性化治疗（患者和治疗师之间亲密、真诚的关系）和帮助患者掌控其生活各个方面的实用技能。DBT 非常注重把患者看成是和治疗师平等的人，而不是一个有缺陷的、需要被呵护的物品——我称之为把患者"脆弱化"。在治疗过程中，患者的真实自我被肯定。当患者渐渐掌握这些帮助他们解决实际问题的实用技能以后，他们对自己的生活有了更多的掌控感，并且可能自我感觉更好。这些技能是让 DBT 有效的核心。

时不时会有人半开玩笑地问我，DBT 是否有"魔力"？最好让那些经历过 DBT 的人来回答这个问题。一个有代表性的回答是这样的：

答案是："是，又不是。""不是"是因为 DBT 的很大一部分在于学习简单、实用的技能，这些技能能够帮你充实地度过每一天。"是"是因为它真的很有效。这和我所知道的其他疗法都不一样。DBT 教程写得通俗易懂，它能改变你的思维模式。那些技能的缩写也方便记忆。对我来讲，它很完美。我可以想见，它对其他人也会有用。它既不可怕，也不单调。它非常实用，帮我找到了值得过的生活。

有的科学工作者在写论文的时候，会略过结果里不理想的部分。我却想把所有的错误都写在论文里，让读者看见全貌，并从我犯的错误里汲取教训。我们就这样写完了这篇论文，尽管其中有不少缺陷，然后开始决定发表在哪里。我把论文提交给了一个主流的精神病学期刊《普通精神病学档案》(*Archives of General Psychiatry*)。我需要说服这个期刊的读者相信我们这个新疗法的有效性。我很快就得到了回复。

论文被拒了，那是在 1990 年年中。

　　我拒绝接受被拒的结果。于是，我打电话给审稿编辑："我知道您拒了我的论文，但是我希望可以修改以后重新提交。"接着是半个小时的对话，谈话的气氛（怎么说呢）略显紧张。总结一下就是，"我们不会发表你的任何论文，"他说，"你显然不知道怎么写论文。"在这点上，他可能有点道理。所以我说："也许您是对的，但是我觉得这项研究本身很重要。其他精神病学家可能想知道这个研究结果。"他还是不同意："不，这篇论文就是垃圾，我们不会在你的研究上再浪费时间了。你纯粹是在浪费时间！"

　　和两个哥哥一起长大让我习惯了面对挫折。每当约翰和艾尔（或者任何其他挫折）把我击倒时，我应该像"波波玩偶"一样立刻站起来。

　　"好吧，论文写得的确不怎么样，"我坚持道，"不如这样？我推翻重写。但我不想浪费您的时间，我会请一些有经验的同行预审。他们审过以后，我再把完全重写的论文提交给您。这样论文会很棒，也几乎不占用您的时间，您看可以吗？"我翻来覆去坚持了好一会儿。最终他让步了，更有可能是他实在受不了我了，好让我挂电话。

　　我找到了很多同行帮我修改，包括剑桥大学心理学家马克·威廉姆斯（Mark Williams）。我休假的时候在剑桥待过一段时间。"玛莎，"他说，"你不能把研究中的所有错误都写到论文里，只写研究部分就好。"我听从了他的建议，把很多不必要的细节都删除了。1991 年年初，我递交了修改后的论文。

　　论文再次被拒。

　　我又去找了那位主编，这次的时间比上次的短。我再次承诺我会修改提交一个更好的版本。第三次递交以后不到一周，期刊方通知我论文被接受了。这是 1991 年 4 月 4 日。最终，论文安排在当年 12 月刊上发表。

　　"这整件事反映出了玛莎的超强毅力，"我的学生海蒂说，"如果是我，我可能早就放弃了……可是她坚持了下来，她总是这样坚韧不拔。"

精神病学家对 DBT 展开"审判"

1991 年年中，我在纽约州白原市的康奈尔大学威尔医学院待了几个月，奥拓·科恩伯格（Otto Kernberg）在医学院工作，他是世界上最善良的人。科恩伯格是当时主流边缘型人格障碍精神分析理论的创始人。有一天，他有点担心地看着我说："我可以私下和你谈谈吗，玛莎？"

我们去了他的办公室。他关上门，坐在他的办公桌后面，我坐在他的对面。他用关切的语气问道："你住过精神病院吗，玛莎？"我给了肯定的回答。他说："我是从那些伤疤里猜到的。轻易别告诉任何人。"他还给了我一些如何应对这种情况的建议。

那真是一个充满善意的时刻。

科恩伯格当时在威尔医学院有 13 个住院治疗项目，治疗边缘型人格障碍的项目是其中的旗舰项目。在我 1991 年去威尔医学院之前，查理·斯温森（Charlie Swenson）已经主持这个项目好几年了。他是这么描述这个项目的。

所有的流程都非常正式，非常高效，像瑞士钟表一样。小组会谈较为死板，遵守一个严格的程序。患者要遵守各类规则：病房里的表现、和治疗师的交流等。患者和治疗师之间不能太友善或者亲密，不能问私人问题。所以，如果患者问治疗师今年计划去哪里度假，他们会被告知："你这么问没关系，但是你知道规定，我们之间要保持一定的距离。恕我不能分享这些信息。"

治疗师对患者应该保持一种中立的态度，既不正面，也不负面。治疗师不应当给患者实用的建议，来帮助他们处理自己的愤怒情绪。比如在健身自行车上出一身大汗，或者把愤怒的对象画在纸上，然后把纸撕碎。这些建议都不能给。友善地和患者相处，或者任何表达关怀的举止都是严格禁止的（科恩伯格的边缘型人格障碍模型的核心就是"愤怒"情绪）。原因是，如果你和患者走得太近了，她将无法向你倾诉她的负面情绪，治疗就会起不到作用。

一次偶遇的意外收获

你可能会想："什么？你疯了吗，玛莎？查理·斯温森所描述的和你所秉承的治疗理念截然相反啊。但是你在休假的时候曾去他那里访问交流。你究竟为什么要这样做？"这是一个好问题。事情是这样的。

几年以前，查理在威尔医学院的边缘型人格障碍项目偶遇了另外一位著名的精神病学家艾伦·弗朗西斯（Allen Frances）。我继续让查理自己来讲这个故事。

那天在医院里有一个会议。与会者之一是著名的精神病学家艾伦·弗朗西斯。他虽然也是康奈尔大学的教授，但在曼哈顿上东区的佩恩·惠特尼诊所（Payne Whitney Clinic）工作。他是人格障碍方面的专家，协助起草了DSM-Ⅳ[⊖]。DSM-Ⅳ定义了边缘型人格障碍的诊断标准。他很开明，愿意挑战所有人的观点。同时，他对有争议的最新版DSM持强烈批评态度。他很熟悉玛莎的研究。

会议间隙，我出去了一小会儿，在走廊里碰到了艾尔（艾伦的昵称）。我问他："艾尔，能给我几分钟吗？我可以向你咨询一个患者的治疗方案吗？我们一直在努力，但不知道怎么摆脱目前的困境。我们已经竭尽全力了，但是没什么效果。你有兴趣吗？"他说："好啊，我正好很烦这个会议。我们能去你工作的病房吗？我可以见见这个患者。"

患者在楼上的隔离病房里已经待了有一段时间了。她在我们医院里可谓声名狼藉。我觉得她很有意思。她聪明风趣，而且她身上有一种莫

⊖　The fourth edition of the *Diagnostic and Statistical Manual of Mental Disorders* (Washington, DC: American Psychiatric Association, 1994).

名的活力。大家都把她看成是捣蛋鬼。当艾尔和我走进隔离病房的时候，她正坐在地上。艾伦坐在了她的旁边，开始和她聊天。

　　大约 20 分钟以后，艾尔的这几句话改变了我的职业生涯："你知道吗，我给你一个建议。听上去可能有点疯狂，因为你实际上住在一个处于最高安全级别的隔离病房里。你有钱吗？"她说："没有，我一无所有。"艾尔说："我认为你应该尽早从这个医院离开，一路搭顺风车去西雅图找一个叫玛莎·莱恩汉的心理学家，让她为你治疗，那才是你所需要的。如果你做不到，我会把你转到我在曼哈顿的诊所，如果你真的想好起来。"

　　艾尔对这位患者说的话给我留下了深刻的印象："如果艾尔都觉得玛莎·莱恩汉有一种能够有效治疗边缘型人格障碍患者的新疗法，我想我应该去了解一下。"

　　患者的确离开了威尔医学院，但她没有到我这里来。艾尔意识到基于"愤怒"的科恩伯格疗法对她不仅无效而且有害。这种疗法激发了她最差的一面，使得她在医院里表现得最差。所以艾尔把她转到了康奈尔大学的曼哈顿中心，在他的监督下，接受更人性化的心理治疗。

　　然而，我确实迎来了一位从科恩伯格边缘型人格障碍项目里来的特殊访客，查理·斯温森。

　　在和艾尔·弗朗西斯的偶遇之后，查理找到了我 1987 年发表的一篇关于 DBT 的论文。那篇论文发表在一个小型学术期刊上，发表时间是我们开展随机临床试验之前。（我曾以为压根没人会读那篇论文。现在我猜起码有过一个读者。）虽然查理的学术背景是完全基于精神分析，但他确实对行为主义有一种潜在的兴趣。他给我打来电话："我是一个精神病学家，在纽约州主管一个边缘型人格障碍的治疗项目。艾尔·弗朗西斯告诉过我你所做的研究。我能去你那里看看吗？"

　　1998 年年初，查理和他同为治疗师的太太来访华盛顿大学，和我们一起度过了一周时间。我清楚地记得，查理在看了数百个小时的 DBT 录像以后的第一反应。"哇，那个患者真的很生你的气！天哪，她太愤怒了。"我却回答说："哪儿啊，哪儿啊？我怎么就没看出来呢。她做了什么？她究竟做了什么？"我没法理解他的解读。"她都不跟你说话了，这是对你的攻击。"我说："我不这么认为。你不觉得她更可能是害怕吗？""不，这就是攻击，你难道看不见吗？"我们就这样来来回回了好多次。

"我在科恩伯格那里的所有训练都是为了寻找'愤怒'的外在表达，比如大喊大叫或者沉默不语。"查理回忆说。第一次来西雅图访问的时候，查理问我："在 DBT 里，你怎么和那些有攻击性但又压抑攻击性的患者打交道？他们通常表现出被动攻击。你好像没有提及专门应对这种行为的措施。在我们的模型里，我会立刻指出这种倾向。我会告诉患者，'你刚才的语气，毫无疑问是在嘲笑我。'"

我完全没有看出这一点，所以我告诉查理，我看到一个人在努力控制她自己，同时她对外界刺激做出的反应比较强烈。他接着问道："所以你们没有基于'愤怒'或者'隐藏的愤怒'的原始假设吗？"我说："查理，我觉得她有的主要是'恐惧'和'羞耻'情绪，而不是'愤怒'。"

很快，查理开始意识到把每个行为都看成"愤怒"的外在表现很可能无济于事，是对现实的错误解读。一次针对新患者的小组会谈对他产生了很大的影响。

玛莎让 6 位女性患者围着桌子坐。她用很友好的语气说："很高兴你们能来。你们可能很害怕，但别担心，一切都会好起来的。"她就像一个普通社交聚会上的女主人。这可是这些患者的第一次会谈。她们都紧张极了，双手放在桌子下面，每个人都在撕手指甲边上的倒刺，看上去时刻会爆炸。"我很开心你们都来了。"玛莎就像在主持一个俄克拉何马州塔尔萨市上流社会的周日下午茶聚会。她开始讲述 DBT 的大致模型，然后她问其中一位参与者："您觉得呢？这对您有帮助吗？"就这样和患者开始了友好的互动。

但她又很明显不只是在主持一个茶话会。她对周围正在发生的事情非常敏感，什么都逃不过她的眼睛。有时候她会评论一下，有时候她又会选择沉默。但是她能注意到每个细节，全心投入，思考接下来该怎么做。她建立了一个认可包容的环境。在小组里，她会坚持她的心理治疗技能。通过观察玛莎，我可以看到她的模式完美地结合了辅导和心理治疗——二者皆有。她的辅导是来自得到临床实证支持且对焦虑、抑郁、不良习惯等问题行之有效的行为疗法。在做科恩伯格的边缘型人格障碍项目时，我们从来都不会这么做。

查理成了 DBT 的忠实拥趸。经过培训，他最终成为一名 DBT 治疗师。他说 DBT 更符合他的真实本性。查理最终在威尔医学院建立了西雅以外的第一个 DBT 部门。

1991 年年初，我告诉查理我会在英国剑桥大学度过我一部分的年假，并利用这段时间写一本关于 DBT 的专业书。剩下一部分年假还没安排。他说："玛莎，为什么不用剩下的时间到威尔康奈尔医学院来访问交流呢？"

我答道："为什么不呢？"

另外一边的视角

康奈尔大学威尔医学院的校园是弗雷德里克·劳·奥姆斯特德（Frederick Law Olmsted）设计的。生命学院也是他设计的。这两个地方有一定的相似之处。（奥姆斯特德还设计了纽约中央公园。）查理住在校园里，他家对面恰好有一幢空房子。1991 年夏末，在他的安排下，我在那里住了三个月。

我那年正在写的专业书主要描述了 DBT 的理论背景以及治疗的组成部分。我打算把书写得个人化一些。书里我用了第一人称，这在治疗手册中很少见。我很详细地描述了 DBT 的每个组成部分。我希望读者在沉浸式的阅读体验里能够真正了解 DBT，而不是只概览一下 DBT 的大纲。

如我所说，这对于一本治疗手册来说很不寻常。我的这种写作方式是受到了杰瑞·戴维森的启发。

我相信这本书能获得一定的成功，是因为它是以个人化的方式而不是以疏离的学术语气写就的。这本书是关于 DBT 的，而不是我的生活。读者会用"玛莎"来称呼作者，而不是用我的全名"玛莎·莱恩汉"或者"莱恩汉"。他们常问"玛莎对这个有什么看法"，或者"在这种情况下，玛莎会怎么做"。我的患者都管我叫玛莎。据我所知，似乎还没有哪一种治疗方法能像 DBT 和我一样与开发它的人如此契合。

除了完成我的这本书，我访问威尔医学院还有另外一个原因：替查理新建的 DBT 部门出谋划策。这事儿非常有趣。另外，我还有机会亲身体验科恩伯格治疗边缘型人格障碍患者的方法。他病房里的患者都是长期住院的——平均 18 个月。大多是出自名门的女性患者，和生命学院相似。每周有一次病例回顾。科恩伯格和他的同事们组成的治疗小组会一起和患者面谈，有时候会有一名护士在场。患者在面谈结束后离开，治疗小组的成员留下来一起讨论这个病例。

想象一下，在一间很大的房间里，有枝形吊灯、深色的木镶板、一张长长的红木会议桌，桌子一侧坐着 6 名治疗小组的成员——男性居多，且穿戴都非常正式，面前放着笔记本和笔。不得不说，场面有点令人望而生畏。有几次，由我主持面谈。第一次的时候，患者是个年轻的女性。我背对着长桌坐着，她坐在我对面，面对着我身后的整个治疗小组。她几乎没说什么，只回答了一个字。我没有任何进展。于是我说："我觉得问题出在你坐的位置，需要面对我们所有人——你肯定觉得很为难。要不我们换个座位？"我们随即便换了座位，她的话一下子多了很多。我想，之后进展得挺不错的。

她刚走，治疗小组的第一句话就是："哇，她刚刚生你的气了。""呵，"我想，"听起来很耳熟。"

又有人说："看，她几乎没有和你说话。她真是愤怒极了。"我说："我并不觉得她很愤怒，我想她只是害怕。为什么你认为她愤怒呢？""因为她父亲在她小时候对她做得不好的事。"或者类似的精神分析取向的解释。

我说："试想一下，整个安排让人有压迫感，任何人在她那种情形下都会紧张的。"埃德·希林随后发言："你知道，当你看着病人时，每个行为都是恐惧的表现，包括她的面部表情、她萎靡不振的肢体语言。如果她真的生气了，那么当玛莎提议换座位的时候，她就应该抱怨。可实际上她并没有，而是立刻换了座位。她完全按玛莎说的做了。"

没人被我说服。

下一周，还是一样的安排。只是我把我和患者的座位对调了一下，这样患者不用面对整个治疗小组。到了约定的时间，有人敲门。一位年轻女性走进房间，坐了下来。有人问："护士呢？"这位年轻女性说："我没等到护士，所以我就自己过来了，因为我不想迟到。"她是一个新来的患者。

她走了以后，有人说："她这是故意捣乱。"我说："捣乱？你为什么这么说呢？""她没等护士。患者不能没有护士的陪伴到处乱跑。"我说："她的行为难道不是合理的吗？她和我们有约。护士迟到了，所以她就决定自己过来，因为这样可以避免迟到。"他们的回答是："根本不是这样的……"

我那时候想："别逗了！"这一幕很像是我在生命学院经历的重演。无论她做什么，都被认为是不正常的。精神病学家用自己认为的世界应该运作的模型来推断患者的动机。在科恩伯格的模型里，如果你告诉一个患者，她看上去有攻击性，但她否认这个判断，治疗师就会告诉她，这是因为她自己没有意识到，这样一来二去，患者很快就会真的愤怒。

然后你得意地说："看，我没说错吧！"

互相冲突的边缘型人格障碍理论

虽然我的 DBT 论文一直要到那年冬天才会发表，但是关于这篇文章的消息已经传开了。不过，我在 1987 年已经发表了关于边缘型人格障碍的理论。除非你了解边缘型人格障碍的病因，否则很难开发出一种治疗方法。通过仔细聆听患者对他们生活的描述，我逐渐形成了对边缘型人格障碍病因的理解。我意识到我的患者最需要的事情之一就是被认可，即对他们行为背后的原因的理解。我观察到我的患者很可能生活在一个缺乏认可的环境中，有的甚至是在"创伤性缺乏认可的环境"中成长起来的。

边缘型人格障碍的生物社会学理论

缺乏认可的成长环境是我的理论的一部分。理论的另一部分是，边缘型人格障碍患者面临的最大挑战之一是情绪调节。他们对某些触发事件的情绪反应非常剧烈，但情绪平复却很慢。情绪失调有很强的生物因素，可能包括先天基因的影响。我得出的结论是，边缘型人格障碍患者有生理上的情绪失调，再加上生活在（或时常暴露在）一个缺乏认可的环境中。有情绪失调倾向的人在被认可的环境里会生活得很不错，但是在缺乏认可的环境中生活会出现问题。我称之为"边缘型人格障碍的生物社会学理论"。

很多人认为科恩伯格的理论和我的理论很相似，因为我们假设生物因素和环境因素会相互作用。我们只是在这些因素是什么上有分歧。科恩伯格假设主要因素是攻击性，我则认为是情绪失调。我们都认为艰难的环境会诱发边缘型人格障碍。

可以说，大家最初对我的理论都没什么感觉。行为主义者不感兴趣，精神病学家们不屑一顾。

现在，我的论文将会发表在一个大型精神病学期刊上，声称可以有效治疗自杀风险高的人群和边缘型人格障碍患者，而且都是借助行为疗法。当时的反馈是这样的：

"你以为你是谁？"

"她怎么会有这样的影响力？"

"她一定是错的。"

"我们在这个领域钻研 50 年了，知道自己在做什么，她对此完全没有概念。"

多年来，我随时准备成为精神病学家们批评的对象，这些批评直到今天仍时有发生。

飞碟射击：靶子是我

我还在威尔医学院访问的时候，批评就开始了。我受邀去曼哈顿的佩恩·惠特尼医院做一个关于 DBT 的重要报告——所谓研讨大会，那一次是艾尔·弗朗西斯邀请我去的。精神病学部门的头儿鲍勃·米歇尔斯（Bob Michels）坐在第一排。科恩伯格也在场。还有其他许多人，都不是 DBT 的拥趸。查理·斯温森也在，他是唯一一张友好的面孔。我会让他来描述那天发生的事情。

研讨大会非常重要，而且并不愉快。这就像飞碟射击，而你就是靶子。如果你的报告不怎么样，听众反而不会太为难你。如果你很出彩，那就得小心了：你会遭受猛烈的抨击，因为你对他们构成了威胁。玛莎发表完演讲后，有人问了一个关于辩证法的问题。玛莎的回答听上去像是她发明了辩证法的概念，好像马克思、恩格斯等先贤都没存在过。在场的正好有一位研究辩证法的学者，他开始抨击玛莎："辩证法在你之前早就有了，莱恩汉博士。"他的语气很不礼貌。玛莎很有礼貌地回答："我知道。"接着鲍勃·米歇尔斯说："看呐，你居然从那么少的数据里得出了那么多的结论。"玛莎直接反驳说："那么精神分析理论又有多少基于实际病例的数据呢？"

他们在生物社会学理论里找漏洞，认为这个理论过于简单。他们说："你的理论没有考虑到内心世界，而我们都知道内心世界切实存在。精神分析理论是基于自我、超我和本我。这些内容精神分析理论早就研究得很透彻了。"他们这么对待她是因为他们知道她非常棒。他们才不会那样为难一个对他们没有挑战的人。

会后，我和玛莎一起去吃午餐，我问她："你感觉怎么样？他们没完没了地攻击你。"玛莎当时回答说："啊，简直太棒了。如果没有人不断质疑你的模型，它是不会越来越好的。你需要这些质疑的人。那个鲍勃·米歇尔斯非常敏锐，我得仔细思考一下他的一些发言。你希望人们能够认真地就你的模型提出他们的意见。所以我在听到这些质疑的时候挺兴奋的。不妨先接受批评，然后把批评转化成优化模型的机会。"玛莎在做研究的时候，对不支持现有模型的实验数据也是持类似的态度。她是实验室里唯一一个对和自己假设相左的数据感到兴奋的人。当数据显示她可能是错的时，她就说："看啊，又有改善模型的机会了。"

批评的演变

对我的批评随着时间的推移开始演变。一开始，他们说我只是个教书匠。论文发表不久后，我被邀请去法国的一个心理动力学[⊖]会议上做报告。在会议的第一次休息期间，有人走过来对我说："你知道吗，每个人都在讨论你的理论。他们说你只是——你就像一个教书匠。"我当时的反应是："真的吗？谢谢你。"我把这当作一种赞美。我热爱教书，我喜欢把技能教给我的患者们，教他们如何抛开负面的、反自我的情绪，教他们看见真实的自己——那个可以爱人也可以被爱的美好的自己。

那人摇摇头说："不，玛莎，你没明白。这不是赞美。这是在贬低你。

⊖　psychodynamic，又称精神动力学或精神分析学。根据心理动力学的观点，行为是由强大的内部力量驱使或激发的。——译者注

这些人的意思是你并没有治疗这些患者的精神疾病，你只是教给他们技能。"这也没错，从某种程度上来讲，我对把边缘型人格障碍作为一种"精神疾病"来治疗一直也不感兴趣。这从来就不是我的目标，我的目标是自杀行为和失控行为。我不认为自己在治疗一种精神疾病。我在治疗一些问题行为，只是别人把这些行为上升到了精神疾病的高度而已。

1991 年的论文和两年以后的一篇论文里的数据足以证明一点：患者从 DBT 里获益匪浅。这一点不容否认。所以，批评的矛头就开始转向："好吧，我们承认你的治疗方法有好的疗效，但那是因为你本人是一个很棒的治疗师（你很有个人魅力），而不是因为 DBT 是一种好的疗法。"

我是一个好的治疗师，我知道。我有个人魅力，我也知道。我同时也知道 DBT 是一种好的治疗方法。我的团队做了另外一项研究，我没有直接参与，而且研究得出了同样的结果。我想这样总可以说服他们了吧，但还是没有。他们进而揣测我肯定是用什么办法间接影响了这项研究。（我的个人魅力，你知道的！）仅仅因为我和研究团队的成员在同一座大楼里工作。

接下来我所做的事情是我研究生涯中做得最明智的一件事情。我邀请了世界上每一个对 DBT 有兴趣的研究人员加入后来被称为 DBT 战略规划小组的组织。我们每年会在西雅图的华盛顿大学开一次会，分享我们在前一年里学到的，讨论什么是我们不知道的，什么是我们需要知道的，然后一起规划我们来年要开展的研究。这个小组工作的核心内容是确保其他实验室和其他国家的研究人员能像我和我的团队一样，检测DBT 的有效性。如果 DBT 起作用是因为我是一个好的治疗师，那么其他的研究人员在他们的实践里不会得到同样积极的结果。

到目前为止，各地的研究人员已经完成了 16 个独立执行的 DBT 随机临床试验。所有的临床试验都得出了和我们第一个临床试验相同的结果。当然你还可以坚持说，这 16 个临床试验能有好的结果是因为主持这些试验的治疗师们碰巧都很棒，但是谁都会同意这个反驳已经很牵强了。

其实那时候有两个争论在同时进行。一个是围绕边缘型人格障碍的成因和正确的治疗方法；另一个是关于自杀的成因和正确的治疗方法。那些认为自杀是一种生理疾病的精神病学家们以为他们将了我一军。当然，这本身是没错，因为"非生理"的疾病根本就不存在。但是这些精神病学家认定但凡是生理疾病，就必须用药，或者使用电休克治疗和其他类似的干预手段——总之不能用行为治疗。

我曾经被邀请参加一个座谈会，与会者还有三位精神病学家。"自杀就是一种生理疾病。"在座的精神病学家说。接着他们会接二连三地列出行为疗法根本不适用的理由。他们从容地坐下来，相信他们已经赢得了这场争论。我很享受这样的讨论。我站起来说："我可以理解自杀是生理性的，所以我的治疗方法也是生理取向的，我现在就告诉你，DBT 可以改变患者的生理机能。如果自杀是生理问题，而我可以改变这个行为，那么除了改变生理机能，我还能怎么做呢？"

你要知道，这曾经是精神病学家的地盘。他们已经研究自杀好多年了，而心理学家们却还没有开始。

接着，争论就变成了："好吧，你的治疗方法有效，可是你只是在治疗症状。"这样的挑衅不仅发生在学术会议上，而且出现在精神病学的刊物上。这相当于用冷裹法来治疗细菌感染，从而实现退烧，而不是用抗生素来根治。精神病学家普遍认为在这些失调行为背后有一个深层次的病灶，治疗者不能治标不治本。

所以，我就说："好吧，你们给我一个不是症状而是症结的衡量标准。我会测试 DBT 是否改变了这个标准。如果确实有改善，你们就得承认我的治疗方法是有效的。你们不能再说我只是治标而已。所以标准由你们来定——随便你们选，什么都可以。告诉我就成。"

内摄

这个回答引发了完全的沉默。最后，科恩伯格的同事约翰·克拉金

（John Clarkin）给了我一个衡量标准，这个标准是精神分析对边缘型人格障碍认知的核心。它被称为"内摄"[⊖]（introject），本质上是个体的自尊或者个体和自己关系的衡量标准。你不用太纠结理解内摄到底是什么意思。只要知道，如果 DBT 的确提高了边缘型人格障碍患者的内摄水平，那我们就能证明 DBT 治标也治本。我们的假设是，DBT 会改善患者的内摄水平。

现在在加利福尼亚路德大学任职的杰米·拜迪奇（Jamie Bedics）和我们系的两个同事，戴维·阿特金斯（David Atkins）和凯瑟琳·孔图瓦（Katherine Comtois）与我一起在 2009 年开展了一项研究来检验这个假设。我们招募了 100 名女性边缘型人格障碍患者，年龄在 18 ～ 45 岁之间。一半患者接受 DBT，另一半接受常规的行为治疗。一年结束后，我们对她们进行了评估，并且之后又做了为期一年的随访。

我们的结果如下：

接受 DBT 的患者在两次评估中都比对照组的患者有更健康的内摄水平，包括显著提高的自我肯定、自爱、自我保护意识，以及更少的自我攻击行为。[⊜]

此外，这项研究显示，接受 DBT 的患者和治疗师的关系比对照组的更好。这个和另外一个烦人的对 DBT 的批评有关——行为治疗师对他们用到的行为治疗工具更感兴趣，而不是很重视和患者建立一种良好的关系。那些批评者并不知道，和患者建立一种充满关怀的关系是在 DBT 开始时的首要任务。

⊖ 内摄是由弗洛伊德提出的一种心理防御机制。——译者注

⊜ J. D. Bedics, D. C. Atkins, K. A. Comtois, and M. M. Linehan, "Treatment Differ-encesin the Therapeutic Relationship and IntrojectDuring a 2-Year RandomizedControlled Trial of Dialectical Behavior Therapy Versus Nonbehavioral PsychotherapyExperts for Borderline Personality Disorder," *Journal of Consulting and Clinical Psychology* 80, no. 1 (February 2012): 66–77.

2011 年，在我们第一次提交这项研究的论文时，论文被拒了。理由大致是，"这个题目本身没有什么现实意义""我们都知道 DBT 有疗效，你只是在反复写一些别人不愿意看的东西而已"，或者"这个研究不重要"。在我们的坚持下，这篇论文最终在 2012 年 2 月发表于《咨询和临床心理学期刊》(*Journal of consulting and Clinical Psychology*)。

论文发表以前，我们在波士顿郊区的麦克林医院第一次展示这项研究的结果。边缘型人格障碍方面的著名专家约翰·冈德森（John Gunderson）在这家医院工作。台下坐着很多观众，大部分是精神病学家。我向他们描述了我们的方法、衡量标准和结果——演讲的一般套路。

我讲完了，看着所有与会者，停顿了一下，然后说："这就是我想说的。"与会者集体起立鼓掌。

再回到奥拓·科恩伯格。他告诉我，我是他遇到的唯一一个能让自己开发的治疗方法和背后的理论完全相符的人。科恩伯格在他的那个领域里是灯塔一样的存在。能从他那里得到这样的评价真是棒极了。

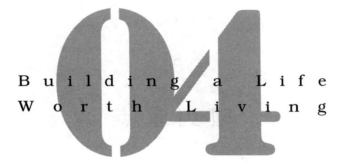

Building a Life
Worth Living

第 四 部 分

第 33 章

回 到 起 点

　　卡马诺岛在西雅图以北大约一小时车程的位置。如果是晴天，从这里能看到远处的贝克山。贝克山是北瀑布国家公园中最高的山之一，也是世界上下雪最多的地区之一。它雄伟壮丽，令人赞叹。

　　当你拐下高速公路开往卡马诺岛时，能看到路两旁竖立着高大的北美黄杉，它们形成了一条天然隧道。此时你能感受到前方的宁静，城市生活的压力正在渐渐消退。1992 年年初，我用我父亲留给我的钱在卡马诺岛上买了一幢房子。这是附近唯一一个不需要乘坐渡轮就可以到达的岛。岛与大陆由卡马诺大桥连接，如今桥上装饰着鹰、鲑鱼和苍鹭的金属雕塑。卡马诺岛以北 45 分钟车程的大陆上就是斯卡吉特山谷，山谷以数百英亩的郁金香园而闻名，每年 4 月都会吸引 100 多万名游客。这个地方简直太完美了。

　　我的房子在岛西侧的悬崖边上。称它为"房子"实在是太夸张了。

它很小，有两间卧室，一个开放的起居室，起居室的一半用来做饭和吃饭，另一半是可以让我在凉爽的晚上取暖的柴火炉。我们管它叫"小木屋"。

室外的世界才真正美妙。我修了一个巨大的露台，直达悬崖的边缘。我也数不清自己曾在露台上度过多少时光，向西眺望萨拉托加海峡和威德贝岛，在晴天的时候还可以看到远处奥林匹克半岛的山峰。或者看老鹰捕猎，它们在露台左边的大松树上筑了巢。还有大蓝鹭，耐心地在水边捕鱼。落日也很壮观。

我一直打算探索这个岛，做点有趣的事儿。但是一旦到了小木屋，我就会把门窗打开，放点大声的音乐，倒一杯冰镇好的红酒，坐在露台上，呼气。这是一个宁静且与自然相通的地方，宜感受，不宜做事。我最多就是沿着卵石滩散步到很远，这很适合冥想。

我以前经常和我的朋友玛吉一起去那幢房子，特别是我们需要审核研究项目申请的时候。我会坐在露台上的一把舒服的椅子上，玛吉则泡在热水浴缸里。她开玩笑地说可以根据申请书最后有多湿来判断它的好坏。当她的注意力从一个糟糕的申请上飘走的时候，她会滑到浴缸里，申请书就会落到水里。

每年夏天，我都会在木屋里给我的研究人员、研究生和朋友们举办派对。我会让他们带孩子一起来。最后，我会赠送我的博士后和研究生每人一个装裱好的里尔克名言副本，和我们四个研究员从石溪毕业的时候送给杰瑞·戴维森的一样。我在前面提到过，这段诗和我们治疗师（其实还包括其他人）的生活息息相关，我觉得值得在这里重复引用一下。诗的内容如下：

那个试图安慰你的人，会和你说些简单平和的话语，会让你感觉好受一些。但是，透过这只言片语，请不要认为他就过着无忧无虑的日子。他的生活中有许多困难和悲伤……不然，他恐怕绝无可能对你说出那些软语温言。

一个生日，反思时刻

1993 年 5 月 4 日，在我 50 岁生日的前一天，我驱车来到卡马诺岛的家里。我决定这个生日独自在卡马诺岛度过，反思我的生活，并且享受这里的美。

第二天，我沿着海滩走了几个小时，然后就开车回家了。我希望可以在自己生日这天看到我写的关于 DBT 的专业书。出版商告诉我书名应该包含"认知行为治疗"这个词。我告诉他："绝对不行，我们不是在做认知行为治疗。DBT 是一种新疗法。如果书名这么取，那么没人会买账。"

最后，我们各退一步，把书名定为"边缘型人格障碍认知行为治疗"。这个时候我已经不怎么纠结于书名了，我更担心书能否尽快出版。我告诉出版商我 50 岁生日的时候一定要拿到这本书。我的解释是，没人能在 50 岁过了以后写出真正好的东西（我也不知道这个想法是从哪里来的）。他们说他们会尽力。

我回到西雅图家中的时候天还亮着。我看到后门的台阶上有个大箱子。我把它拖进家中，用剪刀剪开封条，打开箱子。是我的书，一共 12 本。我太开心了。

做这些事的时候，仿佛有个声音在对我说：

你兑现了你的誓言。

我很吃惊。然后我想：好，我现在死而无憾了。我又想：好，一切都结束了。我没开玩笑。我期待着一辆车在街上撞向我，那就是我的终结。我不知道它会从何而来，但是我已经做好了准备。

大约一个月以后，我意识到我还不会死。那么我现在该做些什么呢？我想：那么，为什么不继续我正在从事的工作呢，玛莎？

我就是这么做的。

第 34 章

终于有了家

1992 年年初，我登了一则招聘住家助理的广告。华盛顿大学的一个学生维罗妮卡前来应聘。我们一见如故，她搬进了我的客房。维罗妮卡和我变得很亲密。我们的关系发展得很快。几年以后，维罗妮卡遇到了普雷斯顿，他是个很好的人，我也很喜欢他。他们俩的关系跌宕起伏，但是他们最终还是结了婚，搬进了我家地下室的公寓。

几年后，他们决定买房，但是没有足够的钱付首付。我同意借钱给他们。隔壁的房子正好出售，他们买了下来，于是我们三人组成了一个微型社区。我们拆了两幢房子之间的栅栏，在后院搭起了一个藤架拱门，这样我们可以像一家人一样来往。

维罗妮卡和普雷斯顿有一群拉美裔朋友，他们很擅长举办派对，总是让人觉得很有趣。我逐渐被他们充满活力的社交生活所吸引，他们的朋友慢慢地也成了我的朋友。我们在一起过圣诞节，一起过生日，一起度假。后来维罗妮卡怀孕了，预产期是 1996 年 6 月。我们都很激动。很多时候，我们就像一家人。

我和妹妹的重逢：多年以来的第一次

不久前，我妹妹艾琳和我长达十几年的疏离结束了。1993 年，艾琳在我 50 岁生日的时候来西雅图看我。我们开始聊天，并没有太多铺垫，就是十分自然地开始了交流。艾琳是这样回忆那个时刻的。

我们在厨房的水槽边聊天，我忍不住啜泣起来。我告诉她，我十分抱歉，她在小时候承受来自父母的压力与周围人的非难时，我不曾陪在她身边帮助她。我与她背道而驰并对她避而不见。我请求她的原谅，并且告诉她我有多愧疚，在她需要朋友的时候我却不在她身边。实际上，我曾尽力避开她。出于各种原因，我妈妈一直让我"离玛莎远点"。她似乎觉得玛莎说的话将对我有不良影响，我就真的听话远离了玛莎。

5 月的那天，我一边哭泣一边请求原谅，玛莎像从前一样美好和宽容，我们拥抱在一起，她告诉我她理解我，理解在母亲的影响下我别无选择，等等。在那次谈话之后，我体验到了一种真正的净化与解脱感。

我们第一次真正看到了彼此。现在我们每天都聊天，我们是如此亲近。有一次我对艾琳说："艾琳，为了显示我有多爱你，我愿意让你先离开。"她明白我的意思。我们是这般牵挂彼此，我们知道，留下来的那一个会在那一天来临时完全崩溃。我们每次见面后都不愿意说再见。我们知道这傻乎乎的，但是我们就是变成了这样。

在这次美好的和解之后，我很庆幸我的生命中有这样的家庭——我出生的家庭和我选择的家庭。

维罗妮卡的女儿伊莎贝拉生于 1996 年的夏天。维罗妮卡和普雷斯顿请我做伊莎贝拉的教母。你可以想象这对我而言意味着什么。

不再是一家人

我很珍惜我与维罗妮卡和普雷斯顿一起过的那些圣诞节，他们是我以前不曾拥有过的家人。那一年新生儿的到来让一切变得特别美妙。我非常期待一起庆祝圣诞。但就是在那一年，一个不可逾越的鸿沟忽然之间出现在了维罗妮卡和普雷斯顿与我之间。原因很复杂，我不想深入描述，但是它的直接后果就是我珍惜的这个家庭被拆散了。

那个我们一起搭的两座房子之间的藤架拱门（我们亲如一家的象征）被拆除了，两家之间重新竖起了栅栏。那段亲如一家的爱与被爱的快乐时光正式结束。直到今天，我还是会感到很悲伤。

但是很快，一个新的更持久的家庭开始慢慢地在我的生活中生根发芽。

一次意外最终却带给我一个家

杰拉尔丁在 1994 年 2 月来到西雅图，打算在美国上学。她的父亲是秘鲁军方的高官，是维罗妮卡父亲的老板。洁若（杰拉尔丁的昵称）本来打算与维罗妮卡和普雷斯顿一起住到上大学。那时候，他们还住在我家地下室的公寓里。

但是维罗妮卡和普雷斯顿没有多余的房间，所以他们问我是否可以收留她。他们告诉杰拉尔丁的爸爸不必担心，她和我会相处得很好。但是，我对十几岁的孩子能有什么了解？我真是一无所知。

刚来的时候，杰拉尔丁是个独立、有主见的 16 岁的女孩。她在秘鲁的一个富裕的家庭中长大，理论上，在她 15 岁的时候，应该为她举办一个盛大派对来庆祝成年，即一个"15岁成年礼"。然后，她就应该留在父母身边，结婚生子，做个好妻子。但杰拉尔丁不想过那样的生活，她想有自己的事业，这个大胆的立场得到了她妈妈的全力支持。

"当我还是一个小女孩的时候，我告诉我爸爸，'我不想要15岁成年礼派对。我想出国，我想去巴黎，上索邦大学。'"杰拉尔丁回忆说，"我爸爸会法语，我也会法语。他同意我的想法。所以当我快满15岁时，就对爸爸说，'你还记得你的承诺吗？不过，我现在不想去法国了，我想去美国。'我意识到会说英语比会说法语可能在事业上对我更有助力。他说，'好吧。'"

杰拉尔丁本来计划去波士顿大学。"这所学校听上去很不错，"她说，"我想我是从电视上或者在其他地方听到过。"她申请了波士顿大学，但因为年纪太小没有被录取，来西雅图是不得已的选择。"我不知道西雅图在哪里，我甚至不知道怎么读这个城市的名字，"她说，"我想，在我18岁时转到波士顿大学去。"

学习怎么当家长，而且要快

普雷斯顿从机场接到杰拉尔丁时已经很晚了。他们到家时我已经睡着了，普雷斯顿把她带去了我准备好的卧室。第二天早上，我从门缝往里看，看到了足有二三十个绒毛玩具组成的动物园，大部分是玩具熊，杰拉尔丁藏在下面不见踪影。"嗯，都是要去上大学的姑娘了还这样，真是奇怪。"我想。

杰拉尔丁带来了两个小行李箱，一个装着两条牛仔裤、几件衬衫、内衣，再没别的什么了，另一个箱子装满了她的绒毛玩具动物园。她会的英语非常有限，远比我想象的少。"16岁！"我对自己说，"我该怎么办？"我很习惯和大学一年级的学生打交道，但是16岁和18岁可有天壤之别。我像所有新手父母一样，在没有任何培训的情况下一下子担负起了巨大的责任。第一天早晨，她问我："谁帮我整理房间、铺床？"（好吧，她爸爸毕竟是位高级将领。）我告诉她我没有雇保姆照顾她。

我立刻改变了我的生活习惯。我开始做早餐，五点以前回家做晚餐。我们尽力开始了解对方。我只会说英语，而她只会西班牙语。过了很久我们才开始能够自如对话。我很想了解她的生活故事，她也很愿意用西班牙语夹杂一点新学的英语讲给我听。

当杰拉尔丁是个婴儿的时候，她不得不和姨妈住在一起，因为她的父母必须带她哥哥去首都利马看病。她哥哥那时候只有两岁，得了肾病。她的父母无法同时照顾三兄妹，所以杰拉尔丁就被托付给了她姨妈。后来，我见到了她的姨妈，她是一个非常热心的人。我明白了洁若自己是怎样成长为一个充满爱心的人的。

晚上，我会到她的房间看看。我经常发现她从窗户探身出去看月亮。我有些担心她——我对她的生活所知甚少。我知道她以前在秘鲁有个男朋友，所以我担心，失去他对她来说会是个问题。

养育规则

我必须认真学习如何为人母。她的父母没有给我打过电话，我也无从联系他们。洁若经常给她爸爸打电话，她爸爸也一直在经济上支持她。洁若来家后不久，我告诉她："你知道，杰拉尔丁，我觉得我们必须建立一些行为规则。"她说："哦，对，是应该。"我说："那么，你觉得什么样的规则合适？"我很天真，我以为她会提供一些不错的行为规则。可是她却说："规则得你来定，玛莎。"

我制定了三条规则。第一，如果你有性生活，必须做好安全措施。第二，如果你在车里，开车的人不可以喝酒。第三，如果你比我们事先商量好的时间晚归，必须给我打电话。我知道她能遵守第三条规则。前两条我不确定，没有一个父母能够确定。

很快，洁若就在她学英语的学校里交了朋友。有时候，他们下课后会开车送她回家。当我看到这些富有的年轻人开着豪车飞驰时，我很震惊。但是我想能请朋友到家里来对她来说是很重要的，所以就允许她这么做。

问题在于我完全不知道该如何处理这些事。她的朋友们到家里来玩时，通常会开跑车，而我就会跑到楼上给朋友打电话："我在楼上，他们在楼下，我该怎么办？"我的朋友会让我先冷静，然后告诉我应该下楼，表现得自然点儿。我下楼后惊讶地发现杰拉尔丁的大部分朋友都比她年长很多，大概是二三十岁。于是我会问他们每个人"你多大年龄？如果你未满 21 岁，就不能在我家喝酒""你多大年龄……"诸如此类的问题。现在想来还是觉得很尴尬。

我俩的家

杰拉尔丁完成了她的英语课程，并且被西雅图大学录取了，学习工商管理专业。大二时，她想要体验真正的宿舍生活。这时候她已经在我家住了两年了，我本以为她只住几天。杰拉尔丁，一位将军的女儿，最终也没学会如何整理床铺、清洁厨房，或者在不破坏厨具的情况下把米饭煮熟。

虽然她搬去宿舍了，但我的房子仍然是我们两个人的家。杰拉尔丁明显不打算按原计划搬去波士顿。我只是不确定我们的关系在未来会怎样发展下去。

她一般会在周末和节假日的时候回家。她经常给我打电话，有时候需要我的意见，有时候就是想和我聊天。我们非常亲密，但是这种关系和我与维罗妮卡之间激动人心、跌宕起伏的关系完全不同。我和杰拉尔丁的关系很平静、轻松，彼此都给对方留有空间。她说我就像她的妈妈。她现在描述我们那时候的关系是："玛莎不是我的监护人，但我在遇到困难时可以向她求助。"有一次，她让我去一个派对接她和她朋友。我当时太累了，所以就叫了一个接送服务，就像我平时去机场用的那种。事后我感到很内疚，一个好妈妈应该去亲自接女儿。但是她说："玛莎，我们都很喜欢，坐豪车可是一种非常特别的体验。"

1998 年，杰拉尔丁从大学毕业，我给她举办了一个盛大的派对。她的父母也来了。杰拉尔丁的妈妈非常安静，但是她的爸爸气场强大，我很喜欢他。他非常爱他的女儿。我觉得他很感激我在他女儿的生活中扮演的角色。我两年前去秘鲁时见过他。他曾陪我去马丘比丘游览，虽然我不会说西班牙语而他完全不会英语，但那次旅行我玩得很尽兴。有时候你可以和另一个人一见如故，即便语言不通，也无妨。

蜕变成一个美国妈妈

杰拉尔丁最终搬回了我家，先是住在客房，然后搬回了她原来的房间，最后搬进了地下室的公寓。我感到我们的关系逐渐加深了。杰拉尔丁也有同感。"我对玛莎逐渐敞开了心扉，"她回忆道，"我们变得越来越亲近。以前，我不会告诉她我要去哪里，因为我觉得自己需要成为一个独立的人。但我现在会把她看作我生活的一部分。"她先在一家银行工作，表现优异，后来去了一家投资公司工作，在那里工作了将近十年。

接下来是一个重要的转折点，杰拉尔丁开始和内特约会。他们在工作中相识，开始约会前已经是多年的好友了。我很喜欢内特。他们都对这段关系更加认真了起来。那是在 2001 年左右。

当然，我希望杰拉尔丁和内特结婚。我感到这个愿望即将实现是因为有一次我们三个在车里等渡轮时，我回头看到洁若用她的睫毛夹卷内特的睫毛，内特非常开心地让洁若为所欲为。

杰拉尔丁和内特于 2005 年 7 月结婚。我为他们筹办了一个订婚派对。杰拉尔丁回忆道：

我的父母、姐姐和哥哥都来了。那个晚上，我们都心潮澎湃。我能感觉到我的父母有多么爱玛莎。我的妈妈非常安静。"我用行动显示出我爱你，不需要再诉诸言语。"那就是我妈妈的风格。但是在那天晚上，他们都很激动。妈妈和爸爸对玛莎的感激之情溢于言表。我现在觉得玛莎也是我的妈妈。我不可能不把她的名字写在婚礼请柬上。征得她的同意后，我的婚礼请柬是这么写的：

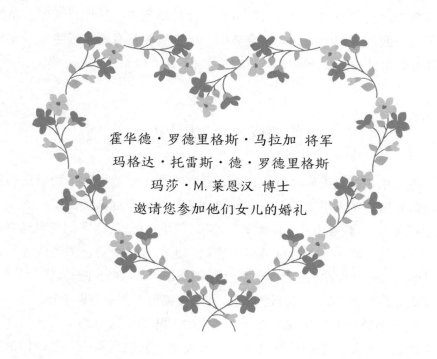

霍华德·罗德里格斯·马拉加 将军
玛格达·托雷斯·德·罗德里格斯
玛莎·M.莱恩汉 博士
邀请您参加他们女儿的婚礼

这对我来说实在是太美妙了。

同年，我卖掉了在布鲁克林大街上的小房子。内特、杰拉尔丁和我要在一个更好的社区找到一幢更大的房子，我们三个人一起住。我买到的房子，也就是我现在的住处，是从原来的房子往山上走四个街区，再往南几个街区，才能走到。我们的新家位于第18大道。我们把三楼改成了给杰拉尔丁和内特住的独立公寓。

杰拉尔丁是我生命中的一个"意外"，希望每个人都能有幸拥有如此幸福的"意外"。用杰拉尔丁的话来说：

"在我成长的环境里，30岁的时候还和父母同住是一件很正常的事情。我很骄傲和幸运能继续这个传统，可能我的女儿卡塔利娜也会继承这个传统。我征求了内特的意见，他的想法和我完全一致。他每晚都会给大家做晚餐，然后大家一起看新闻。我知道我无法离开玛莎，我会和玛莎一直住在一起。

最重要的是玛莎心情平和，她和我们住在一起，我们都很爱她，也珍惜与她共度的每时每刻。她是我的美国妈妈，我的妈妈。我很清楚自己有多幸运。"

第 35 章

DBT 的真正缘起

我一直认为有一天我会公开自己的过去。"你是我们中的一员吗？"这个问题我曾被问了很多次（以各种各样的方式）。我无法时刻掩盖手臂上的瘢痕和烫伤痕迹，人们自然会很好奇，特别是那些很熟悉这种指代痛苦的标记的人。

我偶尔会和我的患者分享我自己的经历。有一次，在 2009 年的春天，我选择不直接回答。"你是在问我是否也经历过痛苦？"我问那位年轻女性，她正热切地看着我。她回答说："不是，玛莎。我的意思是你是否也是我们中的一员，你是否也曾像我们一样？如果你曾经也经历过那种痛苦，那将会给我们所有人带来巨大的希望。"

我之所以公开自己的经历，正是因为这个年轻女性提到的：这样做可以给身处"地狱"中的人们带来希望。我在三十多岁时曾经斟酌过这个想法，那时候我正在竞选行为疗法促进协会的主席。我想象着自己做主题发言："请各位看看我，我也经历过相同的苦难。我理解患者的处境，我知道如何为他们提供帮助。"那将会是多么戏剧化。我把我的想法告诉了我的导师杰瑞·戴维森，遭到了他的强烈反对，他认为那样做将会毁掉我刚刚起步的事业。奥拓·科恩伯格在 20 年后说了同样的话，他也建议我不要告诉任何人。

当我的患者向我提出那个简单的问题"你是否也是我们中的一员"时，他们实际上是在向我求救，我也意识到可能是时候遵从自己的本心行动了。公开个人经历的另外一个动力则是来自我那时和艾琳的一次对话。艾琳一直在寻求给那些有需要的人提供帮助的方法。我当时刚开始和美国心理疾病联盟（NAMI）开展合作。那是一个倡导组织，目的是提高美国公众对国内精神卫生系统缺陷的认识。我觉得艾琳可以做出有价值的贡献，就问她是否愿意参与。

最初的否认

我应该先讲一下我参加的第一次心理疾病联盟会议。会议在华盛顿特区举行，也邀请了一些患者参加。与会者有各个分支领域的心理健康专家，还有心理疾病联盟的工作人员。主席先致开幕词，然后让我们依次做自我介绍。当时在一张椭圆桌子周围坐着我们二十多个人，等了几分钟才轮到我。其他人都在轮流介绍自己："我是谁谁谁，我患有边缘型人格障碍。""我是谁谁谁，我曾经接受过住院治疗。""我是谁谁谁，我是一位家长，我的女儿曾经多次企图自杀。""我是谁谁谁，我是精神分裂症方面的专家。"诸如此类。

我听着这些简短的介绍，逐渐开始警觉："我是谁？以及轮到我时我该如何介绍自己？"我考虑就在那里公开我的经历，反正我再也找不到更能和我共情的一群听众了。但我当时没有提前准备怎么发言，所以最终还是觉得那个时机并不合适。"我是玛莎·M. 莱恩汉，来自华盛顿大学。

我是一名临床医生和研究有高自杀倾向患者的研究人员。"机会稍纵即逝。而且公众的我和私下的我之间的脱节给我的冲击很大。

当我建议艾琳参与这个组织时，她说："我无法为心理疾病联盟工作，玛莎。我无法从事任何精神健康领域的工作，因为我无法告诉别人我为什么要那么做，我不能告诉他们关于你的事，玛莎。"

我的思绪如潮水一般涌来，我才发现我忽视了自己这些年来对艾琳的所作所为。她作为我唯一的妹妹，经受了所有这些创伤，因为她感到愧疚，为什么是我而不是她患有精神疾病。我和很多边缘型人格障碍患者的姐妹交谈过，我很清楚身为患者姐妹所经历的创伤会让她们感觉有多痛苦，而且没有人会注意到她们的煎熬。真的应该有人以此为主题来著书立说。

不再否认

我觉得是时候讲述我的故事了。我不想至死都是一个懦夫。

对此，我的兄弟姊妹反应不一。马斯顿很坚持："你不是懦夫，玛莎。"马斯顿对我充满热情和保护欲，我对此非常感激。弟弟麦克的看法则完全不同。"听着，玛莎，如果你要做，就一定要做出成效，"他说，"最糟糕的情况就是你公开了你的经历，结果……"

我帮他说完了那句话："却没有人注意到，是吗？"嗯，那样一定会很伤人。艾琳对此的态度是："玛莎，由你来决定，你要做你认为正确的事情。"

回到生命学院

唯一的问题就是我应该在哪里以及如何公布这个信息。最理想的地点是生命学院，我还是个小女孩的时候，曾在这所精神病院待过两年，在那里，我经历了如"地狱"一般的两年。

那将会是一个了结。

我两年前访问过生命学院并做了讲座，是对 DBT 的标准介绍。我有些多余的时间，就请活动组织者带我参观了一下他们的 DBT 部门。当然，他完全不知道我的经历，也不知道我可能还有其他动机。"DBT 部门设在汤普森大楼。"他介绍说。（你可能记得，汤普森大楼正是我在那两年多时间里住得最久的地方。）

我当年住院期间结交的朋友塞伯恩·费舍尔陪同我一起参观。我们两个准备去参观那个多年前我们共同待过的如"地狱"一般的病房。我不知道自己会如何反应。我会不会在情感上被痛苦席卷，还是会无动于衷？

我与自己过去的关系就好像是有另一个人曾如堕"地狱"，我由衷为她感到难过。我只是很难过有人会有那样的经历。现在的我和以前的我完全不同了。

重返禁闭室

那次访问的经历让我感觉很不真实，就好像在一部电影里面，那不是我，而是其他什么人。有一次，我们站在汤普森 2 号病区曾经的禁闭室附近。我往里看。我曾经许多次身处那间小房间，只有一把椅子和一张桌子，经常还有一个护士看管着我。被关进那间房间本应是种惩罚，于我而言却成为防止自我伤害的避风港，尽管我有很多次从桌子上摔下来且头朝下撞向地面的经历。

现在，我站在塞伯恩曾经站立的地方，我那时会坐在床上和她聊天，她有时候会把香烟的烟雾吹到我的嘴里。我只是在回忆事实，已经不再有那时的情绪体验了。我问工作人员是否可以拍照留念，我知道这很奇怪，但我居然很开心。曾经的禁闭室现在变成了一间小办公室，窗户被扩大了，感觉比旧时亮堂了很多。

会见接受过 DBT 的患者

2011 年年初，我发了一封电子邮件给生命学院焦虑症中心的主任大卫·托林，告诉他我想在生命学院做一个关于 DBT 发展历史的重要演讲。"是否可行？"我问。他同意了，其实他的答复更像是说："没问题，你快来。"

学术演讲一般都会在一个小报告厅举行，但那里对我来说太小了。我问大卫我能否在大礼堂举行讲座（如果你读到此处觉得眼熟，那是因为我在第 1 章里提起过这件事）。他回电说："我们非常欢迎你到大礼堂来做讲座，但是我想知道为什么，因为我们通常不会在那里举办讲座，你能否告诉我其中的原因。"于是，我告诉他我打算公开自己的过往经历，而且计划邀请很多人参加。我让他为我保密。

大卫回电说："没有办法，我必须告诉系主任，因为这个请求非同寻常。我必须解释你为何需要用大礼堂。你可否允许我这么做？"我说："那好，你可以告诉他，但是请务必让他保证绝对保密，不能让其他人知道，这对我非常非常重要。"

我的讲座定于 2011 年 6 月 18 日举行，主题为"DBT 开发过程中的私人故事"。我的助理霍利·史密斯和依莱恩·弗兰克斯负责拟定邀请名单。我告诉他们我想邀请我亲近的人，包括以前和现在的学生、同事和朋友。我说："不要告诉我谁肯定会来，我不想知道。"我非常犹豫要不要邀请我的兄弟们，因为我觉得其中几位不一定会来，那对我来说会很丢人和受伤。不过，艾琳还是向他们都发出了邀请。

试图把我的人生故事压缩在一个半小时以内，这个过程令我深感苦恼。我应该讲述哪些部分，又应该略去哪个部分？我讲述的内容是否会让某些人不舒服，甚至是伤害一些人的感情？

　　我的演讲时间定在下午。但我还是提出希望能够和生命学院以前的患者进行交谈，他们曾经在住院或门诊期间接受过DBT。我想在一个只有我们（我和接受过DBT的患者）参加的私密聚会中向他们讲述我关于希望的故事，那次聚会定在午餐前举行。

　　大约有30人参加了那次聚会，地点设在一间狭小而明亮的房间，在我身旁的两侧摆放着插满鲜花的花瓶。"你们可能想知道我今天为何出现在这里，"我开始说，"嗯，我今天下午一点会在生命学院做一个重要的演讲，非常欢迎你们都来参加。但是，我不想让你们在我演讲时才听到我想说的话，我想现在就亲自告诉你们。"

　　大家一动不动。我感到空气中弥漫着一种期待，几乎似有电流通过。"我开发DBT这种疗法，是在履行我年轻时立下的一个誓言，"我继续说，"我就是在生命学院立下的这个誓言，因为我当时是这里的一位病人——一直住在条件最差的病房里，一直住在戒备森严的隔离病房。我很少能够走出上锁的病房。我本来只应该在那里待几周，但我直到待了两年零一个月才真正出来。我被关了很久，我那时就和现在的你们一样。但是，请你们看看现在的我。你们也一样可以逃出'地狱'，就和现在的我一样。我很想告诉你们这件事，因为我希望你们意识到希望是真实存在的，最重要的是不要放弃。"

　　这是一个令所有人都目瞪口呆的时刻，大家难以置信地摇着头。一个曾在生命学院待过的患者当时也在场，他曾经在多次自杀未遂后接受了DBT。他对那个时刻的回忆如下：

　　"自从一周一次的治疗结束后，我已经好几个月没有回生命学院了。那里会唤起我的各种情绪——悲伤、愧疚、恐惧都在我心头涌起。我觉得其他人也一样。我们每个人都参加过这个项目，一起坐在那里，这让我们所有人都感到很亲密。这次回到这里很令人兴奋，因为我们就要见到在DBT培训录像中看到的那位女士了，她开创了这一切。我们终于能看看她是一个怎样的人了。

当她向我们分享她自己的经历时，我非常震惊，感到难以相信。所有在场的观众都一样。我从来没有想到过她竟然曾是我们中的一员，没有人想过她曾是我们中的一员。她的故事如此悲伤，我觉得她那时候的情况比我经历过的还要糟糕。她不得不长期对那件事保持沉默，因为如果说出来，就会毁掉她的事业。太令人难过了，但是就像她说的，这也给我们所有人带来了希望。最感人的一刻是当我们一起开始跳舞的时候……"

我曾经提过我在德国访问时从比阿特丽斯·格林那里学的舞蹈。几年以前，我发明了一种新的舞蹈。我觉得它非常动人且富有深意，和我一起跳舞的人们也都有同感。我们会围成一圈翩翩起舞，通过这种方式让大家聚在一起，这是 DBT 的一个重要组成部分。

当我刚开始设计这个舞蹈的时候，我会自己在家里练习。可怜的内特，他在家的时候，我就会强迫他和我一起练习。我想要把它跳好，这样我才能教给别人。

有一天，没有人和我一起练习，我就决定邀请世界上所有的精神病患者和我一起跳舞。没错，我惊讶地发现这是多么令人感动，我把手伸向前方，想象他们正在与我共舞，我邀请他们一起跳舞。他们从未有过这种体验，但现在他们有了——和我一起跳舞。

我在所有的 DBT 工作坊结束时都会跳舞。我告诉大家他们可以邀请任何不在场的人前来参加——朋友、爱人，或是已经去世但是让我们深深怀念的人。我可以告诉你，每当舞蹈结束时，几乎每个人都会眼含热泪。这个舞蹈非常有感染力。

我正是用跳舞的方式结束了那次在生命学院和接受过 DBT 的患者们的聚会。我们围成一圈，向左一步，向右两步，缓步轻移，身体轻摆，任热泪从脸颊上滑落。

这其中也包括我。

演讲

午餐后，大卫·托林带我来到报告厅。他向观众做了关于我的简短介绍。随后，我的朋友和同事马丁·博胡斯为我做了一个更加私人化的介绍。

我走上讲台，很多年没有如此紧张过了。我的兄弟约翰、厄尔、马斯顿、麦克和妹妹艾琳一起坐在前排。我很开心地冲他们微笑，然后开始发表演讲。

"我最大的担心是自己无法完成这个演讲。"当我说出这句话时，我几乎难忍哭泣，如果我真哭，就太尴尬了。

那个时刻，我回忆起了我和妈妈之间发生的一件小事，我决定讲给观众们听。"我的妈妈曾经在难过时不停地哭泣，"我说，我稍微夸张了一点，"但是，有时候她在高兴时也会哭泣。在我非常贫穷的那个阶段，我曾经有一次送给我妈妈一个洋葱作为生日礼物。我说，'我知道你高兴的时候也会哭，我知道这个礼物会让你哭，所以我决定送你这个礼物。'然后，她就真的开始哭了起来。"

幸运的是，在那个 6 月的演讲台上，我没有任泪水滑落。

一开始演讲时，我有些不稳定，但我很快就切换到了"演讲模式"，尽管我依旧心绪难平。我马上就要向大众公开我已经小心隐藏了 50 年的秘密了。我凝视了观众几秒钟，前来参加这次美好聚会的全部都是我的朋友、同事、学生，以及我的家人。我很感谢他们的光临，也很感谢琳达·迪梅夫、霍利·史密斯和依莱恩·弗兰克斯协助组织这次活动。"我特别想要感谢我的兄弟们的到来。"我说。我心中自语道："天啊，我这是要哭了吗？"不知不觉当中，我已经给我可爱的观众们讲述完了我自己的故事，正是你们在这本书中读到的这个故事。

演讲和问答环节都结束之后，杰拉尔丁从她的座位上起身走上讲台，她对我说：

　　你是我生命中的一颗明星，玛莎。你总是带给我光明。谢谢你爱我，我也非常爱你。我为你感到骄傲。

　　我们拥抱良久。
　　那是我在那天中的一个最为甜蜜的瞬间，永存我心。
　　我终于回家了。

后 记

在演讲之后发生了什么？我的家庭在不断壮大。我现在成了外祖母，我的外孙女卡塔利娜是我见过的最聪明的小孩，也是你能想象到的最漂亮的女孩。她有多聪明？她会说三种语言：英语、西班牙语和中文（普通话）。而我只会说一种，有时候连这一种也说不好。我们收养了一只流浪犬，它的名字是托比·巧克勒·博伊斯，它是一只混血梗犬。

内特的父母经常会来看他，我很喜欢他们的来访。我一直好奇，内特是怎么做到和三个女人长久地生活在一起的——洁若、卡塔利娜还有我。他每天晚上都会给我们做可口的晚餐。内特还负责照顾托比，它是一只很可爱的小狗——尽管有时候有点容易激动，但是我们都很喜欢它。

杰拉尔丁和我决定帮内特把家里原来又暗又破的地下室装修成一间新的房间。现在它已经变成了一间非常漂亮的房间，一个真正的"男人窝"。

在专业上，我认为我实现了多年前在生命学院里立下的誓言。但是我没有止步，我还没有放弃。我想要确保改进DBT需要改进的地方，我想要确保培训足够多的DBT治疗师，这样我开发的治疗方法就能在我离开后依然继续发展。

还有一点也对我很重要：我想要找到一个可以把DBT及其技能送到所有需要它的人面前的方法。我和我女儿杰拉尔丁正在一起致力于用科技和计算机辅助学习方法传授DBT技能。对治疗师的培训和认证同样重要，并且通过"DBT – 莱恩汉认证委员会"（DBT-Linehan Board of Certification），我们可以确保患者获得经过认证的、合格的DBT治疗师的治疗。

我还有一个目标，就是为需要资助才可以上大学的患者提供奖学金。我相信我的女儿会帮我实现这个目标。

你可能想知道我究竟是如何说服我女儿来帮忙的。实际上，她本来就和我一样关心他人。我的下一个目标是让杰拉尔丁把卡塔利娜也拉进来。

把 DBT 纳入学校的课程是一件影响深远的事情，不仅可以帮助有需要的孩子解决他们的问题，还可以帮助所有的孩子。情绪管理、正念、人际关系的有效处理，等等，这些技能对每一个人来说都会有用。从小就开始教授这些给孩子非常重要。

DBT 已经被传播到了美国之外的广大地区，它在拉丁美洲、欧洲、亚洲、中东地区都建立了牢固的根基。我们也发现这种方法对治疗成瘾、抑郁症、创伤后应激障碍和进食障碍都很有帮助。毫无疑问，随着时间的推移，我们会发现更多的应用领域。举例来说，我们已经开始研究如何用 DBT 来帮助癌症患者了。

所以你会发现，DBT 的应用范围已经远远超出了我当初开发它时所针对的问题：帮助有严重自杀倾向的人群减轻痛苦。

我给你们最后的寄语就是：我希望你们能学习所需要的技能并且帮助其他人学习所需要的技能，帮助所有人创建一种值得过的生活——如果我能做到，你也能做到！

致　　谢

　　很多人都知道，拥有一个女儿可以是人生中最美好的一部分。我的女儿杰拉尔丁，就是我生命中最美好的部分。我要感谢杰拉尔丁陪着我走完这段旅程，让我可以和大家分享我的故事。在所有帮助我写这本回忆录的人当中，杰拉尔丁是让我们坚持下去的黏合剂。我还要感谢我那不可思议、了不起的家人们，我的妹妹艾琳，我的兄弟约翰、厄尔、马斯顿、麦克。特别是我的哥哥厄尔，我这本书里多次提到了他，像我的女儿一样，他救了我很多次。每当我觉得我继续不下去了时，我都会打电话给我的妹妹艾琳，她一直相信我一定有能力完成这本书。

　　我的女婿内特，一直是我的朋友，和我一样热爱美式橄榄球，是我观看华盛顿哈士奇橄榄球队比赛的球友。我由衷感谢他的陪伴和支持，他不仅拥有一个善良的灵魂，也是一个有爱心的儿子。

　　感谢我的禅宗导师威利吉斯和导师杰瑞·戴维森，感谢他们多年来带给我的智慧和友谊，还要感谢我一生的朋友塞伯恩·费舍尔、黛安·珀金斯、玛吉·安德森、罗恩，玛西娅·巴尔特鲁西斯以及我的表姐弟南希和埃德。

　　我的另一个家，华盛顿大学，特别是行为研究和治疗诊所，是我自 1977 年以来除睡眠时间以外度过大部分光阴的地方。我在这里做研究、教书、治病。华盛顿大学一直是一个充满爱的社区，为创建一种值得过的人生做出了贡献，为此我想感谢很多人。当然，我恐怕会漏掉某些名字，但我会尽我所能：在心理学系，我要感谢 Cheryl Kaiser、Sheri Mizumori、Ron Smith、Bob Kohlenberg 和 Elizabeth McCauley

的友谊和支持。感谢我的临床心理学同事们支持我的工作和使命——教育和培训学生、开展研究，通过这些，我才能够创立 DBT 以拯救和唤醒一些生命。

还有行为研究和治疗诊所的工作人员，他们多年来一直是我和我们实验室的支柱，他们是：Thao Truong、Elaine Franks、Katie Korslund、Melanie Harned、Rod Lumsden、Jeremy Eberle、Matt Tkachuck、Heather Hawley 和 Andrea Chiodo。还有 Angela Murrayd、Susan Bland，他们是我们研究的长期评估人。Angela 很多年以前就搬到纽约了，但是每年我生日的时候，她都会烤一个生日蛋糕寄给我（我很喜欢 Angela 做的美味的胡萝卜蛋糕）。还要特别感谢我们的志愿者和本科生们，他们为无数的研究项目做出了贡献，并且在努力维持 DBT 培训计划。

我还要感谢我的一些学生、博士后和同事：Molly Adrian、Michele Berk、Yevgeny Botanov、Milton Brown、Eunice Chen、Sandee Conti、Sheila Crowell、Sona Dimidjian、Bob Gallop、Heidi Heard、Dorian Hunter、Cheryl Kempinsky、Cedar Koons、Debbie Leung、Noam Lindenboim、Beverly Long、Anita Lungu、Lynn McFarr、Marivi Navarro、Lisa Onken、David Pantalone、Joan Russo、Nick Salman、Henry Schmidt、Cory Secrist、Liz Stuntz、Julianne Torres、Amy Wagner、Chelsey Wilks、Suzanne Witterholt 和 Briana Woods。

非常感谢我的临床督导：我们的专职督导在 DBT 项目中义务地花费了几百个小时对我们的学生和博士后进行培训和监督。没有他们，我们无法给我们的患者提供紧急治疗。我要感谢他们对学生和患者的奉献：Beatriz Aramburu、Adam Carmel、Jessica Chiu、Emily Cooney、Caroline Cozza、Angela Davis、Lizz Dexter-Mazza、Michelle Diskin、Clara Doctolero、Dan Finnegan、Andrew Fleming、Vibh Forsythe-Cox、Bob Goettle、Michael Hollander、

Kelly Koerner、Janice Kuo、Liz LoTempio、Shari Manning、Annie McCall、Jared Michonski、Erin Miga、Andrea Neal、Kathryn Patrick、Adam Payne、Ronda Reitz、Sarah Reynolds、Magda Rodriguez、Jennifer Sayrs、Sara Schmidt、Trevor Schraufnagel、Stefanie Sugar、Jennifer Tininenko 和 Randy Wolbert。

同时，我深深感谢我们捐赠人的慷慨解囊。因为他们，我们才能继续我们的使命，培训临床科学家，并且在治疗有严重自杀倾向、多重精神障碍的患者时无须考虑他们的支付能力。

感谢美国国立精神卫生研究所：如果没有国立精神卫生研究所这样的研究机构提供支持，我不可能开发出 DBT。我非常感谢国立精神卫生研究所对我数十年来的支持。我尤其要衷心感谢简·皮尔森对自杀预防和治疗研究的全力支持。

我要感谢 DBT 研究人员和临床治疗师们，他们希望能够推动 DBT 在美国以及全世界的研究和实践。我对你们每一位都深表谢意：Martin Bohus、Alex Chapman、Kate Comtois、Linda Dimeff、Katie Dixon-Gordon、Tony DuBose、Alan Fruzzetti、Pablo Gagliesi、Melanie Harned、André Ivanoff、Sara Landes、Cesare Maffei、Shelley McMain、Lars Mehlum、Alec Miller、Andrada Neacsiu、Azucena Palacios、Shireen Rizvi、Roland Sinnaeve、Michaela Swales、Charles Swenson、Wies van den Bosch 和 Ursula Whiteside。

我要感谢领导并管理我所建立的如下机构的工作人员们：DBT-莱恩汉认证委员会、辩证行为治疗国际教学和促进协会（the International Society for the Improvement and Teaching of Dialectical Behavior Therapy）、行为技术研究（Behavioral Tech Research）、行为技术（Behavioral Tech）、莱恩汉研究所（the Linehan Institute）。

这本书也是我了解自己过往人生的一段漫长旅程，这样我才能条理清晰地把它描述给你们。我要感谢 Roger Lewin，他能够收集我生活的一个个片段，并帮我把它们串联成一个完整的故事，一个关于我的故事。同样地，我很幸运，也很感激我在兰登书屋的编辑 Kate Medina 和她的团队，Erica Gonzalez 和 Anna Pitoniak，她们组成了一个能力超强的女性团队。谢谢你们的参与，也谢谢你们同意我的多次延期要求。最后，我要感谢我的经纪人 Steve Ross，他从一开始就意识到了这本书对我有多重要。

我最后的希望是，这个故事能帮助其他人看到，总有办法可以摆脱地狱，创建值得过的生活。

附　录

活下去的理由[注]

生存和应对信念

1. 我对自己的关心足以让我活下去。

2. 我相信我能找到其他办法来解决我的问题。

3. 我还有很多事要做。

4. 我对情况会好转、未来会更幸福怀有希望。

5. 我有勇气面对生活。

6. 我想体验生活给我的一切，我还有很多没有尝试过的体验。

7. 我相信任何事情都会有办法得到最好的结果。

8. 我相信我能找到人生的目标，找到活下去的理由。

9. 我热爱生活。

10. 无论感觉多么糟糕，我都知道这不会一直持续下去。

11. 生命太美好、太宝贵，不能就此结束。

12. 我对我的生活感到幸福和满足。

13. 我很好奇将来会发生什么。

14. 我没有理由匆忙死去。

[注] Table 1, in M. M. Linehan, J. L. Goodstein, S. L. Nielsen, and J. A. Chiles, "Reasons for Staying Alive When You Are Thinking of Killing Yourself: The Reasons for Living Inventory," *Journal of Consulting and Clinical Psychology*, 51, no: 2 (1983): 276–286.

15. 我相信我能学会调整或处理我的问题。

16. 我相信自杀不会真正完成或解决任何事情。

17. 我有活下去的愿望。

18. 我太稳定了，不会自杀。

19. 我有我期待去实施的未来的计划。

20. 我不相信事情会变得悲惨或绝望到让我宁愿去死的地步。

21. 我不想死。

22. 生命是我们所能拥有的一切，总比什么都没有好。

23. 我相信我能掌控自己的生活和命运。

对家庭的责任

24. 这会对我的家人造成很大的伤害。

25. 我不想让我的家人事后感到内疚。

26. 我不想让我的家人认为我自私或懦弱。

27. 我的家人依赖我，也需要我。

28. 我太爱我的家人了，太享受家庭生活了，我离不开他们。

29. 我的家人可能会认为我不爱他们（如果我自杀）。

30. 我对我的家庭负有责任和承诺。

与孩子相关的顾虑

31. 这会对我的孩子造成不良影响。

32. 把孩子留给别人照看是不公平的。

33. 我想看着孩子们长大。

对自杀的恐惧

34. 我害怕实施自杀的具体"行为"（痛苦、流血、暴力）。

35. 我是个懦夫，没有胆量去做这件事。

36. 我太无能了，我自杀的方法根本行不通。

37. 我担心我自杀的方法会失败。

38. 我害怕未知。

39. 我害怕死亡。

40. 我无法决定在何地、何时以何种方法自杀。

对不被社会认可的恐惧

41. 其他人会认为我软弱和自私。

42. 我不想让人们认为我无法掌控自己的生活。

43. 我很关心别人会怎么看我。

道德层面的反对意见

44. 我认为这在道德上是错误的。

45. 我害怕下"地狱"。

存在主义心理学

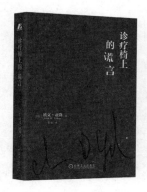
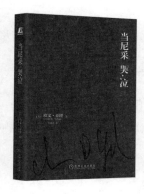
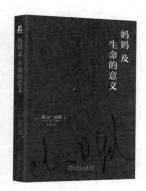

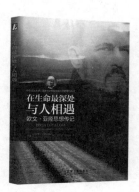
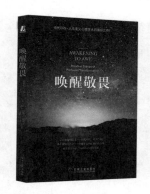
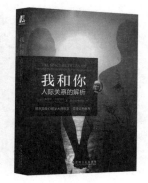

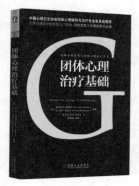
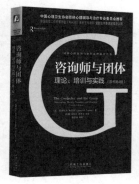
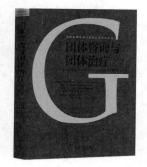

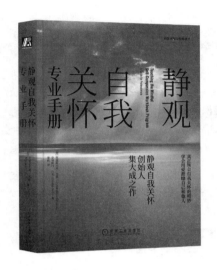 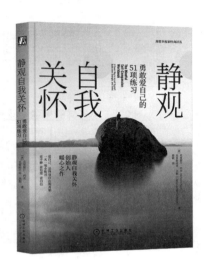

静观自我关怀专业手册

作者：（美）克里斯托弗·杰默（Christopher Germer）克里斯汀·内夫（Kristin Neff）著

ISBN：978-7-111-69771-8

静观自我关怀（八周课）权威著作

静观自我关怀：勇敢爱自己的51项练习

作者：（美）克里斯汀·内夫（Kristin Neff）克里斯托弗·杰默（Christopher Germer）著

ISBN：978-7-111-66104-7

静观自我关怀系统入门练习，循序渐进，从此深深地爱上自己

正念冥想

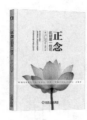

《正念：此刻是一枝花》

作者：[美] 乔恩·卡巴金 译者：王俊兰

本书是乔恩·卡巴金博士在科学研究多年后，对一般大众介绍如何在日常生活中运用正念，作为自我疗愈的方法和原则，深入浅出，真挚感人。本书对所有想重拾生命瞬息的人士、欲解除生活高压紧张的读者，皆深具参考价值。

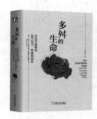

《多舛的生命：正念疗愈帮你抚平压力、疼痛和创伤 (原书第2版)》

作者：[美] 乔恩·卡巴金 译者：童慧琦 高旭滨

本书是正念减压疗法创始人乔恩·卡巴金的经典著作。它详细阐述了八周正念减压课程的方方面面及其在健Byzantine康、医学、心理学、神经科学等领域中的应用。正念既可以作为一种正式的心身练习，也可以作为一种觉醒的生活之道，让我们可以持续一生地学习、成长、疗愈和转化。

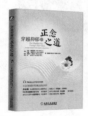

《穿越抑郁的正念之道》

作者：[美] 马克·威廉姆斯 等 译者：童慧琦 张娜

正念认知疗法，融合了东方禅修冥想传统和现代认知疗法的精髓，不但简单易行，适合自助，而且其改善抑郁情绪的有效性也获得了科学证明。它不但是一种有效应对负面事件和情绪的全新方法，也会改变你看待眼前世界的方式，彻底焕新你的精神状态和生活面貌。

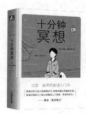

《十分钟冥想》

作者：[英] 安迪·普迪科姆 译者：王俊兰 王彦又

比尔·盖茨的冥想入门书；《原则》作者瑞·达利欧推崇冥想；远读重洋孙思远、正念老师清流共同推荐；苹果、谷歌、英特尔均为员工提供冥想课程。

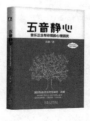

《五音静心：音乐正念帮你摆脱心理困扰》

作者：武麟

本书的音乐正念静心练习都是基于碎片化时间的练习，你可以随时随地进行。另外，本书特别附赠作者新近创作的"静心系列"专辑，以辅助读者进行静心练习。

更多>>> 《正念癌症康复》 作者：[美] 琳达·卡尔森 迈克尔·斯佩卡